AME 人文系列图书 7B006

医路西行

——克利夫兰访学心路

名誉主编：史蒂文·D. 韦克斯纳　傅传刚

主　编：陈 骏 李 勇

顾　问：罗成华　柯重伟　蔡元坤

中南大学出版社
www.csupress.com.cn
·长沙·

AME
Publishing Company

图书在版编目（CIP）数据

医路西行：克利夫兰访学心路/陈骏，李勇主编. —长沙：中南大学出版社，2020.10

ISBN 978 - 7 - 5487 - 3878 - 7

Ⅰ.①医… Ⅱ.①陈… ②李… Ⅲ.①医学—留学生教育—概况—美国 Ⅳ.①R-4②G649.712

中国版本图书馆CIP数据核字(2019)第274574号

AME 人文系列图书 7B006

医路西行——克利夫兰访学心路
YILUXIXING ——KELIFULAN FANGXUEXINLU

陈骏　李勇　主编

□**丛书策划**　郑　杰　汪道远

□**项目编辑**　陈海波　廖莉莉

□**责任编辑**　陈海波　董　杰

□**责任校对**　石曼婷

□**责任印制**　易红卫　潘飘飘

□**版式设计**　王　李　林子钰

□**出版发行**　中南大学出版社

　　　　　　社址：长沙市麓山南路　　　　邮编：410083

　　　　　　发行科电话：0731-88876770　　　传真：0731-88710482

□**策 划 方**　AME Publishing Company

　　　　　　地址：香港沙田石门京瑞广场一期，16 楼 C

　　　　　　网址：www.amegroups.com

□**印　　装**　天意有福科技股份有限公司

□**开　　本**　710×1000　1/16　□**印张** 14.25　□**字数** 286 千字　□**插页**

□**版　　次**　2020 年 10 月第 1 版　□ 2020 年 10 月第 1 次印刷

□**书　　号**　ISBN 978 - 7 - 5487 - 3878 - 7

□**定　　价**　68.00 元

编者风采

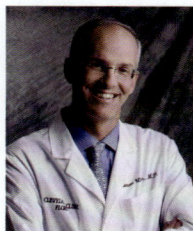

名誉主编：史蒂文·D.韦克斯纳（Steven D. Wexner）
医学博士、荣誉理学博士、美国克利夫兰医学中心佛罗里达院区消化病中心主席、结直肠外科主任、美国外科学院院士、美国结直肠外科学院院士、英国和爱丁堡皇家外科学院院士、美国佛罗里达大西洋大学教授、国际大学教授、南佛州大学教授、俄亥俄州立大学教授；欧洲结直肠医师协会、澳大利亚和新西兰结直肠医师协会荣誉委员。

　　Wexner教授是美国结直肠外科领域的著名领头人和先驱，他是美国结直肠外科医师协会（ASCRS）前主席，美国胃肠病和内镜外科医师协会（SAGES）前主席，是肠道功能评分体系（Wexner Score）缔造者，也是众多结直肠领域全球规范缔造者之一，是目前全球结直肠外科领域顶尖的专家。Wexner教授无论是在结直肠癌的手术治疗、微创治疗以及目前最新技术TaTME的手术，还是在结直肠良性疾病特别是炎性肠病的手术治疗，还有盆底疾病包括直肠脱垂、便秘等各方面均有很深的造诣。另外，他在科学领域贡献巨大，他是多个外科专业领域顶尖杂志的编委，历年来发表500篇以上的科学论文，是全球多家外科协会、结直肠外科协会的荣誉委员，出版专著数十部，获得各类基金数十项，培养了一大批专家学者，历年来慕名到Wexner教授名下学习的全球学者和医生达1 000多人，也包括来自中国的结直肠专家学者。

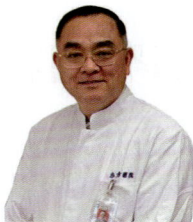

名誉主编：傅传刚 医学博士、荣誉理学博士、主任医师、教授、博士生导师、同济大学附属东方医院普外科主任、胃肠肛肠外科主任、内镜中心主任。

学术任职：美国结直肠外科医师学会荣誉委员，中国医师协会外科医师分会肛肠外科医师委员会主任委员，中国医师协会外科医师分会结直肠外科医师委员会副主任委员，中国中西结合医学会大肠肛门病专业委员会副主任委员，上海市普外专业委员会大肠肛门病学组前任组长，中国抗癌学会大肠癌专业委员会常委，中国医师协会结直肠分会常委，卫健委大肠癌规范化诊疗专家委员会委员。英国 *Colorectal Disease*、美国 *Disease of the Colon & Rectum*、意大利 *Techniques in Coloproctology*、《中华结直肠疾病电子杂志》《中华外科杂志》《中华胃肠外科杂志》《中华普通外科杂志》等编委。

傅传刚教授是国内乃至国际结直肠外科领域的著名教授，他多次受邀到欧美、日韩等进行主题演讲。他擅长结直肠癌的诊断、传统开腹与3D腹腔镜微创手术以及综合治疗，尤其在低位直肠癌的保肛和局部晚期、复发性结直肠癌的手术方面成绩卓越，在国内外具有广泛影响。在国际上首创"直肠拖出式经括约肌间吻合器切除吻合术（PISTA）"、3D腹腔镜结直肠肿瘤腹部无切口切除术等，是国内PPH手术治疗重度环状脱垂痔的开拓者之一；在慢性顽固性便秘、直肠脱垂等疾病的诊治方面也有较深的造诣。

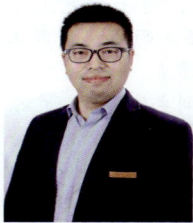

主编：陈骏 肛肠外科硕士，首都医科大学在职博士，北京大学国际医院腹膜后肿瘤外科和肛肠外科主治医师，大外科教研室秘书，临床研究负责人。美国克利夫兰医学中心结直肠外科临床研究员、高级访问学者。

美国结直肠外科医师协会（ASCRS）会员，欧洲结直肠医师协会（ESCP）会员、青年委员，全国卫生产业企业协会模拟分会秘书长，中国肛肠医学创新联盟理事，世界中医药联合会盆底专业委员会委员、理事。Annals Translational Medicine、International Journal of Colorectal Cancer、Translational Cancer Research 等 SCI 杂志客座编委、审稿专家，参编专著《结直肠癌》《肛周疾病挂号丛书》和《盆底疾病咨询》。

先后毕业于解放军第二军医大学、复旦大学，毕业后长期在复旦大学附属上海市第五人民医院普外科工作，2016—2017 年曾至美国克利夫兰医学中心担任临床研究员，专攻直肠癌复发再手术相关研究，师从美国结直肠外科医师协会前主席、世界顶尖肛肠外科专家 Steven D. Wexner 教授，曾至梅奥医学中心（Mayo Clinic）、MD 安德森癌症中心（MD Anderson）、明尼苏达大学（University of Minnesota）等多家美国著名医学中心或大学短期交流。2019 年 1 月人才引进加盟全国排名第一的专门以腹膜后肿瘤为专业特长的北京大学国际医院腹膜后肿瘤诊治中心。擅长各类疑难盆腔肿瘤、腹膜后肿瘤的手术诊疗，大肠癌的微创治疗、直肠癌经肛微创手术，复杂肛门良性疾病的手术治疗，直肠阴道瘘、尿道瘘、骶前肿瘤、直肠癌复发、炎性肠病等复杂盆底疾病手术等。承担并主要参与克利夫兰基金会课题 3 项，国家卫健委、北京市、上海市各类课题 8 项，已发表 SCI 论文 4 篇，拥有国家专利 2 项。研究成果曾被 2017 年美国外科医师学院佛罗里达分院（ACS-SFC）、ASCRS 年会和 ACPGBI（英国和爱尔兰结直肠医师协会）年会收录。

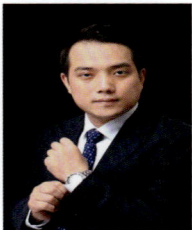

主编：李勇 主任医师，肿瘤学博士，博士研究生导师，现任广东省人民医院副院长、兼任江西省赣州市立医院院长，美国克利夫兰医学中心访问学者。

中国医师协会肿瘤外科分会青委会副主任委员，广东省抗癌协会胃癌青年委员会主任委员，中国临床肿瘤学会全国青年委员会委员，国际外科、消化道和肿瘤科医师协会（IASGO）委员，中国抗癌协会胰腺癌专业委员会神经内分泌肿瘤学组委员，中国医师协会外科医师分会MDT专委会委员，中国抗癌协会大肠癌专业委员会委员。

熟练掌握胃肠外科各种疾病的治疗。研究方向为胃肠肿瘤的大数据库建设及应用、规范化治疗、术后加速康复治疗、腹腔镜微创手术治疗和营养支持治疗。在国内外期刊发表论文20篇，主编《腹腔镜胃肠手术笔记》（中英文版）和《胃肠外科加速康复实战笔记》，为《中国普通外科杂志》《中华消化外科杂志》和《中华胃肠外科杂志》编委，《中华外科杂志》特约通讯员。主持省部级科研项目6项，参与多项胃癌、结直肠癌的国家级和省级研究课题，参加MASCOT、AVANT、ASCOLT等多个国际中心临床研究。

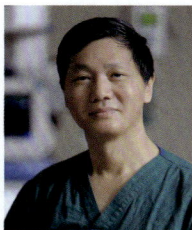

顾问：罗成华 主任医师，博士，教授，北京大学国际医院大外科主任、普外科副主任及腹膜后肿瘤中心主任，北京大学普通外科学博士生导师，美国结直肠外科医师协会（ASCRS）国际院士（International Fellow）。

中华医学会肿瘤分会腹膜后肿瘤专业委员会主任委员，中国医师协会肛肠分会腹膜后疾病专业委员会主任委员，中国研究型医院学会腹膜后与盆底疾病专业委员会主任委员，北京医师协会腹膜后肿瘤分会会长，中国卫生产业企业管理协会模拟医学分会会长。

罗成华教授在腹膜后肿瘤与肛肠外科领域造诣极深，一手创立了中国第一个腹膜后肿瘤外科，每年收治疑难、复杂腹膜后肿瘤及盆腔肿瘤患者达400例以上，曾被中央电视台2、7、10频道，北京电视台，新华网，健康报等媒体广泛报道，在全国腹膜后肿瘤的诊疗推广、指南制定等方面做出了突出贡献，获得国家自然科学基金、国家卫健委、中科院及北京市10余项基金支持，总经费达500万元，是美欧亚澳腹膜后肉瘤协作组唯一中国成员，发表SCI论文10余篇，主编全球第一本腹膜后肿瘤专著Springer出版社出版的Retroperitoneal Tumor一书，其他主编专著包括《腹膜后肿瘤》《原发性腹膜后肿瘤外科学——理论与实践》等，获全军医疗成果奖1项，国家专利4项。

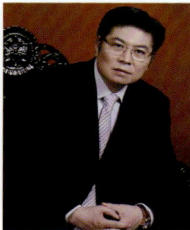

顾问：柯重伟　主任医师、教授、医学博士、博士生导师、复旦大学附属上海市第五人民医院普外科主任。

中华医学会腹腔镜与内镜外科学组委员、全军专业技术委员会腹腔镜与机器人外科学组副组长、中国医师协会机器人外科专业技术委员会副主任委员、中国研究型医院微创外科专业技术委员会常委、中国医师协会内镜与微创专业技术全国考评委员会，国际外科、消化科及肿瘤科医师协会（IASGO）委员，卫健委普通外科内镜诊疗技术项目专家组成员、中华医学会医疗鉴定专家库成员。

柯重伟教授是国内率先从事胃肠微创外科的专家之一，在全国享有较高的声誉。自1992年以来多次在国内率先开展先进的腹腔镜临床外科手术，1995年起开始从事腹腔镜胃癌根治手术，在国内率先提出并采用腹腔镜手术代替传统开腹手术来治疗胃黏膜下肿瘤，介绍并总结了"腹腔镜胃腔外胃底楔形切除术"治疗胃间质瘤的疗效并获上海市科技进步二等奖、上海市医学科技三等奖。历年来累计发表论文50余篇，SCI论文10余篇，主编专著1部，副主编专著2部。

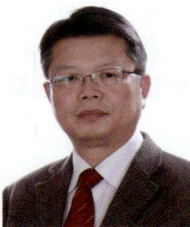

顾问：蔡元坤　主任医师、教授、医学硕士、硕士生导师、复旦大学附属上海市第五人民医院普外科副主任。

上海市闵行区领军人才、上海市领军人才后备队培养计划、上海市普外科学组委员，上海市医师协会普外分会委员、上海市医学会结直肠肛门外科学组委员，上海市医学会胃肠学组委员、复旦大学大肠癌诊治中心学术委员、上海市抗癌协会胃肠肿瘤专业委员会委员及肿瘤微创治疗专委会委员、中国医师协会肛肠医师分会造口协会委员、世界中医药联合会盆底疾病专业委员会常务理事。

蔡元坤教授多年来一直致力于普外临床工作，对胃肠-结直肠肿瘤、难治性肛周良性疾病、盆底疾病的诊断与手术治疗积累了丰富的经验。2014年率先在上海地区开展经肛门微创手术（TAMIS），相关专利获上海市科委医学引导类项目支持。他曾多次赴国内外学术中心研修深造，以紧跟学术前沿。完成及在研上海市科委、闵行区科委科研课题10多项，发表核心论文40余篇，其中SCI论文9篇，出版专著4部，近3年成功申报专利14项，其中发明专利2项。

AME 人文系列图书序言

　　有一次与一位朋友聊天，讨论一篇正在准备投稿的论文，"您的这篇论文被杂志接受发表之后，下一步您准备做什么？"面对我的问题，他不假思索地回答："请研究团队一起出去吃顿火锅，庆祝一下！"

　　"吃完火锅呢？"

　　"进一步申请课题，做研究，发更多的论文和更牛的论文……"

　　据说，他们团队在吃火锅的时候，经常碰撞出思维的火花。他在科研方面已经取得不错的成绩，不断挑战新问题，不断超越自我，他很享受这个过程。

　　论文被接受之后，也许大家选择庆祝的方式有很多种，但是，发更多更"牛"的论文之后，大都会选择类似的一条道路——思考人文。

　　这也许就是人文的力量，虽然至今我们依然难以去定义人文这个词。

　　这也是我们AME出版社隆重推出这套人文系列图书的重要原因。

　　这套图书的作者有来自香港大学的教授，有来自北京某个小学的9岁小朋友，还有其他各行各业的，虽然他们的背景各异，但是，有一点是一致的，他们要么是生物医学领域的学者，要么其家人是生物医学领域的学者。

　　期待更多的人在吃火锅的时候，能够聊起这套图书，更希望这套图书能够给更多人带来一些科研的灵感和思维的放松。

　　让我们一起品尝火锅，激情工作，享受生活，拥抱人文。

　　是为序！

汪道远

AME出版社社长

Preface

I was delighted, impressed, and honored to learn that one of our alumni, Dr. Jun Chen, expended a huge amount of time and effort authoring a manual about our department. Although unfortunately I am unable to read Mandarin, I was able to understand that Dr. Chen has shared with his Chinese colleagues a complete comprehensive compendium for study at Cleveland Clinic Florida including navigating the application and immigration processes as well as living in Florida. I congratulate and thank him for his efforts.

By means of introduction, Cleveland Clinic Florida opened to our first patients on February 29, 1988. Since that time, we have grown in size from 26 to 260 physicians and from 300 to over 3,000 non-physician staff. We are currently completing an almost $500 million physical expansion and have been consistently ranked as one of the top hospitals in Southeast Florida. Our campus has consolidated and grown from our original split design of a clinic and hospital separated by 15 kilometers to a single unified campus including all medical and surgical specialties except for pediatrics and obstetrics. In addition, we have numerous satellite facilities for family health centers including endoscopy and outpatient surgery. Cleveland Clinic Florida is a not-for-profit multispecialty academic institution. The Florida operation is largely a surgical institution with medical support services with the exception of, as noted above, pediatrics and obstetrics. The Department of Colorectal Surgery training program in colorectal surgery was first accredited in 1989 and remains one of the largest, most productive, and most prolific colorectal centers in the world. We have published over 600 peer-reviewed publications and our staff continuously lecture at virtually every major important, regional, national, and international meeting in colorectal surgery as well as general surgery, minimally invasive surgery, and gastroenterology. Each academic year, from August 1 to July 31, we train five clinical residents in our Accreditation Council for Graduate Medical Education (ACGME) program, as well as an additional two international clinical scholars in our Fellowship Council accredited track. In addition, one or two of the graduates in the ACGME program remain as Clinical Associates (junior faculty) for one additional year. Our department has amongst the highest volumes in the country for the care of rectal cancer, mucosal ulcerative colitis, Crohn's disease, and functional disorders. We have been pioneers in laparoscopic colorectal surgery, transanal total mesorectal excision (taTME), and a myriad of operations for fecal incontinence including the stimulated graciloplasty, artificial bowel sphincter, and sacral neuromodulation. Our performance as reported on multiple public domain websites is exceptional and we are annually recognized in US News and World Report as one of the best centers for colorectal surgery.

To complement our clinical trainees, our department hosts numerous research fellows and observers each year. To date we have welcomed over 1,000 research fellows and observers from more than 80 countries throughout the world. These individuals gain a complete exposure to all facets of colorectal surgery and if they are in the research program actively participate in the evaluation and dissemination of important clinical data. Dr. Jun Chen was one of our most energetic, enthusiastic, and motivated research fellows. His research focused on the outcomes following re-do proctectomy, as well as risk factors for anastomotic leakage. He was honored by a presentation of his work during meetings of the American Society of Colon and Rectal Surgeons and the Association of Coloproctology of Great Britain and Ireland. I am incredibly proud of him for his dedication, determination, energy, enthusiasm, initiative, and accomplishments.

In conclusion, I am exceptionally gratified to have been invited to write the Preface for Dr. Chen's book *Road to Western Medicine*. I am confident that his guide will help many Chinese surgeons visit the Department of Colorectal Surgery at Cleveland Clinic Florida as observers and research fellows. In addition, I welcome all Chinese surgeons to our annual International Digestive Disease and Surgery Institute meeting in beautiful sunny Fort Lauderdale each February. I look forward to personally welcoming each of Dr. Chen's disciples and look forward to watching his career progress as he succeeds in clinical and academic practice.

Steven D. Wexner, M.D., PhD(Hon), FACS, FRCS, FRCS(Ed), FRCSI(Hon)
Director, Digestive Disease Center
Chair, Department of Colorectal Surgery
Cleveland Clinic Florida, Weston, Florida

译序（一）

我非常高兴及荣幸地得知，从我这里毕业的一名校友——陈骏医生利用大量的业余时间为介绍我们的科室写了一本指导用书。虽然很遗憾我不能阅读中文，但我能理解陈医生是如何给他的中国同事们勾画出来一个非常完整的、全面的在克利夫兰医学中心佛罗里达院区学习的全景的。他详细介绍了他是如何申请赴美、签证程序以及在佛罗里达生活的点滴。在此，我祝贺也非常感谢他做出的这一切努力。

克利夫兰医学中心佛罗里达院区于1988年2月29日正式开业并迎来了首批患者。从那时起，我们的医院从最初的只有26名医生、300名各类辅助员工发展到今天拥有260名医生、3 000名辅助员工的规模。我们现在已经发展扩增到每年近5亿美元的体量，而且持续成为南佛罗里达州最好的医院之一。我们的院区已经从传统的门诊和住院分开15公里的状态发展成一个除妇儿科以外的包含了各类内外科亚专业的整体划一的院区。此外，我们还有一些卫星设施及服务，包括内镜以及门诊手术，专门为家庭卫生中心提供支持。

克利夫兰医学中心佛罗里达院区是一个非营利性、私立的多学科学术研究机构。它已经被建设成为一个除妇儿科以外的较大的外科研究院。结直肠外科从1989年首次被认证并承担结直肠外科学训练项目以来，已经成为全世界最大的、最有训练成效的、也是产生效益最多的结直肠中心之一。我们发表了600篇以上同行评审的论文，本院教授持续在各个重要的区域性、全国性以及国际性会议做报告演讲，演讲的专业领域涉及普外科学、微创外科学以及胃肠病学。每一学年，从8月1日到次年7月31日，我们在毕业后教育委员会认证项目（ACGME）中培训5名临床住院医师以及2名通过临床研究委员会认证的国际学者。此外，1~2名从ACGME项目毕业的医生有机会继续留院担任为期一年的临床副教授。我们科室在直肠癌、黏膜溃疡性结肠炎、克罗恩病以及功能性障碍等方面的手术量每年跻身全美前列。我们是腹腔镜结直肠外科、经肛全直肠系膜切除术（TaTME）领域的先行者，也是大便失禁相关手术包括股薄肌转移成形术、人造肛门括约肌术及骶神经调节术方面的先驱。我们的成绩在多家公共网站及媒体上被广泛报道，而且我们也每年被《美国新闻及世界报道》誉为全美最好的结直肠外科中心之一。

我们的临床研究训练也是可圈可点。我们科室每年接收大量的研究员及访问学者。迄今为止，我们已经接收了来自全球80多个国家超过1 000名研究员及访问学者来我院交流和学习。他们每个人在这里，能接触到我们结直肠外科工作的方方面面，而且他们也可以积极参与项目的研究、评估及我们重要的临床数据的传播。陈骏医生是我们中的一名精力充沛、充满热情和学习动力的研究员。他的研究项目主要聚焦于二次直肠切除术的术后结果以及术后吻合口瘘的风险因素分析等领域。他荣幸地被美国结直肠外科医师协会（ASCRS）及英国和爱尔兰结直肠病协会（ACGBI）邀请做大会报告。我为他的付出、决心、能力、热情、坚持以及取得的成就而感到由衷的骄傲和自豪。

　　总之，我为被陈医生邀请为他的新书《医路西行——克利夫兰访学心路》作序而感到格外欣慰。我相信他的指引能够帮助更多的中国外科医生来到我们克利夫兰医学中心佛罗里达院区的结直肠外科做访问学者以及临床研究员。此外，我也热烈欢迎所有的中国外科医生每年2月份来到美丽的阳光之州——佛罗里达的劳德代尔堡参加由我们消化病及消化外科研究院举办的一年一度的国际盛会。我由衷地期望和欢迎陈医生的学生来我们这里学习交流，也期望看到他的职业生涯包括临床及学术生涯能百尺竿头更进一步！

Steven D. Wexner, 医学博士、荣誉理学博士

美国外科学院院士

英国和爱丁堡皇家外科学院院士

克利夫兰医学中心佛罗里达院区消化病中心主任、结直肠外科主任

（译者：陈骏，北京大学国际医院腹膜后肿瘤外科和肛肠外科）

序（二）

在信息和技术瞬息万变的今天，外科医生的一个很大特点就是需要不间断地学习，通过持之以恒对最新文献的阅读和与国内外同行的交流，掌握最新的治疗理念、手术技术，从而为患者提供最好的治疗。不仅如此，作为一名优秀的外科医生，还需要在繁重的日常工作中不断地用挑剔的眼光去发现问题、去思考，从而通过创新让自己处于医学发展前沿，成为引领者，而不单纯是模仿者。

学习和掌握国际医学最新进展的捷径之一，是有机会到国际最好的医院，跟随最优秀的老师进行学习。尽管目前随着我们国家的强大，年轻医生出国学习的机会愈来愈多，在国外学习的艰苦程度与20世纪90年代初期我们那一代相比好了很多，但能够真正跟随最优秀的国际专家，并且认真、努力学习的还是少数。

北京大学国际医院腹膜后肿瘤外科和肛肠外科陈骏医生曾跟随我学习工作1年，作为从外地来上海工作的年轻人，他有着非常强烈的进取精神，进步很快。得悉他通过积极的努力获得了到美国学习进修的奖学金，我积极推荐他到美国结直肠外科最优秀的克利夫兰医学中心佛罗里达院区（Cleveland Clinic Florida，CCF），跟随世界著名肛肠外科专家佛罗里达院区外科主任Steven D. Wexner教授，作为研究员（research fellow）进行为期1年的学习和临床研究。

在这1年的时间里他刻苦努力，不负众望，取得了丰硕的成果，不仅成为美国结直肠外科医师协会（ASCRS）会员，而且有关直肠癌方面的临床研究成果也多次被国际大会以壁报和上台演示的形式收录展示。令人惊喜的是，为了帮助有出国学习想法的后来者，陈骏医生归国后将自身出国学习的心路历程，包括如何申请资助、如何选择合适的医院和老师，出国前的准备事项、出国后的生活安排，以及在国外学习期间如何更好地开展临床工作及研究的体会等，以一部12万余字、图文并茂的著作——《医路西行——克利夫兰访学心路》，事无巨细地呈现给大家。

我非常欣赏陈骏医生这种不断进取，善于总结的人生态度，希望那些有志于出国学习的年轻医务人员，特别是在职申请出国学习的年轻外科医生通过阅读此书，能更好地实现自己出国学习的梦想，并使这一过程更加地顺畅，通过在国外的学习，把国外最先进的理念和技术带回来，使我国医学学术水平更上一层楼。

教授、主任医师、博士生导师
同济大学附属东方医院普外科、胃肠肛肠外科主任
美国结直肠医师协会荣誉委员
中国医师协会外科分会肛肠医师委员会主任委员

前言

近年来，我国的医学事业蓬勃发展，外科手术技术日新月异，外科相关生物科技领域也发展极其迅猛，这就要求我们临床医生必须不断地进行知识更新，不断地学习先进的技术，不断地在临床工作中总结创新，才能跟得上新的时代。我国拥有最大的人口资源，这对于外科事业的发展是一个得天独厚的红利，我们外科医生有更多的病例数和手术经验，因此手术技术与国外医生相比，并不逊色。但我们需要反思的是，为什么关于疾病诊治的世界性的重大决策和指南大部分是由欧美国家制定的，中国只能是跟随者？为什么即使中国有自己的指南，也鲜少得到西方国家的广泛认同和使用？因此，我们需要去西方看看，去深入地了解他们的临床工作是如何开展的，去详细地考察他们的临床指南是如何产生的，去透彻地分析中西方之间的差距到底在哪里。

基于此，我先后访问了美国克利夫兰医学中心、哈佛大学、霍普金斯大学、梅奥医学中心、MD安德森癌症中心等美国一流高等学府和医院，并最终在克利夫兰医学中心佛罗里达院区（Cleveland Clinic Florida，CCF）进行了深入的学习和研究。克利夫兰医学中心是全美排名第二的私立医院，无论是其连续23年蝉联全美第一的心血管科还是多年排名第二的消化疾病中心，或是其他众多出类拔萃的学科，均使其在全世界享有极高的声誉。不仅如此，克利夫兰医学中心之所以闻名于世的另一个重要原因，是其运行近乎完美的临床研究机构和一体化的创新机制和平台，而这两方面恰恰是我们国内最缺乏、最需要向西方学习的，也是我在美国学习的主要内容。我主要是在克利夫兰医学中心佛罗里达院区消化病中心访学的，也是在这里，我与优秀的胃肠外科陈骏医生相识，他被CCF聘为研究员（research fellow）并进行为期一年的临床研究。

在这1年里，我们结下了深厚的战友兄弟情，我们几乎每天都会对这里著名专家进行的手术、会议、病例讨论等进一步深入分析，分析他们与国内的异同点及差距。来佛罗里达分院学习的中国学者相当少，而且我们既往的工作经历和经验各不相同，且在CCF的权限不同，因此我们的视野更开阔，我们经常和另一名来自北京大学的"战友"王林（现已进入美国住院医师培训体系中）进行资源共享及思想的碰撞。陈骏医生工作和学习特别刻苦，英语也比较出色，他是一名"点子大王"，每次讨论他都有独特的见解和创新，在此期间我们成功设计了一项跨国多中心的临床研究，成功将国内多个学者引荐过来学习，成功将著名医学出版商AME出版社引荐给CCF的著名专家开展进一步合作。这些成果都是我们"头脑风暴"的结果，我们架起了一座中国医生直通CCF的桥梁，并通过这个桥梁，让我国更多的专家和学者走向世界，让世界的专家更多地认知中国医生的优势和实力，这也是我们写这本书的最终目的。

本书是陈骏医生在AME出版社社长兼创始人汪道远先生以及我的鼓励下，写下的一本克利夫兰医学中心留学指南。他是一名生活百事通，尽管我以往出国学习考察多次，也依然佩服他在美国生活和学习等各方面的游刃有余，而且在此之前他竟从未走出国门。他在书中不仅介绍了自己如何成功申请成为克利夫兰医学中心的研究员，介绍了他在CCF如何学习并开展临床研究，还斥大量篇幅全面而详细地介绍了包括衣食住行等在美国生活的各个细节，为我们广大的出国访学的中国学者指了一条明路。有了这本教科书式的指南，我们申请出国将不再是无章可循，我们出国后的生活也将不再是一头雾水、窘境百出。当然，书中提及的一些政策相关的内容，可能随着时间的推移有所变化，仅供参考。

希望这本书的出版，能够帮助到有志于远赴美国特别是去克利夫兰医学中心学习的国内各位同道，希望他们在学习的路上一帆风顺，胜利归来，为我国的医学事业添砖加瓦。

广东省人民医院普外科副主任、胃肠外科主任
中国医师协会肿瘤外科分会青委会副主任委员

目　录

第1章　心中的"美国梦"

　　对于多数孩子特别是农村长大的中国孩子来讲，我们儿时心中都有一个"美国梦"，期望着将来能踏上美国的"黄金土地"，欣赏美国的月色满园，憧憬着能够坐在哈佛大学等世界一流象牙塔里接受先进科技的"洗礼"，尔后披着一身光环，拥有一身本领，满怀一腔热血，荣归故里，像我们的先驱一样，"师夷长技以制夷"，报效我们的祖国，完成蹈死不悔的中国梦。

　　美国梦，英语称作American Dream，是一个伴随美国这个国家开始的梦想。1620年，一群英国清教徒搭乘"五月花"号横穿大西洋来到马里兰，希望建立一个自由平等没有宗教"迫害"的"天堂"。从那时起，"美国梦"已开始悄然萌芽——这片几乎是未被开垦过的大陆给了每一个人均等的机会，只要努力奋斗，就可以实现自己的梦想。随着美国的独立和不断地拓疆扩土，"美国梦"也在不断地向外拓展。"美国梦"一词变得家喻户晓是源于1931年5月詹姆斯·特拉斯洛·亚当斯（James Truslow Adams）完成的《美国史诗》（*The Epic of America*）一书。这部书的主题是"让我们所有阶层的公民过上更好、更富裕和更幸福的生活的美国梦，这是我们迄今为止为世界的思想和福利作出的最伟大的贡献"。维基词典里则这样解释：源于英国对北美大陆的殖民时期，发展于19世纪，是一种相信只要经过不懈努力地奋斗便能在美国获得更好生活的信仰，亦即人们必须通过自己的勤奋、勇气、创意和决心迈向富裕，而非依赖于特定的社会阶级和他人的援助。

　　也许正是这样一种诠释才能体现中国80后一代"初生牛犊不怕虎，创造条件争先锋"的精神，也许正是这样一种诠释才能促动儿时的我立志成为一个长辈眼中有出息的人，成为让街坊邻居羡慕的海归人才，也许正是这样一种诠释才能让"美国梦"在我幼小的心灵中生根、发芽。

　　这个梦，时而清晰，时而模糊，却一直做着。但随着年龄的增长、心智

1

的成熟、时光的消磨、现实的摧残甚至夜郎自大的傲慢，那个梦变得越来越模糊，似乎离我也越来越远。作为一个农村长大的孩子，去美国学习是一种奢望，只能当做白日梦。因此，那时的我只能将它藏在心底最深处，不敢轻易去触及，那时的我只能偶尔仰望星空、凝神冥思，美国的月亮是不是真的比中国圆，或者还不如中国；美国的天空是不是更广阔；美国的孩子是不是更快乐；美国到底是不是真的比中国好，如果不好，为什么全世界人民不惜代价，争相移民美国。这一切，不得其解，时至今日，这些问题依然是一个饱受争议的话题和社会的热点。

直到上大学了，学了点中国特色的哑巴英语，通过因特网我们对世界的了解更多了。美国（the United Sates of America），在印象中也变得逐步清晰起来。原来美国拥有着世界上最精尖的科技却依然难掩攻克不了世界难题的窘境；原来美国拥有着世界上最强大的军事战斗力却摆脱不了帝国主义的冷战思维；原来美国拥有着最包容最自由的氛围却频繁发生各种种族歧视，爆发民族危机；原来美国拥有着最富裕奢华的群体但却涌现出一批又一批露宿街头的流浪汉以及长期领取政府救济的穷光蛋一族；原来美国并不是天堂，它也存在枪支泛滥、民不聊生，存在处处生活在"水深火热之中"的人，我们还有去美国的必要吗？儿时的梦真的只是梦吗？这一切对于当时的我来讲，在心中是一个大大的问号。

2004年，我从中国人民解放军第二军医大学毕业后，光荣地成为一名"白衣天使"，而且是战斗在抗战病魔一线的普外科住院医师。我们每天面对的不再是死记硬背的医学词汇，而是有着七情六欲的患者；不再是模糊不清的临床表现，而是有着具体痛苦疾病的面孔。做住院医师的日子是艰苦的，漫长的。我们没有更多的追求，只求每天能够及时完成病例，能够有时间上手术拉钩；只求在不值班的时候能够多睡一分钟，下班了以后能够多陪家人一分钟；只求患者在康复出院时能够给个轻轻的微笑；只求疗效不佳时能够得到患者的宽慰和理解。

我心中的"美国梦"，也濒临化为泡影。

本章结语

本章编者回忆了从儿时至任住院医师期间关于"美国梦"的心路历程，从奢望遐想到逐步清晰，再到反感排斥，最后到丧失斗志，逐步呈现了多数80后一代对于"美国梦"的印象和感受，也为后续的奋发向上、实现目标埋下了伏笔。

第2章　梦想照进现实

作为活在当下的中国外科医生，虽然诸多的抱怨和不满萦绕着我们整个生存环境，但心底里我们还是非常享受这份特殊职业带来的成就感的。我们会为手中的柳叶刀在血管和肌肉间的游刃有余而自我膨胀，亦会为突破自我成功实施一台复杂的手术而沾沾自喜；我们会为患者心搏骤停后经抢救重新恢复而激动相拥，也会为接受患者的一面崭新的锦旗而喜不自胜。正是这些老天赋予我们的特有的精神财富以及当初许下的希波克拉底誓言激励着我们不断前行，支撑着我们继续践行心中的那个梦。

时间的车轮滚滚向前，不做一丝停留，来到2012年，彼时的我已不再是刚毕业时稚气未脱、胸无大志的毛头小子，也不再是整日只知埋头苦干、缺乏独立思考的愚儒书生，更不再是面对患者胆小怯懦、面对危急惊慌失措、面对困难一筹莫展的"小大夫"，而是意气风发、踌躇满志的新青年，才华外溢、沉着冷静而又满腔抱负的"大医生"。彼时的我已经经历了5年的住院医师培训，经历了2年以院为家的住院总医师的"折磨"以及白天工作、夜间学习硕士课程的日子，经历了1年一流肛肠外科中心的耳濡目染。我已经脱胎换骨，武艺傍身。也许正是彼时，梦想，真的越来越靠近。

有句话说得好：人总是要有梦想的，万一实现了呢？抱着这个幻想，心中的那个"美国梦"也许一直没有泯灭。机会永远是留给有准备的人的。终于有一天，医院宣布出台青年医生骨干出国深造培养计划，设立专项出国基金，资助优秀青年医生出国学习一年，但必须是主治医师及以上职称、硕士及以上学位、能用英语流利地进行交流的人才能报名，然后参加全院擂台赛，通过全院专家委员会的打分评比方能获得20万元人民币的出国培养经费。

此时此刻的我，无论在临床上、科研上还是教学上都取得了一点小小的成绩，加上自我感觉英语口语不错，并且自认为是医院的"老司机"，觉得拿到资格如探囊取物，正处于自信心极度膨胀的时刻，我根本无暇思考，只觉得世界为我而生。于是在擂台赛上，我自信地满口英语，意图申请美国排名第一的医院——梅奥诊所，同时侃侃而谈，描绘着出国后的雄心壮志以及蓝图，意图临床、科研、教学一把抓，都兼顾。殊不知，专家过的桥、碰的壁比我们走的路还要多，他们深知此时的我还需要沉淀，需要历练，还缺乏明确的研究目标，这一切都注定了我将以失败而告终。

首战虽失利，但心中那股星星之火早已熊熊燃起，岂能轻易被浇灭。经过一年的"思考"以及对失败原因的分析，加上我精心的准备，把出国的宏伟目标缩小为我具体在研课题的延续，同时祭出两年前准备的大杀器——我和美国导师在一次国际会议上的合影，目标明确，条件到位，众望所归，我拿到了公费出国的机会。

梦想终于照进现实，前途也许一片光明……

编者手记

写到这里，大概读者已经厌烦于我"跌宕起伏"的心路历程，长篇大论，还未涉及正题。另外很多医院尚无此项目，同仁们也可以通过申请国家留学基金委基金以及地区基金来资助出国。当然这类要求更高，竞争也更激烈。不过，我想说的是，纵然情形多种多样，但我们永不能放弃心中的梦想。

也许梦想真的有一天会实现，谁知道呢？

第3章　漫长申美之路

第1节　英语学习和考试

英语学习，对于学生时代的我们可能并非难事，但对于我们这些已经"上了年纪"的大龄青年来讲，就不是那么简单了。尤其是对于我们这些在临床一线奋斗的外科医生来讲，能够掌控的时间支离破碎，精力、体力透支，科研教学多重任务缠身，还要应对柴米油盐，照顾妻儿老小，只能抽空积极投入到英语学习中。如果没有牢固的英语基础以及一股迎难而上的勇气和持之以恒的精神，是万万难以做到的，更别谈参加英语托福、雅思等考试了。我想这也是阻挡大多数有志医学青年出国步伐最大的一个障碍，这也是我在本章第一节就着重强调的原因所在。

在此，我并不是想说明自身英语水平有多高，而是想首先强调英语学习对于今后的申美、赴美以及在美国工作学习的重要性，这直接关系到你在国外工作、生活所能取得的成绩和社交层次，以及发表论文的档次。因此熟练地运用英语进行听说读写至关重要，也是托福考试等着重考察的能力。

其实我们这一代医学生的英语水平顶多也就维持在四级上下，口语和听力也只能停留在美国的小学生水平，因此想要在短时间内提高整体水平绝非易事。这里有个误区就是，有的人想当然地认为，出国前不必怎么去学，到了国外，有了英语环境，被逼着学习，自然而然就会提高。这句话有一定的道理，但仅适用于长期待在国外学习及学习能力较强的人。对于那些短时间出国的访问学者来讲，并不适用。因为如果没有进行任何的英语准备，直接出国，就会发现自己甚至"金口难开"，发现原来学的东西到国外完全不是那么一回事。诸如"how do you do?"（你好吗？）"go to the toilet"（上洗手间）在美国一次也用不到，招呼用语换成了"How are you?（你好吗？）What's up?（最近怎样？）How is going（你好吗？）"等，上厕所则变成了"restroom""washroom""men's room"。等你好不容易听懂，铆足全力准备回答"I'm fine, and you?（我很好，你呢？）"的时候，人家要不已经转身走了，要不回答你"Good，good，good（好，很好，非常好！）""So far so good（到现在为止还挺好的）"，有的人直接来一个"I am so sad（我很伤心）"，该如何接？诸如此类，可见我们之前的中式英语教育和实际应用相差甚远，而且这个差异"代代相传"。等你稍微熟悉点，可能发现离回国的deadline（最后期限）已不远。试想如果日常生活用语都不能流利地表达出来，又如何能够和国外专家学者进行深层次的学术交流以及意见的交换，如何能够展示近年来我们祖国医学所取得的进步以及大量实践后所展示出的能力和水平呢？我想，我们医生进修学习最主要的目的，不光是到国外看其能做哪些手术，有哪些先进器械，更重要的是要深层次地了解其优点、医疗理念以及就医流程、临床研究等我们所缺乏或不擅长、不规范的地方，而且也偶尔要向外方展示我们的实力，秀秀自己的"肌肉"。此时此刻，我们会发现英语基础对于出国学习是多么的重要，可以说直接决定了出国这一遭能带回多少成绩，能够给自己带来多少提升和改变。说了这么多，那么如何才能快速提升英语技能呢？英语需要达到什么水准才能应对进修学习呢？我在此以问答的方式介绍一些自己的小小经验来解答这个问题，可能不适用于所有人，但可以给读者朋友提供借鉴。

1 出国进修学习，英语有什么要求，需不需要托福之类的英语考试？

这个问题因人而异，是根据所选择的学校和科研机构、医院甚至美国联邦移民局等机构所决定的。不幸的是，2015年美国文化与教育事务局出台了一项新的政策，要求所有单位需持J-1 Visa（一种非移民签证，用于交流访问，以下简称"J-1"）的学者无论是短期的还是长期的都要加试英语并拿到合格证明，自2015年1月1日起实施。不幸的是，我也未能逃过"此劫"，克利夫兰医学中心严格执行该政策，要求持J-1的所有访问学者和研究员都需要拿到托福成绩65分后才能继续走申请流程。2016年后新政策发生微调，可以通过面试合格证明（15分以上，总分18分）以及其他考试如雅思、剑桥英语能力测试、美国医师执照考试Step 2CS（专门考查用英语采集病史、医患沟通技巧和病历书写能力的考试）等方式来取得语言合格证明。对于要申请美国的大学学位或者拿美方工资的博士学位进修项目，往往有更高的语言要求，一般要求托福成绩在80分以上，并且听说读写都要达到中等的水准。因此，如果申美之前，你与外方导师有所接触或交集，或者与中方导师熟识，那么拿到面试合格证明应该不难，但如果从零做起，外方导师也非华裔，那么面试可能更加困难，需要随机应变还要加上专业知识考查，其难度不亚于参加托福考试，所以在选择的时候应慎之又慎。

2　您经历过怎样的英语学习和准备过程？

自从"美国梦"重新在心中冉冉升起，我就意识到是该准备英语的时候了。因为从过来人的经验来看，如果英语不能达到一定的水平，其出国学习需要更长的适应期，与其花更长时间去折磨自己，不如提早布局，进入状态。加上我的导师非华裔，但是世界顶尖专家，我与他除一面之缘外，无法取得任何交集来证明语言合格。因此，在完全没有外援的情况下，只能自力更生，通过实力证明自己。事实证明，在赴美后1个月左右我在包括日常对话、学术讲座以及专业讨论中能听懂并理解的已达到75%；3个月左右我在和患者交流、医生之间交流、进行学术汇报、参加病例讨论以及查房时已经基本无语言障碍。为了提升英语水平，以出发日期为节点，我做了以下几点准备，仅供参考。

（1）提早1年半至2年——英语熟悉期

❖ 斥"巨资"（人民币3万元左右）报名某著名英语培训机构，通过培训机构的帮助和其营造的英语环境，帮助自己迅速熟悉并了解英语语境，努力改变开不了口，开口卡壳的局面，并在长达1年多的时间里，通过英语培训机构督促自己，每周保持一定的学习时间和处于英文的环境。这里，必须给这个机构"点赞"，因为其教学模式非常实用，通过单机训练、4人、8人、12人等多重课程方式，反复地训练模拟实际情况，锻炼听说读写的能力。相信只要持之以恒，你就会逐渐发现自己的进步，开口说英语也不是那么糟心了。

❖ 通过手机、电脑下载各类英语学习App或软件，比如CNN、BBC、百词斩、走遍美国、TED、百度翻译、每日英语金句等全方位了解美国文化、历史、时事新闻，这样能在拓宽知识面的同时扩充单词量。

❖ 如能接诊到国外患者，稍稍主动建立联系，利用一切机会增加实战能力。

由于该时段耗时较长，大家不容易坚持下来从而半途而废，故英语学习形式多样，目的是让自己做到与英语交朋友，利用零碎时间学习，天天能见到英语、听到英语，温故而知新，往复多次，印象自然深刻。

（2）提前1年到1年半——英语强化期

此阶段为重点阶段，直接决定了英语成绩能否提高，是否能出国，能申请到什么样的学校和导师。此时的学习除了延续上述阶段形成的良好习惯以外，还要有重点地进行针对性学习，并挑选指导用书或软件，制订好学习计划，做到有的放矢，逐个击破。以考托福为例（见后文），要着重把托福的考查重点——听、说、读、写四个要素逐个强化演练，通过题海战术，大量做模拟题和真题，并在自己的弱项上多下工夫，争取实现整体水平的提高。

此时也是专业英语强化期，我们自认为是各专业领域的佼佼者，自然要熟知目前关于本专业方面的相关英语词汇，并且要纵向学习本专业及相邻专业的相关词汇。比如说我是结直肠外科领域，那么关于结直肠的生理学、病理学、病理生理学、解剖学甚至胚胎学的相关词汇都要熟知，做不到能拼写至少也要认识，要能听出来。相邻专业词汇是指妇产系统、泌尿系统等相邻器官词汇，因为在实际临床工作中，我们经常会与这些系统打交道，包括术前谈话、多学科综合治疗（multi-disciplinary team，MDT）讨论、术中术后等都可能会涉及相关词汇。当然，理想是丰满的，现实是骨感的，即使我们掌握了相关词汇，但在美国实际临床工作中，还是会有大量的词汇听不懂、不理解，其中包括很多固定用法和缩写词汇，这需要赴美后慢慢积累，逐步学习。笔者之痛是在美做研究一年有余，对药物相关英语却知之甚少。因此在学习期间我尽可能避免涉及药物的相关研究，因为药物的词汇太多、太复杂，不是我们这些长期在临床工作一线的中国医生所能承受的。

（3）提早半年至1年——英语维持期

这个阶段基本已经是申美的阶段了，英语考试成绩应该也合格了。我此刻也拿到了托福的成绩，此时面对的是不停地和学校、研究机构负责访学的研究生医学教育部（Graduate Medical Education Department）进行沟通交流，传送他们所需要的资料和文件，以及与未来导师之间的信件往来。此阶段除了临床工作以外，还要应对大量的材料准备及面试、签证相关事宜。此阶段建议多看医疗美剧，一举多得，TED演讲、网易公开课也是很好的选择，能够维持目前的英语水平。

（4）提前1~6个月——英语冲刺期

此刻，所有的材料都已准备完毕，英语方面最为攻坚的部分主要是应对英文面试（见本章第4节）。当签证通过以后，心情异常激动，但同时也有丝丝担忧，尤其像我们这种很少有机会走出国门并即将在异国他乡长期生活的年轻医生，隐忧不可避免，主要还是担心未来的学习和生活，担心自身的条件和英语是否能应付，是否能在短暂的时间内出成绩。故，此刻即是我们英语学习的冲刺期。此时期学习的关键还是围绕日常用语和专业英语来开展，找准薄弱环节，我认为大部分仍然是听和说。在日常英语部分，可以继续寻找托福相关的听力对话材料，力求掌握对话主旨内容，亦可每日坚持听VOA、BBC新闻片段。对于专业英语，建议利用网络，寻找本专业相关国际会议、教学视频，如有机会参加国际会议，与国外专家当面交流则更是大有裨益。

为了能提前应对国外英文环境，我通过各种途径加入一个住家项目（homestay），邀请到一名欧洲留学生住家，这样每天都有纯英文环境，同时又能让随行家属有机会锻炼，学习"survival level（生存水平）"的英语，而且对国外生活的各种细节均能相互探讨，做到提前适应、有的放矢。此方法不失为一种良策。

（5）出发前1个月——英语备忘期

生命不息，战斗不止。临行前，我们依然需要学习英语。当然此时再去强行学习意义不大，特别是对于没有经历过前面几期的同学，此时最重要的就是准备出国后生活各领域的相关英语，包括飞行、购物、饮食、买车和租车、交规和驾照、银行、通信等（见附录中的附录1出国生活常见英语）。准备懒人英语，是为了应对不时之需，确保行程中以及赴美初期的生活不会遇到大的困难，当然像百度翻译、谷歌翻译、出国翻译官、金山词霸之类的App预先装在手机里还是相当有必要的，强烈建议我们所有医学生、学者安装医药学大词典App，医学英语词汇量大，覆盖面广，对我们日常的专业交流和学习帮助极大。

3　什么是托福考试，如何准备托福考试？

关于托福考试，很多人并不陌生，但是真正了解托福考试的却不多。托福考试英文全称The Test of English as a Foreign Language，简称TOEFL，是由美国教育测验服务社（ETS）举办的英语能力考试。自2005年9月以后，ETS在全球推出了一种全新的综合英语测试方法，即能够反映在一流大专院校教学和生活中对语言的实际需求的新托福考试，即TOEFL iBT（Internet Based Test）。目前在中国大陆能参加的就是TOEFL iBT考试。

托福考试的设置主要分为听、说、读、写四个部分，全部为上机考试，每部分30分，满分120分。托福考试的要求是考生能达到国外大学课堂听说读写水平，因此平时练习和考试所接触的材料多半是国外大学课堂的材料或者发生在校园内的故事、通知、生活事务等，实战能力相当强，能够真实地反映考生的英语水准。托福考试每部分考试时间1小时，两个部分考完后休息10分钟，部分考生抽到加试题会多考30分钟（我不幸命中）。

托福考试的报名往往需要提前3个月预约考位，可以登录官方网站注册登录，并选择好理想的考位，如果担忧考试发挥不稳定，可以同时预约好几次考试，选择最好的成绩来发送成绩单。具体报名方式和费用可至其中文官方网站（https://toefl.etest.net.cn/cn）查询。

关于如何进行托福考试，在此我不做过多的展开以及详细的介绍。我认为可以利用网络寻得大量的材料以及知识点来准备此项考试，也可以通过报名参加学习班的方式来准备，尤其是想要获得高分拿到国家留学基金委资助的考生，更是需要下工夫，甚至不惜斥资参加补习班强化训练。

第2节 套瓷

"套瓷"是留学申请中的专用术语，源于北京方言，即"套近乎"的意思。套瓷的目的是通过留学申请过程中和申请学校的有关教授邮件联系，增加自己被录取和获得奖学金的机会。很多情况下，直接联系教授比联系对方学校的教育部门或者国际交流部更加快速有效，因此，套瓷信显得相当有必要，其重要性也不言而喻。那么如何套瓷，套瓷有哪些窍门和注意事项？接下来我就从临床医生申请出国进修这个角度，结合自身经验，并提供自身范文来详细介绍套瓷细节，以飨读者。

1 套瓷前准备工作

相对于医学生或者刚毕业不久的研究生，作为一名工作多年的临床医生，我们拥有更多的临床经验，更准确的学科定位以及对当前国际国内关于某个领域的前沿进展的了解。因此，在套瓷前，需要对自身专业方向以及当前自身不足有清晰的认识和定位，然后选择该领域内国际比较知名的专家和学者来套瓷，并且要明确以下几个问题。

（1）我为什么出国？

这个问题对临床医生来讲，主要有三个大方向：①短期访问，了解专业领域内国外现状及动态；②到国外做1~2年研究，包括博士后研究及联合培养，分为基础研究和临床研究，掌握研究前沿技术及整个研究方法；③到国外读硕士、博士学位或者考美国医师执照。因此，我们需要根据不同的大方向，根据自身的专业兴趣和前沿方向，明确到国外的最具体的目标。比如，关于我所在的结直肠外科领域，首先出国前我想了解盆底疾病诊治在美国著名中心开展的标准流程和进展，骶神经刺激的相关技术以及经肛门全直肠系膜切除术的开展等。一旦具体目标确定，在写套瓷信的时候就可以就某一专业领域有的放矢地向国外专家介绍自己在这方面的经验以及对他们的期待，能提高成功率。当然，我们大部分医生出国的最终结果（不一定是目的）以前两种居多，更多的主要还是从事基础研究，在国外某著名大学实验室延续国内研究或参与国外导师的在研课题，掌握申请基金、设计课题、各种分子生物学方法等，最后发表高水平的文章。这就更有必要提前做好功课，明确自己的研修方向，搞清自己的研究目标与国外导师的既往研究或在研方向是不是相关的领域。

（2）该学校、该国外导师有没有我所想要的？

在发海量套瓷信的时候，我们常常容易犯一个错误，那就是群发邮件。

如果我们只知道选择发去邮件的学校和导师在某一大的领域（比如心血管内科、结直肠外科）比较出名，但是对他具体的专业特色和业界威望却了解得并不具体，这往往会造成我们出国以后才发现所要做的工作和研究与目标完全不同，甚至连专业都不对口。我曾耳闻有一名副教授在国内是泌尿外科领域专家，为了积攒出国经历"镀金"，他出国做的却是胰腺癌细胞相关基础研究，这样的出国经历对于自身学科的帮助和提升会大打折扣。因此，要提前做好功课，精心选择每一名国外导师，清楚了解他既往研究领域，甚至在出国前就可以和国外导师探讨相关领域目前的进展以及研究现状，做到一到国外马上就能进入状态，投入工作中，以免到国外经过很长的适应期后才发现离期望目标很远，而且最为关键的是发现离回国的时间已然不远，而发表文章还遥遥无期。因此，只有认真对待每一封套瓷信，下工夫去写，去了解该专家，才能写出有的放矢的信件，成功率自然不言而喻。

（3）大概出国行程和计划目标是什么？

写套瓷信前，还要大概计算自己在国外待的时间和期望达到的目标值。因为我们大部分人都有出国日程以及规定的回国时限，但是我们的时间计划往往与外方导师招募计划的时间不匹配，如果在一开始没有明确或告知对方的话，最后容易造成既成事实而双方尴尬，又错失申请其他学校和职位的良机。因此，明确时间在写套瓷信前的准备工作中显得尤为重要。关于目标值，是根据申请的职位而定的，如果申请的是observership（临床观察项目），基本以短期临床观摩为主，时间一般在1~6个月不等，内科以参加门诊、查房、讨论为主，外科以参加查房、会议、观摩手术为主，如果提前跟国外导师设定发表文章、参与研究之类的目标值往往不现实；如果申请的是研究员或者博士后（post doctor）之类的研究岗位，往往要求更严格，时限一般1~2年，最长可到5年，主要工作也会在实验室进行，部分学校能同时兼顾临床观摩，当然双方期望值也会更高，以做课题、发表文章为目标值。至于立志到美国从医并考过USMLE（United States Medical Licensing Examination，美国执业医师资格考试）后申请临床研究员（clinical fellow）或住院医师（residency）的学霸们不在本书讨论之列。

（4）怎么找国外导师套瓷？

我们大部分非一流专家级别的临床医生，参加国际交流的机会比较少，因此结交国外专家的可能性也变得很小，这也是一个阻碍我们获得出国学习机会的比较大的障碍。那么如何寻找理想中的国外导师并套瓷呢？我通过搜索丁香园、小木虫、寄托天下等相关网站并结合自身经验介绍如下几种途径。

❖ 途径一：根据自身专业以及感兴趣的领域设定搜索关键词去寻找。本途径是基于无任何资源及外界帮助，而且出国地点并不明确的情况采用的。可以首先在PubMed或者谷歌学术上去搜索相关重磅文章的通讯作者，再根据通讯作者的地址搜索其学校、医院研究所的官方网站，在官方网站中查询有无国际学者项目等，或者直接给专家发邮件询问有无相关项目，询问其要求是什么，针对性地广撒网总会有收获。比如说我所在的结直肠外科领域，出国前我想更多地学习经肛微创直肠癌全系膜切除术的相关前沿知识，可以设定关键词为"rectal cancer（直肠癌）"及"TaTME（经肛门直肠全系膜切除术）""sacral nerve simulation（骶神经刺激）"，到PubMed或谷歌学术去搜索，可查询到本领域的很多"大牛"专家及单位，如我所在的克利夫兰医学中心佛罗里达院区结直肠外科主任Steven Wexner教授，美国佛罗里达医院的Dr Matthew Albert和Sam Atallah教授，西班牙巴塞罗那医院的Antonio Lacy教授等，然后到官网上了解该科室的介绍以及学校和医院关于国际交流的相关信息，了解好以后就可以针对性地发套瓷信，去争取进修的机会。当然除了PubMed、谷歌学术以外，还可以通过各重要协会官网、官方杂志了解哪些专家在该领域内比较著名，值得去学习。

另外，欲申请国外博士学位或进修博士后的临床医生在套瓷时需要更加严谨，可以通过美国NIH网站了解各实验室、PI（principal investigator，项目负责人）的在研项目、基金，了解欲套瓷导师的既往研究、文章情况，丁香园、小木虫、寄托天下、https://www.postdocjobs.com等网站均可寻找招聘等信息，可以持续关注。

❖ 途径二：可以从同事、同学或同领域内其他有出国经历的同行那里获取资源。此途径往往更高效，但通过该途径来套瓷首先得认识并了解该中间介绍人的情况，得到该同行的推荐和帮助；其次得清楚外方是否能实现自己出国学习的条件和目标。这样的情况下就比较简单了，只要让中间人去信一封说明你的来意，紧接着你再跟进介绍自己和此行出国的目的和要求即可，中标率非常之高。我在访学期间曾经多次帮助国内同行成功达成进修的目的。

❖ 途径三：通过参加国际会议来结识本学科国外著名专家，为出国做铺垫。此途径更加直接，但需要等待机会，提前布局。现如今可通过在国内大城市各大医学中心和三甲医院召开的学术会议，提前了解会议日程和所邀请的专家，在专家演讲结束可对专家讲解的内容进行发问、会后讨论咨询均可，让专家对自己有个初步印象，重要的是跟专家合影，最好能留下专家的邮件、名片等联系方式，在套瓷信上附上照片和短暂自我介绍，一般亦可成功。我正是通过此途径拿到邀请函（offer）的。所以目标明确，提前布局相当重要。

2 套瓷信的内容和技巧

（1）套瓷信格式和内容

套瓷信，首先是以信件的方式来写的，所以格式即为常见的英文交流信件格式。那么信件几要素就需具备：抬头/称谓（title），问候（greetings），目的（aims），结语（conclusions），签名落款（signatures）等。

　　信件往来是国外工作的常见和官方方式，一般简明扼要，直截了当，很多专家都是直接在手机上完成的，所以若长篇大论加上语言问题容易导致专家直接将其删除或扔进垃圾箱。所以在写套瓷信的时候，往往不需要华丽的辞藻、对对方夸张的赞许和自我介绍，因为如果国外导师对你有兴趣，他会去进一步了解申请者的个人简历，反之，如果你的简介根本达不到专家理想中的要求，信件中将自己说得再天花乱坠可能也无济于事。下面提供两篇成功的范文供参考。

- 范文 1 -

Dear Prof. ×××××,

My name is _____ , who got a PhD degree for 4 years. Now I have been working as a surgeon in the department of General surgery of _____ hospital. （简要介绍自己的学位、既往工作或学习经历，无须大篇幅强调。）

This letter is written for requesting a position of _____ in your lab/department. I had many experiences about the research of _____ during the past 5 years. I have published 4 publications focusing on _____ in the peer reviewed Journals like _____ , _____ . （直截了当，申请某某职位，进一步介绍与职位相关的研究或工作经历，提出自己的研究主题，提示跟对方相近。）

You are the one of the leading experts of the world in this field, with the research topic of _____ , which interests me a lot. And I believe that I can be fully adequate for further study in your team, if I am so lucky to be admitted. （简要夸赞对方的成就，提示在这方面有共同的兴趣和研究方向，可能会有更好的结果。）

I know you're very busy so I appreciate any time you can reply me. Thanks very much! （表示一下关心和感谢，提醒对方不要忘记回信。）

Kind Regards.

- 范文 2 -

Subject：A graduate student/scholar interested in your research of _____ （邮件主题简明说明缘由，如果教授正在招人，他会快速点开，因为很多教授都可能有上百封未读邮件，这时主题的重要性就凸显了。其中"Research topic"很关键，必须是该教授感兴趣的课题，但又不能太宽泛，比如"rectal cancer"，因为这并不能起到勾起教授兴趣的作用。"Student"或者"PhD applicant"道出了你的身份，如果他对你的身份有兴趣，他会接着读下去。）

Dear Dr. _____

My name is _____ , a graduate student in the field of colorectal surgery at Fudan University. I am considering applying a PhD program and would be interested in joining your research group. I am especially interested in your research focusing on _____ . (自报家门，说明缘由。)

I have been working in this field since 2 years ago under the supervision of Prof. _____ (自己导师如果业内有声望的话，此处可加分。)

I was fascinated by your results, especially on _____ . Based on your findings, now I am trying to discover the mechanisms of _____ . (逐步探讨你找他的缘由，以及跟他研究方向的交集，提出自己的观点以引起对方的兴趣。)

I believe that we may get more achievements along with the direction of _____ . Do you think it would be worthwhile to pursue this line of research? (提出一个你深入思考过的研究方向，讲述你当前困惑在什么地方。放出一个他必须回答的问题："Do you think it would be worthwhile to pursue this line of research?")

I would be extremely honored if I can join your group and continue my research in this/related area. (表达一下自己想来学习的想法。)

I am looking forward to your reply.

Best wishes.

3 套瓷信误区

（1）只写奖项不写经历

很多申请者有个误区，觉得对自己从医经历的最大肯定就是获得的奖项，于是把大量奖项写在邮件里，而忽略了既往的经验和科研的内容，但其实大部分教授并不知道你说的这个奖是什么东西，他们关心的是你会什么，对什么感兴趣，身上有没有他想要的品质和条件等。

（2）过于夸大自我

我们在写信的时候，为了增加自信，往往会写出"我以前是多么多么牛，获了哪些奖，希望您录取我"之类的话语，描述得有些夸张。当然一开始接触套瓷时的写作思路都是这样的，介绍成绩和专业背景等。但是如何才能让教授愿意花时间回复你并增进联系呢？这时就要注意表达自己和教授之间的关系，如：我工作以来一直做什么工作，做什么研究，正好符合您在某某领域的研究方向，我还知道您在这领域里面达到多高的层次，希望能向您学习。

（3）信件长篇大论

教授每天都非常忙，还要处理上百封邮件，邮件内容简单明了是一种为别人节约时间的礼貌行为；简短易回复的信件也会加大教授回复你的概率。套瓷的风格并无统一格式，每个人做法不同，但应注意不要烦别人，不要催促别人，言语要简单明了，意思表达明白即可。

（4）对教授死缠烂打

越是出名的中心和教授，申请人越多，所以很多套瓷信发出后就像石沉大海一样没有了回复。如果你发了邮件，没有得到回复的话，千万不要"狂轰滥炸"般发邮件，也不要隔一段时间就追问是否收到了我的邮件，并附上之前邮件的内容，这样做非常不礼貌。

第一封邮件不被回复很正常，为了保证套瓷的有效性，建议你等两周左右的时间，如果还是没有回复，可以考虑换一位教授（注：也许过一个月之后教授又给你回复了，这也是很正常的）。但如果你真的非常希望获得该教授的青睐，可以再多花点时间了解其最近的动向，加上你的经历中和教授所做的项目重合的领域，或者运用所学的知识，追加一封邮件进一步表达你的意愿。两封邮件后如果教授依然没有回复，建议你放弃与其联系，国外教授一般通过邮件来工作，很少长时间不登录邮箱，也许该邮箱已经不用了，也许他在度假，也许他希望在某一时间集中处理套瓷信，也可能更多的就是觉得你不合适，不愿意招你或者现在根本不招新人。

（5）千篇一律发邮件

有的申请者为了提高效率多申请几个中心，就海投邮件，投任何人都是相同的内容，没有任何针对性。这样是错误的，没有诚意的邮件，阅信无数的教授一眼就能看出来，除了扔进垃圾箱以外，还会让教授对你的印象甚至对你这个国家的申请者的印象变差。

4　笔者套瓷信及解析

套瓷信并不是千篇一律的，仁者见仁，智者见智，有的文笔看似平平，但能获得某些大牛教授的青睐，有些写得娓娓动人或大气磅礴，但却并不能获得邀请函，因此成功是否还有很大程度上依赖申请者拥有的硬实力以及申请目的与对方导师的匹配度等因素。在此我简要介绍下自己的套瓷信，以飨读者。

Dear Prof. ＿＿＿ :

It's my giant glorious to write to you to apply for a position as a visiting scholar or research fellow/post doctor in your hospital or institute. （直截了当说明来意。）

（译：尊敬的某某教授，非常荣幸地写信给您并向您的医院或研究所申请一个访问学者、临床研究员或博士后的职位。）

We met once in the latest Congress of ＿＿＿ last September introduced by Doctor ＿＿＿ from ＿＿＿ Hospital. Do u still remember me? Here attaches a photo which would remind u of something. （拉关系套近乎，提醒他我们见过，附上照片。）

（译：在去年的某场年会上，经某医院的某教授介绍，我见到了您，您还记得我吗？附件是我们的合影，可能会帮您回忆起我。）

First，let me introduce to u about myself. I am 34 yrs old, owing 2 lovely twin boys. I got the bachelor degree of Medicine from _____ University in 2004, and the master degree of Surgery in 2014 from _____ University. Both of the universities rank in the top 5 of all Chinese medical schools. (简要介绍教育经历。)

（译：首先，请允许我介绍一下自己。我34岁，有两个可爱的儿子，在2014年某大学获得医学学士学位，2014年在某大学获得外科学硕士学位，这两个大学位列全中国医学院排名前五名。）

Now, I have been working as a physician in the department of General Surgery for 10 years and as a colorectal surgeon for 5 years in _____ hospital. My study topic is about " _____ ". The relevant SCI paper has been published on the publication of _____ . And recently I am studying the mechanism of _____ on colon cancer mice and cells. (介绍自己的临床经验和研究经历。)

（译：目前，我已经在某某医院普外科工作10年，其中5年作为专业的结直肠外科医生。我的研究方向是关于……，最近的一篇SCI文章发表在某某杂志上。而且最近我还在做结肠癌大鼠细胞方面的机制研究。）

Recently, I have got the funding about $30,000 from my hospital to support me for further studying or researching in abroad. Cleveland Clinic is one of the most famous hospitals all around the world. Also, you are one of the leading experts in the field of Colorectal Surgery whom I have admired always. Our department is famous for large amounts of patients of perianal benign diseases in Shanghai comparing with other institutions. We do more than 1000 operations a year about hemorrhoids, anal fistula, fissure and rectal benign tumor. And recently we have done the first TAMIS operation in Shanghai on a rectal carcinoid located in the upper rectum. We know you are at the forefront of the world whether in colorectal cancer or benign diseases, especially in the subject of pelvic wall dysfunction. And nearly 200 papers can be searched on the PubMed. (突出自身优势。)

（译：最近，我从我们医院获得了3万美金的基金，这将资助我到国外学习。克利夫兰医学中心是世界上最著名的医院之一。而且，您也是结直肠外科领域的全球顶尖专家，我仰慕已久。我所在的科室相比于上海其他各大医院，以诊治大量的结直肠良性疾病为特色。我们一年要做1 000例以上的痔疮、肛瘘、肛裂以及直肠良性肿瘤。而且最近，我们团队为一名直肠上段类癌的患者完成了上海首例经肛微创外科技术（TAMIS）的手术。我们知道您无论在结直肠癌领域、良性疾病还是盆底疾病方面都是领先人物，而且在PubMed上可以搜索到您的近200篇文章。）

There are 5 questions for writing this letter. (因为已经了解了老板的为人了，所以还大胆地提了几个问题，包括签证、家属以及英语的问题，其实不应该提，应该问国际部的工作人员才对，但另一方面也说明了自己的诚意和针对性。）

（译：写这封信主要还有几个问题要咨询您。）

That's the reason I write to u and learn from u and your team.

I am very sorry to bother u for a long time. And I hope to hear from u as soon as u can.

Above all, I look forward to joining in your team for further learning.

Thank u very much!

Best wishes for you and your family!

（译：这是我写信给您并想到您的团队这里学习的主要原因。非常抱歉打扰您很长时间，期待能尽快收到您的回复。总之，非常期待能加入您的团队继续学习，非常感谢！将最好的祝福送给您及您的家人。）

第3节　申美材料准备

申美材料的准备，是直接影响出国成行的必要条件，因此需要详细阅读每个出国项目的每条具体要求，按照要求逐一准备自身材料，并按照指定方式去寄送，并定期追踪材料到达、处理情况，以做到心中有数。具体需要哪些过程，准备哪些材料，根据每个学校和研究机构的要求以及所申请的职位、定位不同而不同，但总体来讲可以归为语言、学历证明、疫苗等几大类，本节将根据克利夫兰医学中心系统申美要求进行逐一介绍，当然这一要求也会随着每年的政策变化而变化。

图3-1为我申请克利夫兰医学中心佛罗里达院区（Cleveland Clinic Florida，CCF）一年期访问研究员（visiting research fellow）时国际交流部发送过来的具体条件及要求，在此给予逐条解析，并详述其准备过程和范本，仅供参考。

1　Curriculum Vitae（CV）——个人简历

关于简历，可以从各大论坛、网站上搜索到很多模板和格式，但万变不离其宗。一份好的简历既能简明扼要地描述申请者的学习、教育经历以及过

Cleveland Clinic Florida

DEPARTMENT OF GRADUATE MEDICAL EDUCATION

Visiting Researcher

Cleveland Clinic offers non-funded Visiting Research positions of 6-12 months. Start dates are quarterly (January, April, July, and October). If you are interested in a Visiting Research position, please complete the attached application and return it to us by mail or email with the required documentation.

PLEASE NOTE:
PROCESSING OF YOUR APPLICATION BY OUR OFFICE CAN TAKE 3-4 MONTHS
NO APPLICATIONS WILL BE REVIEWED UNLESS THEY ARE COMPLETE...

REQUIRED DOCUMENTS:
The Department of Graduate Medical Education requires the following:
- Copy of your curriculum vitae
- 3 letters of recommendation
- Medical insurance
- A passport picture
- A copy of medical school diploma, if diploma is not in English, please send a **certified copy translated into English. Again, all documents need to be in English.**
- Proof of the following immunizations as well:
- Varicella, rubella, titers, and/or proof of immunization MMR (mumps, measles & rubella)
- Recent documented TB test or recent chest x-ray (<5 year) if known TB positive
- Proof of hepatitis B immunity (serology)
- There are now 3 ways by which a prospective researcher can meet the English proficiency requirement.

图3-1　CCF申请访问研究员的具体要求

去取得的成绩，又能让审核组或专家组在你众多经历中找到闪光点以及必备的条件和特质，从而使自己脱颖而出，不至于泯然众人，CV往往和套瓷信是相互辉映的。

一份学术型的英文简历通常包括教育经历、工作经历、科学贡献、荣誉获奖等几个部分。但作为一名临床医生在申请进修的时候，我们的简历除了教育、工作经历外，更需强调我们的学术水平、掌握的临床及实验室技能，以及既往主持参与的科学研究、参加国际国内会议的经历及公开发表的文章等，这样有利于国外导师迅速地了解你的学术水平，做到有的放矢。

（1）教育经历：通常被放在简历的第一部分，因为几乎所有的人评价一个人都会首先从他的教育背景和成绩开始，这代表着一个人精力最旺盛阶段的成就。教育经历一般包含你自高中以来所就读的本科及研究生的学校、专业、学位以及入学和毕业时间的详细历程。如果您的导师在学术圈内有一定名望，则可以加上导师姓名以及自己学位论文的题目，这样能够证明自己师出名门，会有所加分。另外如果毕业院校、专业在国内排名靠前，则可以加上医院、专业的排名之类的信息。因为国外导师往往对中国的大学以及医学院并不了解，可能一个地方医学院和协和医学院在他们眼里都是一样的。可能他们认为我们医学本科毕业的学生获得的学位相当于他们的医学博士学位（MD），而我们的博士毕业获得的则是哲学/理学博士学位（PhD），这对于毕业于前几名院校的申请者来讲，加上学校及专业的排名可能会有所帮助。

（2）工作经历：这是简历中的重中之重，而且所占的篇幅也最大。该部分除了列出详细的工作单位、职位、历年履历及职称的变化，也要有所侧重。对于申请研究性岗位、学位的人来讲，该部分需着重介绍或列举每一阶段的研究方向以及实验室的工作经历。对于出国进修临床的医生来讲，我们需明确既往在本专业领域内的工作经历，掌握的临床技能，外科掌握及擅长的手术，当然该部分内容要做到简明扼要、重点明确、条理清晰，不可整块堆砌文字。

（3）技能掌握：该部分可以说是工作经历中内容的铺开及延续。对于申请研究岗位的人员来讲，主要着重介绍通过各研究已经掌握的实验室技能，诸如蛋白质印迹法（western blot）、细胞培养、免疫组化技术等；申请进修观摩岗位的临床医生，此部分则需列出自身已掌握的临床技能和本领，外科医生着重强调掌握及擅长的手术，甚至具体到一年手术量，内科医生则可介绍擅长的疾病、诊治的疑难疾病及数量、介入操作技能及数目等，主要目的是既让国外导师全面地了解自己，又能展现我们中国医生丰富的临床经验、熟练的技能，不被国外导师看低，为日后和国外导师展开临床讨论，进行同水平的交流、适当水平的培养和学习提供依据。

（4）科学贡献：英文称作contribution to science。通俗来讲，该部分主要包括项目课题、发表文章、专著专利等。此部分的主要目的是展现自身的学术科研水平，需具体逐条罗列出既往主持和参与的项目研究、每个项目所担任的角色和职务、相关的已经公开发表的文章以及参加国际国内学术交流的经历。另外，参与编写的专著、章节和所拥有的专利等也是科学贡献的表现之一。该部分内容介绍的是实实在在的"干货"，不是上面掌握技能里面的"泛泛而谈"，而是对掌握技能的佐证和呼应，也是国外导师能够了解申请者学术水平的直接窗口，可以证明自己是真实可信、经历丰富、潜力无限的，以此让国外导师相信选择自己是最正确的决定。

（5）荣誉获奖：该部分主要写自己在过去临床工作和研究中所获得的各类奖项，包括论文奖、科技进步奖、手术视频奖、演讲大赛奖等，以及获得的各类人才资助计划、先进工作者、先进青年等，当然还有一类重要的内容是介绍自己是哪些学术协会和组织的主任委员、委员、理事等，担任过哪些学术期刊的编委和审稿专家等。

（6）兴趣爱好：此类内容在申请留学过程中的作用没有前面几点重要，但此处我们是用来展示自信、开朗、团队合作精神、积极向上的一面的。通过介绍自己参加过的公益活动、义诊、体育运动等，国外导师能更直观地了解自己的性格，对自己有个立体的认识。试想如果一个申请人难以沟通，无团队合作精神，纵然再优秀，作为导师也会感到非常头疼和懊恼。所以该部分对整篇简历来讲会起到画龙点睛的作用。

当然，以上六点是我们大部分申请留学者写简历时所需涉及的内容，个人可以根据自身特色拆分或增减，也需要根据自身优缺点扬长避短（见附录中的附录2笔者CV样式）。另外，我将自身在申请美国国立卫生研究院（National Institutes of Health，NIH）基金过程中写过的个人科学传记（biosketch）的模板与大家进行了分享（见附录中的附录3），该模板和样式是美国所有申请NIH基金的学者所必备的。我想，对于研究型导师来讲，如果他的申请者发过来的刚好就是个人科学传记会不会让他更加喜闻乐见呢？

2　Recommendation Letter——推荐信

推荐信可以说是美国学术界的一种文化，可出现在学习、教育、研究、工作生涯的各个阶段，包括升学、就职、能力评估、学术任职等各个方面。推荐信在美国之所以非常受推崇，是因为大部分美国学者治学严谨、实事求是，不会在推荐信上弄虚作假，而且一般写推荐信的人大都是真实了解自己的导师、院系科室或实验室负责人以及同领域的专家等，且推荐信的寄送大部分不经申请者之手，故求得推荐信十分不易，每一封推荐信代表了写信人对当事人的真实（或稍带粉饰）评价，分量之重可想而知。所以，试想一封来自该领域的权威专家学者的推荐信除了能侧面展示出自身与该专家之间的纽带关系外，更重要的是能通过权威专家之口将自己的能力和成绩展示出来，所取得的效果要比自己在个人简历中浓墨重彩描述要好得多。

当然在我国学术界，推荐信也偶尔会用到，比方说我们在申请自然基金的时候，如果申请者还不是高级职称，或者是在读研究生，就需要导师的推荐信，比如申请某个人才计划的时候就需要该专业领域专家的推荐信。但我国是一个人情社会，只要自己或者导师在学术领域有一席之地，学术界都会互相帮忙，推荐信的求得相对不是特别困难，但分量也大打折扣。

对于我们临床医生来讲，我们应该选择让谁来写这推荐信呢？我结合自身实际经验，建议按以下顺序逐个筛选。

（1）研究生导师

研究生导师作为最了解自己的学习、工作甚至生活情况，个人性格和特点的人，无疑是写第一封推荐信的最佳人选，对于外方来讲也是最真实可信的。因此要"叮嘱"导师在写推荐信的时候，要全方面写出申请人的特点、水平和潜力，立体地展现自己学生的优点，让国外导师相信选择自己的学生不会有错。（附录中的附录4为笔者导师推荐信样式）

（2）所在专业学会领导

推荐信主要是通过他人之口介绍申请人的学术能力的一种信件，因此如能得到该专业学会领域内的主任委员写的推荐信，无疑是在向外界证明自己有一定的学术地位，已经"混"在该学会领域内，并且学会带头人对自身有一定的了解，对于申请职位会有很大的帮助。如果该学会学科带头人在国际学术界有一定的话语权，对于申请者的帮助更是不言而喻的。因此，获得专业协会领导的推荐信列为第二位。（附录中的附录5为笔者专业领域主任委员推荐信样张）

（3）科室或院系领导

如果在科室、医院内，同事对申请者有很好的印象，或者是人才培养的对象，那么取得相应领导的推荐信也不是难事，且往往在此类推荐信中推荐人对申请人也会褒多贬少，而且会着重强调申请人的工作能力、学术能力以及与人交往、团队合作精神等方面的能力，对于申请者也是加分的。

（4）高级职称同事或专家

如果不能都取得前面三类推荐人的信，可以寻求同科室比自身职称高的专家同事，往往他们的推荐信也会有"帮助"，写得饱满动人，对申请人大肆表扬，对申请的成功也会有所帮助。（附录中的附录6为笔者科室高级职称同事推荐信样张）

（5）同专业内其他专家

同专业学会内的其他专家也可以作为备选之一，他们对于申请人的了解往往是通过学术会议、讲座、论文等，或者有私交关系，让他们帮助写推荐信，也能加强彼此的信任感和关系，推荐信的内容自然不必去担心，可以作为备选之一，但比第四类要稍微困难些。

3 Medical Insurance——医疗保险

医疗保险是出国必备项目之一，是整个出国学习过程顺利进行的重要保障，也是花费的大头之一，因此如何购买保险，购买什么保险，怎样购买比较经济都相当重要。

在购买保险前，我们首先需要明确以下几个问题：

（1）我们需要搞清申请的学校（单位）和岗位会不会帮学者或研究者购买保险。

（2）如果外方帮助购买保险，需搞清是什么样的保险，涵盖哪些方面，是部分还是全面。

（3）如果外方不帮助购买任何保险，他们对保险的具体要求和条款是什么？有无指定的保险公司？有无指定的保险项目和保额大小？

弄清楚以上三点后，我们即可着手查询国际保险公司及相关条款，并选择适合自己的性价比较高的保险。下面我以所在的克利夫兰医学中心系统为例，按照访问研究员的要求分别逐条解析保险的相关问题。

3.1 保险覆盖范围及要求

克利夫兰医学中心系统明确表示对于所有的访问学者和不带薪的研究员，他们不会帮助购买任何保险。如下图3-2所示，美国政府要求所有持J-1签证（一种非移民签证，签发给来美国参加美国国务院批准的"交流访问者计划"的各类外籍人士）的访问研究员都需购买保险，包括医疗保险、遗体运送回国保险以及紧急医疗救援保险三个项目，且覆盖的要求如下：

（1）医疗保险需包含每次疾病或意外至少10万美元保额；

（2）包含2.5万美元的遗体运送回国保险；

（3）5万美元的紧急医疗救援及运送学者回国的费用；

（4）每次疾病或意外需不超过500美元的免赔额。

另外，保险政策还得满足以下几点：

（1）保险得为之前已经存在的疾病或状况，包含一个等待观察期；

（2）保险还得为访问学者有可能为每次疾病或意外自费部分付出达25%的部分提供共保人；

（3）不得无理由免除覆盖参加交流项目本身带来的风险。

对于短期的访问学者，其指引上简单列出了需要购买保险来覆盖的疾病和意外情况，但对于具体险种及保额无特别说明。实际情况是来院报到以后

SPECIAL NOTE FOR *RESEARCH FELLOWS*
IN J-1 EXCHANGE VISITOR STATUS REGARDING MEDICAL INSURANCE
AND REPATRIATION OF REMAINS/MEDICAL EVACUATION INSURANCE
U.S. government regulations require all J-1 Exchange Visitors to obtain medical
insurance, repatriation of remains insurance and medical evacuation insurance.
The insurance requirements state:

*(a) Sponsors [Cleveland Clinic] shall require each exchange visitor to have insurance in
effect which covers the exchange visitor for sickness or accident during the period of
time that an exchange visitor participates in the sponsor's exchange visitor program.
Minimum coverage shall provide:*
(1) Medical benefits of at least $100,000 per accident or illness;

(2) Repatriation of remains in the amount of $25,000;

**(3) Expenses associated with medical evacuation of the exchange visitor to his or
her home country in the amount of $50,000; and**

(4) A deductible not to exceed $500 per accident or illness.

(b) An insurance policy secured to fulfill the requirements of this section:

*(1) May require a waiting period for pre-existing conditions which is reasonable as
determined by current industry standards;*

*(2) May include provision for co-insurance under the terms of which the exchange visitor
may be required to pay up to 25 percent of the covered benefits per accident or illness;
and*
*(3) Shall not unreasonably exclude coverage for perils inherent to the activities of the
exchange program in which the exchange visitor participates.*

图3-2　保险购买具体要求

出示保单证明即可，并不做严格要求。

3.2　保险公司及保单的选择

对保险公司的选择，利用各留学网站，我们可以发现名目繁多，价格相差悬殊，从几十到几百美元一个月不等。同时，克利夫兰医学中心也有相关推荐及规定，但也说明了所提供的保险公司不是强制的，只要满足以上提出的要求即可，如图3-3所示。

在此，我首先按照推荐要求简单分析下提供的第一家保险公司——International Student Insurance的相关保单及保额、范围。

点击链接进去，得到图3-4左侧界面，模拟"quote"（报价），我们可发现一年的最低保费为822.64美元，且免赔额500美元，当然如果仔细去研究保险详情，我们可以发现该保险覆盖的范围远远超出克利夫兰医学中心的要求，紧急医疗救援保额达100万美元，对于想要保险得全面一点、经济方面

Cleveland Clinic may be providing **medical** insurance for you and your dependents.
Please check with your program or department coordinator. If Cleveland Clinic is NOT
providing medical insurance, you must purchase insurance from one of the following
insurance companies:

1. International Student Insurance
https://www.internationalstudentinsurance.com/travel-medical-insurance/
(select $100,000 coverage option with a maximum $500 deductible or less when
requesting a quote) Suggested reading:
https://www.internationalstudentinsurance.com/explained/

2. ISP International Student Protection http://int studentprotection.com/

Select Cleveland Clinic from a drop down list.
You must purchase medical evacuation and repatriation of remains insurance on your
own, Cleveland Clinic does not provide this coverage. *ALL TYPES OF INSURANCE*

图3-3　推荐保险公司

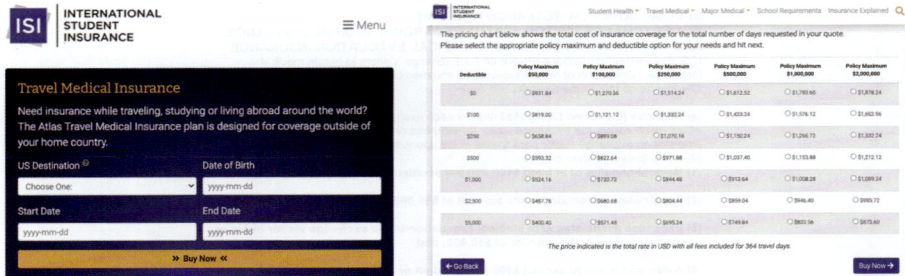

图3-4　保险覆盖范围选择样图

不紧张的学者来讲，可以做出选择，毕竟该保险价格适中，除了涵盖必需项目以外，还包括救护车、每日住院津贴、陪护费、牙病、自然灾害等多种名目，具体详情看实际引用即可。

以此类推，对于其他公司也一样，可以模拟"quote"，再根据每个险种所提供的不同服务和涵盖范围，以及自身经济情况、身体状况、人员状况、家属情况，甚至是否需要去美国生产、看牙医等具体要求进行选择。另外值得一提的是，所有持J-2签证的家属通常指配偶及孩子，也必须同时购买保险，要求一样。此时我们会发现各大保险公司给予J-1学者的保费价格相对低廉，但对J-2家属的保费有时会成倍增长，如加上一配偶一孩子的保额在某些保险公司的费用全年可达10 000美元以上。因此选择价格合适的又符合要求的保险，既能使将来的美国生活有个保障，尤其是对意想不到的情况可以有个提前准备，又能最大限度地节省费用，而且要祈求全家在美国不生病。要知道美国的医疗费用特别是急诊费用、手术费用与我国可是几何级的翻倍，一般的经济条件很难承受。因此，在选择前我们需要对各个保险公司的保障计划进行横向比较，充分考虑后方能作出正确的决定。目前华人留学群体购买比较多的还包括泰安保险公司、ISO（国际学生保险公司）、国际SOS保险公司等，J-1签证最低保费至39美元一月。（声明：我与保险公司无任何经济相关利益。）

4　Copy of medical diploma——医学学历拷贝

准备此类材料，难度不大，主要是把我们国内的学历学位证书的中文版本找权威认证机构翻译成英文版本即可。需要注意的是：

（1）国外没有学历这一说，只有学位系统，所以我们只需翻译学位证书就足够了。

（2）一般只要去各地区的相关公证机构公证学位，并附带翻译盖上公章，就保证有效了，有的学校研究生院也有此类服务。

（3）有的国外学校要求翻译件必须是密封状态，并且盖骑缝章，这个要求需要注意并按照执行。

（4）除了交给国外学校的一份拷贝，最好能多做一到两份，以备不时之需。

5　Proof of Immunization——接种疫苗证明

国外对于招生、招工的身体要求仅限于疫苗相关的注射，而且非常注重隐私的保护，除了有烈性传染病诸如活动性肺结核、艾滋病等会被拒之门外，其他的疾病只要不影响学习和工作，都不会无理由地拒绝。美国非常注重人权和隐私的保护，各项疫苗要求只会检查相关抗体状况，不会去检查抗原（抗原阳性一般意味着存在某病原体），即使赴美成功报到后的首次体检，也不会涉及抗原检查，我体检后就有多项抗体阴性，后续收到相当于防保部门的邮件通知可以免费接种疫苗，仅此而已，所以有轻微疾病的某些学者及无症状病毒携带者大可不必担心会因身体原因而被遣返（当然，该情况可能不是放之全美而皆准，但可代表大部分情况）。

关于接种疫苗的各类相关问题，举例问答如下。

（1）我需不需要打疫苗？打什么疫苗？

这个答案是肯定的，几乎所有出国长期学习的访问学者均有疫苗注射的要求或证明。如图3-1所示，克利夫兰医学中心要求所有研究员需要有"varicella, rubella, titers, MMR（mumps, measles & rubella），TB test or recent chest x-ray（<5 year）if known TB positive"等相关证明，即水痘、风疹效价、MMR（腮腺炎、麻疹和风疹），结核试验或者5年以内的胸部X线片结果（如果结核试验+），以及乙肝抗体的证明。各个学校或机构会略有不同，但相差不大。

（2）我如何打疫苗？在哪里打？除了疫苗，需不需要其他体检？

疫苗注射比较正规的程序是到出入境检验检疫局下属的国际旅行健康中心，因为那里是一条龙服务，你打疫苗之前必须要先做体检，做完之后会给你上面提到过的国际旅行健康证书（俗称小红本，见下图3-5），里面记录了你的体检信息。打完疫苗之后还会给你一本国际疫苗接种证明（俗称的小黄本），里面记录了你打过的疫苗及信息。

至于需不需要其他体检，如上所述，一般学校不作硬性规定，体检是中国海关的要求。

另外个人建议各位学者在出国前自行在医院进行常规肝肾、心肺等脏器功能的检查，及时处理部分隐性疾病，与其可能在国外发作，不如提前处理，把风险降到最低。我曾有赴美一周后肾绞痛发作的经历，记忆深刻，保险认定既往疾病不能保，幸得出国前在供职医院内做过B超检查发现肾结晶，了解

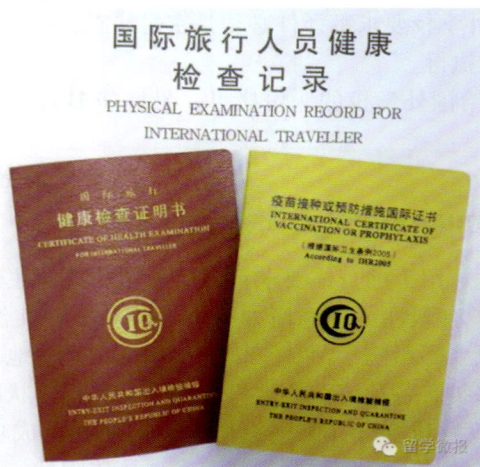

图3-5 出国健康证及疫苗接种证明

病情，加上出身普外专业，对急腹症的鉴别与诊断并非难事。为了省去高额的急诊费用，只能自医，配合自带相关药物，终在发作第二天彻底解决。但是这段经历刻骨铭心，由此可见，充分的准备以及对身体的认知在出国前相当必要，特别是携带家属出国的学者，临行前一定要对随行人员，身体状况进行彻底检查，以防万一，并可携带各种药物（后续内容会具体涉及）。

（3）可不可以在医院打疫苗？

到检验检疫局去注射疫苗毕竟相当麻烦，特别是对于我们临床医生来讲，时间有限，那么可不可以在医院注射疫苗后由医院盖好公章出示呢？我的经验是可行的，当然可能也存在风险，中国海关有可能会让你出示上文提到的小黄本和小红本，所以保险的做法是在医院打好疫苗，然后带着结果到检验检疫局去开证明拿小红本和小黄本，但各地政策有差异，需提前咨询详细要求。我出国前包括递送给国外学校的材料就是在我所任职的医院自行接种疫苗并开具的证明材料，如图3-6所示。

（4）去国际旅行健康中心需要带些什么东西呢？

一般需要携带的东西有：护照、身份证、2寸免冠照4张（1张贴小红本上，1张贴在小黄本上，1张贴在中心发给你的体检申请表上，1张备用）、个人疫苗注射记录等。

6 English proficiency requirement——英语胜任要求

关于英语能力证明，本章第一节已经有所概述，值得一提的是所有短期的访问学者只要不是申请J-1签证（非移民签证，用于访问交流）的语言能

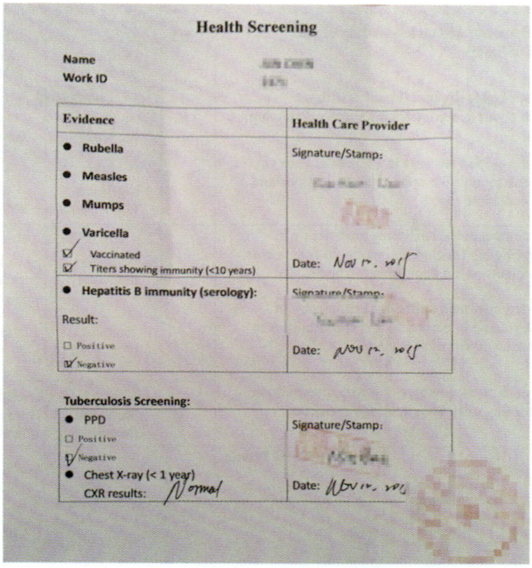

Health Screening

Name

Work ID

Evidence	Health Care Provider
• Rubella • Measles • Mumps • Varicella ☑ Vaccinated ☑ Titers showing immunity (<10 years)	Signature/Stamp: Date:
• Hepatitis B immunity (serology): Result: ☐ Positive ☑ Negative	Signature/Stamp: Date:

Tuberculosis Screening:

• PPD ☐ Positive ☑ Negative • Chest X-ray (< 1 year) CXR results: Normal	Signature/Stamp: Date:

图3–6　笔者医院疫苗注射证明样张

力，证明要求就不是非常严格，仅仅提供能证明你的语言能力的资料即可。而且，有学者提供英语四六级证书，甚至只提供医院（雇主）的证明信亦可过关，由此可见，对于持B签证访学的学者来讲，大可不必担心这点，但如前所述，如出国前能加强英语练习和学习，收效会更大。

对于持J-1签证的研究员来讲，主要通过三方面来获得英语能力证明。

（1）托福考试：克利夫兰医学中心要求总分65以上，其中听、说两部分必须在15分以上，加上读、写总分65分及以上即可。另外，托福报名网址http://www.ets.org/toefl/，当注册考试的时候，需要使用学校代码来发送成绩单（每个学校均有独立代码）。

（2）面试合格证明：需取得15分以上（总分18分）的成绩才认为合格，面试具体要求如图3–7所示，主要包括：

- 能理解面试官问的问题；
- 能清晰流利地就日常话题和学术话题用英语表达；
- 能够就多个开放结尾的问题或学术问题连续回答至少2~3分钟；
- 在预期研究项目中能显示出独立运用英语写作的能力；
- 能显示出与研究相关的足够的阅读能力；
- 在应对误解时能有恰当的沟通技巧并用英语表达出来。

其中每个问题根据回答程度能分为“足够、有限、不足”能力三档，分别为3分、2分、1分，最后六项相加得出总分。

（3）申请者如果在申请时具备以下任一一年内的官方成绩单亦可。主要有：

	Score		
1. The prospective scholar demonstrated understanding of the questions he/she was asked in English.	Sufficient proficiency	Limited proficiency	Insufficient proficiency
2. The prospective scholar spoke clearly and fluently (without unnatural pauses) in English about everyday topics and academic topics.	Sufficient proficiency	Limited proficiency	Insufficient proficiency
3. The prospective scholar developed answers in English at least two or three minutes long in response to multiple open-ended questions and behavioral questions about academic topics.	Sufficient proficiency	Limited proficiency	Insufficient proficiency
4. The prospective scholar demonstrated sufficient proficiency in research-oriented writing in English (excluding emails) to function as independently on writing projects as the department expects.	Sufficient proficiency	Limited proficiency	Insufficient proficiency
5. The prospective scholar demonstrated sufficient proficiency in reading materials in English related to planned J-1 responsibilities to function as independently as the department expects.	Sufficient proficiency	Limited proficiency	Insufficient proficiency
6. The prospective scholar demonstrated appropriate communication strategies in English for resolving misunderstandings as needed.	Sufficient proficiency	Limited proficiency	Insufficient proficiency
Total Points			

图3-7　面试时语言具体要求

- 雅思（IELTS）——6分及以上；
- 剑桥英语能力测试（CPE）——200分及以上；
- 密歇根九级英语考试（Michigan English Test Level 9）——40分及以上；
- 美国执业医师考试Step 2CS——通过。

7　其他材料准备

（1）training license——训练执照

佛罗里达州（后简称佛州）卫生部门要求，所有持J-1签证进入佛州且有接触患者可能性的医生，均需要申请佛罗里达训练执照（Florida training license），具体流程如下：

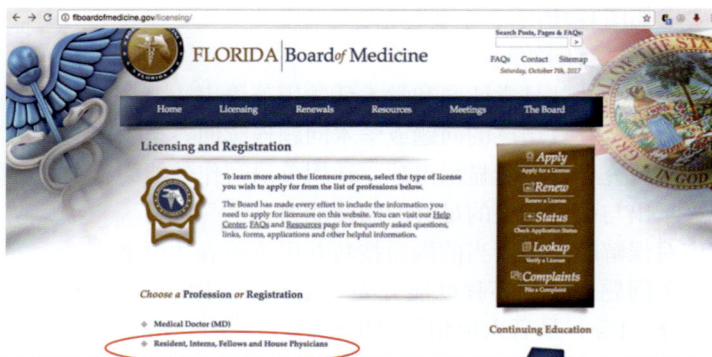

图3-8　佛州卫生部门官网

- 登录网址http://flboardofmedicine.gov/licensing/，如图3-8所示。
- 选择"Resident, Interns, Fellow and House Physicians"后，单击"Application"。
- 按照文件说明填写表格，具体细节见附录中的附录7，填写完打印出来，签好名。
- 另外退回图3-8，单击"Apply"，在线再填写一遍，信息需填写得和打印出来的表格一样，到最后一步会有付费通道，输入自己的信用卡信息，会扣除200美元（该费用后续会在正式报到后一周内由克利夫兰医学中心全额报销），扣除成功后会有一封确认信，打印样张见附录中的附录8。
- 按要求将含有学位证书翻译件信封口加盖学校公章的加密信封，连同申请表一起寄到右侧地址。
- 半月至一月后需确认材料是否收到，可在网上根据申请码和注册账号实时查询申请状态，最后会收到一封通过函（样张见附录中的附录9）。

（2）资金支持证明

至医院人事部门开具资金支持证明即可（样图见附录中的附录10），这点比较简单，但需注意开资金证明时，资助的资金要满足以下条件（见图3-9）：每人每年至少资助22 000美元，带一个家属共要求24 000美元，每另增加一个家属增加1 500美元，因此拿三口之家来说，资助证明至少开具25 500美元才行。另外，如果加上自身资金证明，自己的资金不能超过以上计算总数的一半。

Funds

Minimum funding amount is $22,000 (US) per year for a single person; $24,000 (US) per year with one dependent and an additional $1500 per year for each additional dependent. **Funding may be a sum total of:** outside funding, government (U.S. or foreign) and personal funds. HOWEVER, the trainee CANNOT use personal funds as the **sole** source of funding.

Personal funds may only be used as a supplement to the main source of funding and may not comprise more than 50% of the total amount of funding.

Please note: outside funding refers to institutions, organizations or professional societies providing funding directly *to the* Visiting Research. *This does not include grants awarded to the Cleveland Clinic, which are then used for general disbursement or for a specific project.*

图3-9　资金资助要求

第4节 应对面试

英文面试成绩是决定能否成功出国学习的重要一环。上节所述的各种材料的准备其实是跟外方学校国际部之间的交流和接触，是比较程序化的过程，而英文面试则往往是与国外导师的直接接触，面试中所涉及的问题更专业更深入，要求我们有现场发挥及随机应变的能力，因此对我们申请者的要求也更高，成功应对面试可以加速出国审批的步骤、提高审批通过的成功率。

一般英文面试是通过Skype（一种线上视频聊天工具）或者电话，甚至苹果系统的Facetime（一种线上视频聊天工具）进行，在时间方面，如果申请美国的职位，有12小时左右的时差，我们国内是深夜，所以对体力和精力也是一种考验。在此我通过介绍自身实战经验并结合丁香园、小木虫等网站的网友经验总结了常见的问题和应对措施、技巧。

1 面试前应该准备什么？

面试前应该要做到"四了解"，做到了这四个了解，加上平时英文对话训练，离成功就不会很远了，因为往往国外导师或面试官询问的主要问题都会围绕这四个方面来展开。

（1）了解对方学校和导师的特长和专业

兵法有云"知己知彼，百战不殆"，我们作为华人优秀群体，更深知祖国传统之博大精深，在作战时搞清楚敌方的一切细节有利于我方排兵布阵、逐个击破。同理，我们在面试前需要搞清国外导师的履历、专业特长及具体的研究方向，就能应对诸如"为什么选择我校（我）来学习""你对某某领域的某技术有什么看法"等问题。

（2）了解自己到美国学习的目的和方向

这点不用赘述，搞清楚自己进修学习的目的和方向，自然就能回答诸如"你希望在我们医院/实验室达到什么要求""你对某某方面下一步研究方向是什么，兴趣是什么，准备怎么研究"等问题。

（3）了解自身的优势和目前水平

除了准备国外导师可能提出的专业领域内的现状和方向性问题，还需清楚地知道自身的优势在哪里，面试前最好列个清单，这样就能回答诸如"你觉得自己有哪些特质能够说服我们录用你""我们能在你身上期待什么"等问题，目的是让导师能够知晓你之前的研究及工作经历，证明你完全能胜任或者有潜力胜任今后的学习和工作。

（四）了解专业及相关领域常用英语关键词及语句

我们需要有一定的专业英语词汇量来应对实际问答，不光是本专业的，周围相关专业的也需了解。比如我属于肛肠外科领域，我在准备医学英语的时候，不光要准备肛肠相关常见词汇，同时目前该领域内热门新技术进展比如 TaTME（经肛门直肠全系膜切除术）、荧光显像技术、机器人手术等，以及涉及泌尿系统、妇产系统等的关键词汇也需要知晓，因为问题展开以后往往会更加深入、牵涉性更强，因此如若面试前能多准备一些方能做到以不变应万变。

2　笔者面试经历

笔者面试前收到面试官也是助理导师的来信，说她现在在普吉岛游玩，约定在来信的当月14日以后进行skype或电话面试（此处提醒读者需要提前注册skype账号并充值，同时手机开通国际长途电话备用）。我回信表示知道，时间方面"up to you"（由您做主）云云。面试日为当天美国时间下午12:00，助理导师再次来信说"I will try to call you later today. Now is 11 pm there I don't want to wake you up."即今天晚些时候电话面试，庆幸邮箱收件提醒，醒来打开邮件时已经是北京时间凌晨一点。我想此时无论什么原因，都不应该倒头再睡。我兴奋而又紧张地起床，打开电脑，打开翻译软件，同时手持一本专业书籍，模拟着本节介绍过的可能会提到的问题，想象着如何开场白，把上文介绍到的"四了解"逐步过一遍，精神一整晚都高度紧绷着。终于在上午8:00左右显示来自美国佛罗里达州的电话铃声击碎了初冬静寂的晨曦，不断敲击着我的手机，同时也鞭打着我一整晚昏昏欲睡而又紧张刺激的灵魂。随着"Hi, Dr. Chen, How are you?（你好吗）"的模式化问候语，拉开了面试的序幕，我也照本宣科似的回答："I am good, thank you.（我很好，谢谢）"接着，还没有等到面试官开口问问题，我表示了此刻的心情和刻意的问候："I am so glad and exciting to hear from you，prof ＿＿＿. How was your vocation in Phuket?（很高兴能够接到您的来电，您早期是不是去了普吉岛度假？）"虽然表面上好像不是很礼貌，应该让面试官先发言，然后回答。但显然有针对和准备的问候能意想不到地拉近彼此的距离，就好像先前认识的朋友在聊天一样，一来可以增加对方对你的好感，二来可以减轻自己心中的紧张不安。接下来自然一切按照既定方向前进：

- Interviewer: "Wow, your English is very good!"（面试官：哇，你的英语非常好！）

   Me: "Really? oh, thank you so much."（我：真的吗？非常感谢。）

- Interviewer: "What is your interest in the field of colorectal surgery?"（面试官：结直肠领域的哪方面你比较感兴趣？）

   Me: "I am interested in doing some research about pelvic floor diseases."（我：我

对盆底疾病比较感兴趣，想做些这些方面的研究。）

- Interviewer: "Do you have some specific topics?"（面试官：你有特定的研究方向和主题吗？）

  Me: "Actually I want to do some studies focusing on SNS."[我：我想做些关于SNS（骶神经刺激）方面的研究]

- Interviewer: "Oh, nice! That's ok. And I am happy to tell you that you passed."（面试官：哦，非常好！没问题，我非常高兴地通知你，你通过面试了。）

  Me: "Oh, prof xxx, you mean I passed the interview?"（我：哦，×××教授，您的意思是我通过您的面试了？）

- Interviewer: "Exactly, why not, since you have no problem for our talk. Hope to have you here soon. Have a good day!"（面试官：当然了，为什么不呢，因为我们的谈话对你而言完全没有障碍，希望能尽快见到你，来我们这里，愿你有一个美好的一天。）

  Me: "Thank you so much, I will be there as soon as possible. Thank you!"（我：非常感谢，我会尽快到您那里报到，再次感谢！）

- Interviewer: "Bye!"（面试官：拜拜）

  Me: "Bye-bye!"（我：拜拜）

从以上对话可以看出，其实他们对面试的要求并不高，主要是考察日常对话的流利度和理解能力，以及对专业领域内基本内容的了解，其实我通过说明详细的学习目的——SNS以及盆底疾病就已经证明既往在本专业领域内有一定的经验并了解前沿方向，故面试官已然了解无须继续追问相关专业问题，加上电话开头时创造的良好的谈话氛围，故当场就通知面试成功。因此，人与人之间的对话和感觉对面试起着相当大的作用，当然这只是个案，而且因为是面试无薪水的研究员岗位，可能比较简单宽松，对于面试博士或博士后岗位的学者来讲，可能需要在目前课题以及今后课题拓展方面的英文上进行详细而准确的介绍。

3　其他常见面试问题及技巧

当然除了以上自身经历的简单问题外，我在这里简单总结了各留学网站网友介绍的经验和主要面试问题。

（1）常见问题

- Could you please briefly introduce your superiority for applying this job?（你能简短地介绍一下你申请这个职位的优势吗？）
- Have you ever been to the USA?（你曾经到过美国吗？）
- Have you ever participated any international conferences?（你以前曾参加过国际会议吗？）

- How about your family members during the future period in the USA?（你到美国的日子里你家里人怎么办？）
- Why do you apply for our research proposal?（你为什么申请我们的研究项目？）
- Why do you want to go abroad for a PhD research, why not do it in China?（你为什么要出国申请做PhD研究呢，而不是在中国做？）
- You said you are awarded by the scholarship of ＿＿＿ can you give a description about the scholarship?（你说你获得了 ＿＿＿ 奖学金，你能介绍一下这是什么样的奖学金吗？）
- Where did you carry out your experiments presented in your collaborative papers?（在你合作的文章中，你们是在哪里开展实验的？）
- Are you skilled in ＿＿＿ as you mentioned in your CV? Tell me more about this.（在你简历中提及，你擅长 ＿＿＿ 吗？能不能跟我详细介绍一下。）
- Did you apply for any other PhD positions?（你申请过其他PhD职位吗？）
- What is your opinion about ＿＿＿?（你对 ＿＿＿ 的看法是什么？）
- How are you going to do when encountering some frustrated situation?（当你遭遇挫败的时候，你将怎么应对？）

（2）经典问答

- A: Could you please introduce educational background of yourself?（A: 你能介绍下你的教育背景吗？）

  B: Now, I am an associate professor/attending doctor/training resident at the department of ＿＿＿ affiliated to ＿＿＿ University. I earned a PhD degree in 2013 from ***** University. I have been working in ＿＿＿ University for about 13 years.（B: 现在，我是在 ＿＿＿ 大学 ＿＿＿ 科室任职的一名副教授 / 主治医师 / 住院医师。我在 2013 年获得 ＿＿＿ 大学的博士学位。我在 ＿＿＿ 大学已经工作 13 年了。）

- A: What about your research experience you referred in your CV?（A: 在你简历中提及的研究经历是怎么样的？）

  B: I have been doing research in the field of mechanisms of colorectal cancer. Now I am leading a research project about ＿＿＿. I found that my research topic was correlated what your team have done. And I believe that we may arrive more achievements under your supervision.（B: 我一直在从事结直肠癌的机制方面的研究。目前呢，我在带头开展一项关于 ＿＿＿ 的研究项目。我发现我的研究领域与您团队的一些研究有交叉。而且我相信在您的管理下我们可能做出更多的成绩。）

- A: How will this program meet your educational goals?（A: 这个项目将如何

达成你的学习目标？）

B: I am willing to enlarge my research interest to related field. If necessary, I can do some work on your other research field relating to _____ . I hope to make contribution to your lab. （B: 我愿扩大我研究领域中与之相关的部分，如果有必要的话，我可以做一下您其他关于 _____ 研究领域的相关工作。我希望能为您的实验室做点贡献。）

◆ A: Why do you choose our department/lab? （A: 你为什么选择我们的科室 / 实验室？）

B: As I have mentioned above, I have strong interest in _____ . I learned about your excellent research and publications in your lab website. Your research focuses on _____ . Moreover, your lab has good research facilities. So I think your research work matches with my former education and research experience. I'd like to do research in your group. （B: 就像我上面提及的，我对 _____ 非常感兴趣，我通过您实验室的网站了解到您在这方面的研究非常出色并发表了大量的文章。您的研究领域主要在 _____ 方面。不仅如此，您实验室的条件非常好，所以我想您那边的研究工作可能与我既往研究和教育学习经历相关性较高，我非常想加入您的团队。）

◆ A: Could you briefly tell us your advantages and disadvantages ？（A: 你能简要介绍你的优缺点吗？）

B: I have rich experience and enthusiasm in doing research work. I am used to making full preparation before doing sth., which may lead to high cost of time. （B: 我在做研究工作方面有大量的经验和热情。我习惯在做某件事之前做好充足的准备，这可能导致时间成本的增加。）

◆ A: How will you arrange your time, if you have two more projects at the same time? （A: 如果你同时有两个项目，你怎样合理安排你的时间？）

B: It is necessary to do a plan when there are a lot of things to be coped with. The most significant and urgent thing should be done first. （B: 如果同时有很多任务的话，有必要先做个计划。最重要和最紧要的事情先做。）

◆ A: Did you get any funds for your further studies abroad? （A: 你有没有为你的出国学习拿到过什么基金？）

B: I have a funding launched by _____ . _____ will provide me with enough stipends for my studying and living abroad for 12 months. （B: 我获得了一个来自 _____ 的基金，这个基金将为我足提供够的津贴来保障我出国这一年的学习和生活。）

◆ A: Do you have some hobbies? （A: 你有一些什么方面的兴趣爱好吗？）

B: I like to do exercises, especially play badminton. To do exercises could make me energetic.（B: 我喜欢运动，特别是打羽毛球。运动可以让我时刻充满活力。）

（3）适当提问国外导师

- You look a little different from the photo on your website.（你看上去和你网站上的照片不一样。）

- How many hours do you work a week? In my opinion, you must be a hardworking person.（一周你们大概工作多少小时？在我看来，您工作一定非常努力。）

- If I get the opportunity to join in your lab, what would you like me to do?（如果我有机会来到您的实验室，您将让我做什么呢？）

- When could you give me a reply?（您什么时候可以给我答复？）

（4）常见情况应对

- 没有听懂：sorry, pardon, excuse me, could you please repeat again, do you mean？There is maybe something wrong with the internet.

- 声音太小：Could you please speak a little bit loudly? I can hardly hear you.

- 语速太快：Could you please slow down? I cannot follow you.

- 个别单词不懂：What is the meaning of "_____"? What do you mean about _____ ?

- 表示同意：Absolutely！Exactly！Sure！Yeah, that's great, okay, no problem, it's fine, I see.

- 重新解释：I'm sorry. Let me try again. I want to give you a thorough answer. I need a moment to collect my thoughts.

- 衔接用语：thanks for your question, good question.

- 结尾句：So much for my answer，thanks！

It was very nice to chat with you and thank you for giving me this opportunity to do the interview. Thanks for your time and have a good day!

（以上就是我的回答，谢谢！能跟您交流非常好，而且非常感谢您给我这个面试的机会。谢谢您抽出时间来面试，愿您有个美好的一天！）

4　面试后问候

面试结束后，应该有礼貌地回信，有的面试当场就能得知自己的分数或通过与否，有的还需等待决定。一封有礼有节的去信既可以帮申请者加分，又可以探听虚实或结果，所以面试后给导师一封信表示感谢非常有必要。

Sample：

Thank you, Prof. _____ to give me such an educational and challenging skype interview opportunity.

Thank you very much for your time and concern. Your research proposal /field is really attractive to me. I believe my education and experiences have prepared me well for a future with you all. Please let me know if any additional information is required to make your decision. I look forward to hearing from you soon.

Best regards.

（＿＿ 教授，谢谢您给我一个非常有教育意义而又具有挑战性的面试机会。感谢您抽出时间以及您对我的关心。我对您的研究领域/项目非常感兴趣。我相信我的教育经历和经验已经帮我做好和您一起工作的准备。如果您还需要知晓我的一些其他信息来做决定的话，请提出。期待能尽快收到您的回音。）

第5节　赴美材料准备

梦想只要坚持，就有实现的这一天！虽然前进的路上布满荆棘，但这何尝不是人生征程上的风景线呢？我们在经历过英语学习、套瓷、考试、面试、各项材料准备等"九九八十一难"后，终于迎来了西行的曙光，我们终于等到了从大洋彼岸飞来的满载希望的邀请函，胜利就在不远方。

此时此刻，我们进入了一个新的阶段，即赴美前各项材料准备阶段，包括各种证件、身份材料的准备，重中之重是签证的准备。

1　护照准备

此项很好理解，出国前都必须准备护照，护照是唯一全世界通行的证明身份的文件，必不可少，但在此需要着重强调的是，我们很多医务人员出国学习是经费支持的，特别是短期访问学习，是需要申请因公护照的，这一点需提前跟单位以及外事局沟通好，至少提前3个月准备因公护照，以防延误出行。因为如果因公护照批准时间比较晚，申请面签的时间会推后，这样留给自己订机票的时间就会推迟，如临近出行再订票，价格自然非常之高，建议早作打算。

2　签证准备

如果说邀请函是通向美国大门的门票，那么签证相当于拦在大门口进行安检的第一道岗亭，其目的是审核所有踏进美国土地人员的目的以及停留时间，在促进交流的同时，保护美国本土民众的利益不受损害，其重要性和严格性不言而喻，可以说从申请签证的这一刻起，我们就需要熟悉并了解美国文化、美国人的思维以及美国人做事的方式，认真对待签证的每一环节，以确保不被拒之门外。

关于如何申请签证，准备哪些材料，以及各地领事馆的地址和面签的每个细节在各大留学论坛及签证官网上均有大量的材料和帖子介绍，在此我以访问学者身份至上海面签申请J-1签证为例，就所做准备做一简介。

首先，登录"美国签证在中国"网址http://www.ustraveldocs.com/cn_zh，选择【非移民】签证，进入官网系统。接下来分几步完成整个申请过程。

（1）了解各项签证类型和信息

◆ 签证类型：对于我们出国访问学习的医疗工作者来讲，短期访问学者（observer）大部分是以商务旅游B-1签证（用于短期商务访问），而半年以上及长期的研究者或博士后大部分申请的签证为J-1签证，部分博士后留学人员可获得H1-B签证（用于从事指定专业职业的短期专业工人，取决于美方导师及学校的意愿），陪读家属（配偶和孩子）则相应为J-2签证（用于已取得J-1签证的配偶和子女）和H-4签证（特别技能人员的配偶和未成年子女），如果家属短期探访或旅游，也可以申请B-2签证（用于短期旅游）。如果是至国外高校就读学位的则申请F-1签证（用于进入合法学校全日制学习的人）。

◆ 签证费用：签证费用主要有两部分，一是签证申请费为160美元，二是学生及交流访问者信息系统（Student and Exchange Visitors Information System，SEVIS）的费用，该费用是通过互联网对F类、M类和J类签证持有人及家属进行追踪的系统，追踪期间从其收到初始文件（I-20或DS-2019表）开始，持有I-20表的非移民学生需缴纳200美元，持有DS-2019表的交流访问学者需缴纳180美元。因此对我们访问学者来讲，申请J-1签证，共需缴纳340美元。签证缴费是通过中信银行缴费的，缴费具体步骤见网址http://www.ustraveldocs.com/cn_zh/cn-niv-paymentinfo.asp。

◆ 签证照片：注意签证照片和护照照片的要求不一样，不能混淆，一般专业的照相馆都清楚其要求，在网站https://ceac.state.gov/genniv/填写DS-160表，首页上就有链接，点击"Test photo（相片测试）"，可用来检测你拍摄照片的电子版本，如图3-10。

◆ 签证步骤：简要步骤如下，确定签证类型—填写DS-160表—签证缴费—预约面签时间—准备材料—大使馆面签—等待护照寄回。其中填写DS-160表至关重要，表填得好不好直接关系到签证通过与否，有的时候面签只是一个形式，在面签之前，其实使馆方面已经审核得差不

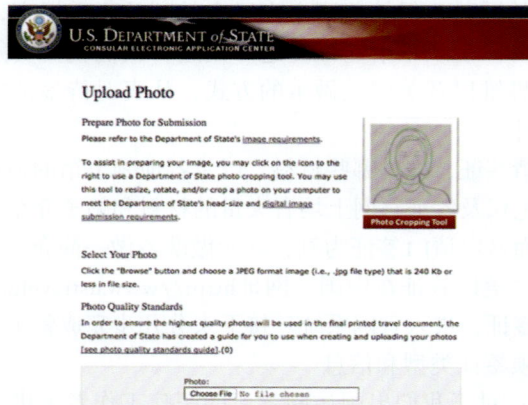

图3-10　签证照片检测网页

多了，谁该通过、谁不该通过已经有个初步的意向了。

（2）填写签证表格

登录主页https://ceac.state.gov/genniv/填写DS-160表，首先在右栏选择将要去面签的领事馆，我选择CHINA, SHANGHAI（中国上海），填写好验证码后点击开始新的申请，点击后会得到一个申请编号（application ID），如图3-11所示，将这个号码另外记录下来，同时记录安全问题及密码，以备后续表格填写一半后中途退出再次进入时使用，就能找到原来填写的内容，全程可改成中文，我建议还是英文填写靠谱，以免翻译转换中有信息误差。建议填写之前和填写中要逐条核对，确保理解每一个选项，不至于填错。另外，表格填写时还需注意：

- ◆ 因表格直接牵涉到面签是否通过，因此要确保其正确、真实、不造假（一旦发现造假，直接拒签，可能还会上黑名单）。

- ◆ 开始填写后注意，填写时离开时间超过15分钟页面就会自动取消，所以要边填写边保存，保存下来的是一个DAT文件。（注意：不要使用迅雷等下载软件保存，直接本地和IE保存，文件后缀名为".DAT"才是正确的！）如果页面取消了，只需要再次加载你保存过的DAT文件即可。

- ◆ SEVIS ID和项目号码（program number）的信息分别从SEVIS缴费确认表、DS-2019表中获得（见附录中的附录11 SEVIS确认页，附录12 DS-2019表样张）。

（3）准备签证各项材料

必备材料有：护照、签证预约单、DS-160确认页、DS-2019表、SEVIS fee缴款单、中信银行签证费收据、照片一张、个人研究计划（research

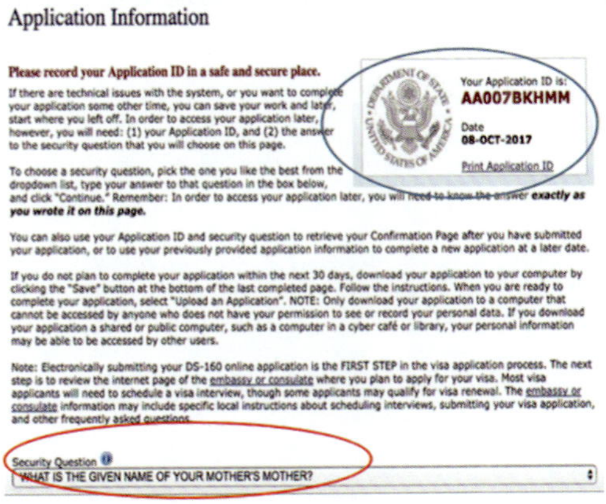

图3-11　Application ID生成页

proposal）、个人简历、导师简历、资助证明等（样张见附录中的附录13，附录14，附录15）；非必备材料包括：单位在职证明、邀请函、英语证书、存款证明、房产证明、户口本。作为完美主义者的我，基本上以上材料都带齐了。

（4）面签

面签兹事体大，前面所有的准备事项都非常辛苦，不能在这一点上卡壳，不然不仅影响计划和进度，还会带来很多麻烦，因此在填表、预约、面签等程序时要认真、慎重对待每一个环节，确保万无一失。关于面签的细节，网络上攻略也非常多，我建议参考小木虫论坛上某网友写的在上海面签的详细步骤（http://muchong.com/t-9757736-1）。个人经验，面签时还需注意以下几点：

- 着装大方得体，不要迟到，按照规定时间到达。
- 到达领事馆后，按照工作人员要求做好每一步，保持安静，不大声喧哗，熟知自己的材料摆放，将最重要的护照、DS-2019表放在醒目位置（我面试时只看了这两个，虽然准备了一大堆材料，统统都没看），回答面试官问题时要自信，因为我们医生是高级别人才，我们在中国有自己的事业，到美国是去交流学习的，不是蹭美国福利和非法移民的，所以要自信，说话时要直视对方（如果对方反问到这些涉及移民倾向的问题，也可以这样回答）。
- 如能流利地说英语建议用英语交流，会增加通过率，并要始终保持微笑。
- 如果一切顺利，可以最后询问结果，一般心情好的面试官都会告诉你"Congratulations！You Passed！Welcome to the USA（恭喜，你已经通过了，欢迎前往美国）"之类的话语。

至此，意味着你已经准备好了所有的硬件条件，已经拿到进入美国的门票了，随时随地都可以去买机票，去真真切切地实现心中的"美国梦"了！

第6节　心理和经济准备

出国经历可以说是人生中一个非常宝贵的财富，除了学习必要的知识和技术以外，更多的是增加了人生的阅历，拓宽了视野，让我们对世界、对人生有一个更广阔更全面的认识，如果再能把国外所学在实际工作中加以应用，推动事业和社会的进步，可以说就达到了出国学习的终极目标。因此如果能够出国学习，特别是对于我们广大临床一线的医务人员来讲，是一个不可多得的机会；从另一方面来讲，职业环境的更换，也是一种放松的方式，因为在出国期间不需要在医院、家两点一线奔波，不需要被社会人际关系所烦扰，我们可以安安静静地去体会久违的当学生的感觉，可以安安静静地就学术问题探讨，可以把一切杂事推脱为"对不起，我现在在国外学习"。

当然，对于我们中国医生来讲，可能到了国外，还是不能做到将一切抛诸脑后，还是时刻牵挂着自己的患者、自己的学生、甚至自己养的细胞。当一切新鲜感、兴奋劲过后，国外的生活终究会归于平淡，而如果此时正遭遇生活受挫、工作科研难出结果，很容易陷入一种绝望的孤独，而这样的孤独往往难以排解。在家人面前我们往往会报喜不报忧，在同事朋友那边更是描述得光鲜亮丽，掩藏内心的彷徨，久而久之，可能会因此而抑郁。如此时正逢传统佳节，"每逢佳节倍思亲"的感觉绝对会让你有种从未有过的真切体会，会切身体会到还是祖国好。

因此，除了此前所述的各项准备事项以外，心理和经济准备也是非常必要的。我通过在美学习期间所经历的困难和矛盾，简单总结为以下几点，以期提醒各位同僚和读者在赴美前需要做好充足的心理和经济准备。

1　孤独心理的准备

正如前所述，背井离乡，只身赴美，在兴奋新鲜过后，更多的是孤独，如果是短期访学还好，加上如今微信联通世界，问题不大；但如果是1年甚至更长时间与家人分隔两地，每逢节日都特别难熬，所以要做好长期心理孤独的准备。当然，如果爱人和孩子能陪读，则会消除大部分孤独的心理，但那种漂泊不定、思念祖国家人的情感会一直埋藏在心底深处，无法释怀。

2　语言障碍的心理准备

理想很丰满，现实很骨感，自从20世纪90年代以后，越来越多的临床医生选择出国求学，部分能够到临床观摩，学习国外的临床操作规程以及先进的技术和理念，这有助于我们临床诊治水平的提升。但大批的学者出国，最后真正能学以致用的也只有少数各领域的大牛和先驱，而更多走出国门的学者，并没有达到理想的目标和要求，归根结底还是在于语言问题。这是一个非常大的障碍，对于短期临床观摩的专家学者来说，可能要做好心理准备，在做出国计划的时候，尽可能避免制定过高过大的目标。如果能按照本书所述的英语准备，该障碍可能会部分得到解决，但要想通过短短几个月的出国经历就做到专业英语沟通无压力，可能性不大，除非您之前就有多次与国外专家交流的经历和经验。

3　学习压力过大的心理准备

很多临床医生可能像我一样之前从没有出国学习的经历，出国前往往盲目地制定预期学习目标，不管是科研上还是临床上，比如说决心要发表几篇SCI文章，回国后开展几个新项目等，但等到了国外之后，发现学习期间有太多的情况和想象中的差别甚远，很多时候都难以完成预期目标，可能1年后，除了这个出国经历，什么"成果"也没有拿到，更别谈之前的远大志向了，这会导致学习压力非常大。这一点我深有体会。在学习起初的课题设计阶段，我设计了一个前瞻性的临床随机对照课题，该课题无论创新性、可行性都得到了克利夫兰医学中心的课题评审委员会的认可，但在申请过程中却发现其中有太多的程序、法律、经费、伦理甚至沟通问题需要逐步去解决，预期通过伦理审核至少需要半年，再加上后期患者入组的等待时间，1年时间根本无法完成一个新设计的前瞻性课题。如果此时，不加以及时调整，可能回国前什么都得不到，心中压力之大可见一斑。

4　单独生活的心理准备

出国在外，凡事都要从头亲身去做。很多出国访问的专家学者，在国内各方面生活条件优越，不需操心日常的吃喝拉撒油盐酱醋，甚至厨房都懒得下一次。但到了国外学习，一切都不一样了，在家没有妻儿促膝，在外没有前呼后拥，无论芝麻琐事还是发展大计，万事皆需自行解决，尤其是饮食方面，国外简单的汉堡三明治，久食无味如同嚼蜡，一日三餐去中餐馆又不现实，如果自己又不会做中餐，光这一点就会让人觉得度日如年。因此，如果生活方面都不能很好地解决，对学习的效果也将大打折扣，所以要做好吃苦的心理准备。

5　经济准备

我们大部分出国访问学习的学者或多或少都会有国家、地区或者医院留学资金补助，加上多年工作积累，经济方面问题不大，但也要做好心理准备，因为超标的可能性很大。以佛州劳德戴尔堡地区为例，无论基础建设还是生活水准，乍一看顶多中国三四线城市水平，但是以人民币乘以7的方式去花，钱包缩紧的速度也是相当快的。比如普通的一碗米粉8美元，加上15%左右的小费和6%的税，如果一日三餐均在餐馆或快餐店解决，要吃饱需每天20美元上下，这还是解决基础的温饱问题，加上平均每月1 200美元的普通公寓房租，500~800美元的租车费用等。可想而知，每个月的花费对于那些收入不高而又补贴不多的学者或学生来讲，是一笔很大的负荷，出发前要做好这方面的经济准备。如果携带家属一起出国，经济方面的因素更加需要充分考虑，生活成本不是简单的添一双筷子、一双鞋的问题，需在预算上至少直接乘以2来算。

第7节　赴美生活准备

当材料准备、经济、心理等各方面都准备妥当，签证机票也已搞定后，我们就可以正式开启赴美生活的准备事项了，此时离赴美也是指日可待。

关于生活准备，对于有出国经验的人来讲，可能不是太大的问题，但是如果在国外待半年以上，加上既往出国经验缺乏，我们还是需要仔细考虑生活的各个方面的，需要提前了解留学所在州的天气、生活习惯、文化教育等各事项，做到提前准备，不会耽误重要事项。下面就家属携带问题、生活物品准备进行详细介绍。

1　家属携带问题

关于这个命题，其实没有一个统一的答案，不同的角度、不同的期望目标会有不同的想法、不同的答案。

首先，我们出国的主要目的是学习，如果是一个人在国外，会更加心无旁骛地专注于研究、专注于学习，可能会出更多的成果、更大的成绩。这一点，无论是从医院领导的角度还是从自身要求上进的角度来讲，都建议不要带家属，这是毋庸置疑的，也是比较好的选择。但国外生活的"寂寞孤单冷""好山好水好无聊"也只有过来人才能深刻体会到，这一点在前述的心理准备中已有介绍。

其次，人非圣贤，总要去面对柴米油盐酱醋茶，总要去生活，学习的最终目的还是为了生活，如果生活失去意义了，学习也就没有动力了。我们出来学习的医务人员往往是中青年一代，是家里的顶梁柱，上有老下有小，不可能完全抛弃家庭琐事，加上现在有微信联系，老人生病该关心还得关心，孩子上学该安排还得打越洋电话去安排，有时还得安抚爱人的情绪。因此，即使身在国外，心一样牵挂着，对学业也照样有影响，家里不顺利，照样会影响学习进度和成绩。如果带上家属，其好处也是明显的，在国外能生活得有滋味，对于原来的生活习惯特别是饮食习惯不会改变太大，而且能快速消除国外生活带来的寂寞感。同时，出国经历无论是学习还是生活对于爱人和孩子，尤其是孩子来讲都是一笔不可多得的宝贵财富，对于他们英语的提升更是颠覆性的，还可以侧面了解美国的教育、工作以及各种养老福利等系统。但同时你得多操心，将爱人和孩子在国外安排好，包括爱人是不是工作、孩子是不是上学等问题，需要提前研究透彻，做好准备。关于这一点在后面会有详细介绍。

那到底要不要带？我的建议是根据出国学习时间来定，如果少于半年，则不建议。因为携带家属出国牵涉的精力很大，短期出国本身时间就短，到国外后还需要一段时间去适应新的环境，而且忙于学习英语、学习专业技术等，很难有精力把家属安排好，除非他们仅仅跟着生活在居住地，不牵涉到工作、入学等问题。如果介于0.5~1年间，可带可不带，两害相权取其轻，根据每个人的经验、预期目标、家属的时间等各方面综合考虑。如果长于一年甚至在两年以上，我强烈建议带家属。

2　赴美物品准备

在已经决定好带不带家属的问题后，接下来就要准备赴美的行囊了。这里以一家三口为例，根据佛州当地生活情况，详细介绍需要带的各种物品。

（1）证件类

毫无疑问，在各项物品中，其他的任何物品都可以购买，唯独证件未带齐的话，会异常麻烦。当然，诸如身份证、医师资格证以及其他纯中文的证件，我们不需携带，即使临时需要，也可后续再邮寄。我们所需携带的证件主要包括：

- ◆ 护照原件。
- ◆ 驾照原件（需要公证翻译件，美国很多州短期不需要考取当地驾照，携带中国驾照及翻译件可以开车，但需提前弄清当地交通法规）。
- ◆ 学历学位证书：建议携带复印件（以防外方单位需要），原件不必带，如果有公证翻译件建议随身携带。
- ◆ 孩子的出生医学证明、疫苗接种证：目前国内的出生医学证明一般都是双语的，在国外使用没有异议。孩子入学前，需要有完善的疫苗接种记录，此时国内的疫苗证就相当重要，根据我给孩子办理入学的经验，直接带疫苗证原件即可，上面有详细的各疫苗代码及接种记录、记录日期、记录人员等，佛州卫生部门疫苗接种护士会仔细核对，印象中佛州需要补种一剂百白破疫苗，其他都会录入医疗系统，跟随终身健康记录。
- ◆ 出国证明文件：DS-2019表或I-20表、邀请函以及佛罗里达培训执照（training license）（访问学者不需此类文件，直接带好邀请函即可）。

（2）衣物类

我所在的克利夫兰医学中心佛罗里达院区地处迈阿密地区，根据一年生活经验，常年以夏天为主，室外温度非常高，冬天12月份最冷也只会到15℃左右（当然特殊情况除外），因此衣物携带建议轻便、简单。以一年为限，薄外套1~2件，短袖3~4件，长袖衬衫2~3件（男士），领带2~4条（男士），正装裤2~3条，皮鞋1~2双（上班时间均需正装），牛仔裤1~2条，运动鞋

1双，拖鞋1双，内衣裤、袜子若干。至于冬衣如羽绒服、毛衣、羊毛衫等均无须携带，如果偶尔去北方旅游或开会，可临时购置。

（3）生活用品

◆ 个人卫生用品：牙刷、牙膏或小瓶漱口水建议准备1套，长途飞行时可用，男士剃须刀，女士护肤品、化妆品少许。至于洗发露等洗浴用品要根据到美国后起初几天的安置情况来定，如果是安置在宾馆或朋友家里，可能不需要，毕竟其体积大、质量重，即使缺乏也可临时购买。

◆ 床上用品：建议携带一套最轻便的床上用品四件套，包括被子，除非赴美后一切床上用品已由当地朋友准备妥当或者住宾馆或民宿。

◆ 厨房用品：个人认为如果短期单人出国，不必携带任何厨房用品，但如果是一家人长期居住，建议简单带点必要的厨房用品，诸如炒锅，在国外即使是华人超市也很难买到铁质炒锅，而这是做中国菜必备的，有了它，吃的方面就能像在国内一样了；其他的厨房用品携带的必要性不大，在美国都能买到。

◆ 文具用品：学习用品主要是带1台笔记本电脑、移动硬盘、U盘即可，一两支笔以备不时之需。另外佩戴眼镜的学者建议另带一副眼镜以备不时之需，美国配眼镜比较昂贵。

◆ 电子用品：iPad之类当然是必备的，另外建议带乐视盒子或小米盒子，只要联网，中文节目一应俱全，特别是对于爱人和孩子来讲，堪称是国外消磨时光的神器。各类充电器、数据线、耳机，建议数据线多带两根，美国的价格不是很美好，多功能转换插头也是必需的（淘宝、京东都能买到）。

◆ 通讯问题：关于国外通讯问题，很多同学通过查询各网络经营商，比如AT&T、Tmobile、Verizon（美国三大通信运营商）等，会发现有很多套餐，但性价比不高，家庭套餐需要凑人数才划算，可喜的是中国电信在美洲建立了分公司，非常方便，最便宜的套餐仅19美元，包含1 000分钟中美通话，高速流量200M，低速流量无限制且能满足微信、谷歌导航等需求，而且大部分地区信号非常好，是国外留学人员的不二之选，强烈推荐。出国前申请SIM卡邮寄到家，下飞机即可插卡和家里打电话报平安，各种套餐详细信息，参见网址www.ctexcel.us。

（4）金钱

现金方面，不用携带人民币，需提前至银行换取美元，个人建议5 000美元足矣，主要用来支付先期房租和购物，要兑换点小额现金，并注意海关限制10 000美元以上要上报，否则一旦查到有没收风险。携带常用的信用卡一到两张即可，强烈推荐携带国内主要存款的借记卡，后续内容会详细介绍为何要带借记卡。

（5）食物

由于海关安检对食物方面有较严格的限制，不能携带肉类、蛋类、种子类、粉末类等，因此在准备食物的时候需注意，有报道某留学生带咸鸭蛋赴美被盘查很长时间的例子。值得推荐的是可以携带点干货，诸如蘑菇、香菇、木耳、紫菜、红枣等，因为国外只有华人超市有卖，但多数不仅价格昂贵而且品质不佳，而干货是我们做菜特别是煲汤时的完美辅料，实用性很强。另外，建议上飞机前带点方便面或者饼干、面包之类，注意此处带的目的不是飞机上吃，而是度过赴美后的前1~2天，这一点至关重要。如果赴美后直接在朋友家落脚则可不必携带，但如果在租住的房屋内落脚，再加上此时没有车（国外的交通极其不方便，还没有注册优步，且迈阿密地区的太阳可以在户外"烤人肉"），你会发现想去趟沃尔玛都是那么困难，因此备点干粮度过赴美后的前两天尤其必要。

（6）药物

众所周知，美国看病是相当麻烦和昂贵的，即使有保险，国人仍然承受不起，911急救+急诊就诊足以让我们"倾家荡产"。但作为医务工作者的我们，往往很多不适均可自行诊断并用药，我赴美1周后输尿管结石发作，幸得携带药物品种齐全，诊断正确，才得以渡过难关。因此强烈建议出国前做好各脏器功能体检，排除隐患（包括牙病），出国后才无大的后顾之忧。常用的药品尤为必需，但数量不能多，如果携带小孩，儿童用药也必不可少，主要品种应包括：

- 感冒退烧药：成人，1盒泰诺片足够，可加带安乃近一板退烧用；儿童可携带泰诺林、美林等用于退烧止咳，可各带2瓶，毕竟儿童生病概率高。
- 腹泻腹痛药：可携带黄连素、蒙脱石散等；腹痛多为胃肠道绞痛、肾绞痛、胆绞痛等，带1盒奥美拉唑、10粒莨菪碱片（俗称654-2，强烈建议携带）即可。
- 抗生素：建议携带2盒左右头孢呋辛酯片，最好备有处方，另外儿童抗生素也应适当配备，比如希刻劳悬液等。
- 消炎镇痛药：比如散利痛、芬必得、英太青之类应配备，以防骨关节损伤、疼痛等，外伤用喷剂亦可配备1瓶，膏药最好选用包装上没有老虎、熊等动物的。
- 消毒材料：包括棉签、碘伏（在美国1瓶碘伏约20美元）、创可贴、纱布、绷带等。

（7）礼物

中国人礼尚往来的传统到哪里都不过时，而且是快速拉近彼此关系的润滑油，国外也不能例外。其实国外逢年过节、庆贺某个重要节日也会互赠礼物，只不过我们需要弄清楚他们的习俗。美国本土人之间互送礼物主要以礼金卡、明信片、花、食物以及生活用品为主，普遍金额不会超过50美元，否则有受贿之嫌，因此在给国外导师选礼物的时候需注意这一点，不能也不需要挑选非常昂贵的物品。根据既往经验，一般都是选择具有中国传统特色的礼物，包括茶叶、茶具、书法、绘画、中国结、脸谱、屏风、扇子等，另外建议多准备点小包装的小礼品，不占空间和重量，可以送给科室同事等。

3 租房问题

在美国的住房问题是生活中的最大问题，直接牵涉到在美的幸福指数，因此需要提前寻找，能在出国前敲定是最完美的，否则到美国以后如果没有人帮忙，会出现"两眼一抹黑找不着北"的状况，如果拖家带口寻找房子就更加被动了（当然拥有此宝典书的同学们就不必担心了）。我们在美国最大的生活成本就是房租，对于短期的经费充足的访问学者来讲，费用可能不是大问题，但是要想找到一个合适的、能拎包入住的房子是需要下一番工夫的。原因在于我们在各种媒体、网络上找到的美国的租房信息（至少南佛州大部分）是由各小区聘请的专业租赁公司来操作的，大部分房子是空的框架，没有任何家具，水电网也需要自己开通。显然这一点对于我们中国医生来讲不合适，且相当麻烦。那么如何才能找到合适的房源呢？

（1）找中国房东

这一种最靠谱，日后麻烦也最少，尤其是对于我们这些刚到国外、英语不好的学者来讲，加上又不清楚当地习惯，这是最佳的选择。而且由于交流没有障碍，我们在国内即可视频看房并敲定，能省去不少麻烦。

找中国房东的途径有以下几条：

1）查找当地华人大型网络平台或论坛，这些网络平台往往会提供租房、买车等资讯，是华人多的地方，这些平台或论坛往往比较活跃，信息更新比较及时。比如佛州的华人资讯平台主要为"佛罗里达华人资讯网www.chineseinflorida.com"（图3-12）。

2）查找目标学校或者医院周围的大学的QQ群、微信群、微信公众号。这一点相当便利，如果进修学习的是一个大学里的部门，能找到相应的QQ群或者微信群，那么找中国房东或者和中国学者拼租房成功率就相当高了。比如我提前在国内查询到，克利夫兰医学中心佛罗里达院区最近的大学是诺瓦东南大学（Nova Southeastern University），于是在QQ群里面搜索"诺瓦东南大学"发现QQ群，申请加入群后主动发送求租信息，后来的房东联系到我，双方视频通话、确认房屋的状态后在我出国之前1个月就已经敲定成交。当然也要注意信息真实性，防止受骗。

随着微信的普遍应用，全球华人都离不开微信，因此若找到合适的微信公众号和群体则成功率更高，例如"佛州百事通、佛州全资讯"（右图3-13为微信二维码），该公众号每周会发布各种最新资讯，全是华人相关工作、租房等信息，可以逐个打电话或微信确认。

（2）通过Airbnb网站或App寻找

之所以第二种介绍Airbnb（中文名：爱彼迎）（图3-14），是因为我在美国多次出去学习开会等都用它找住宿，体验相当好，特别对于短期学习或家庭单位来讲特别实用，它在美国甚至整个西方国家可以称得上是找房神器，目前国内也在慢慢流行。Airbnb俗称民宿，是房主将房子多余部分或整套通过该网站平台出租，这在美国相当盛行，即使偏远山区，寻找房源信息也不是特别困难。因其信息明确充分，家具齐全，租住时间完全灵活调配，所以无论出去旅游还是学习短住都是不二之选。但对于长期居住达半年以上者，其价格不是特别美好，且如果与房东同住的话，中式炒菜的油烟及各种规矩可能让你难以舒适地住下去。因此短期学习，Airbnb是首选，长期学习则可以将其作为跳板，除非你反复地去换房住。这里分享链接如下http://abnb.me/e/E7Nq5mdrIF，首次注册可以得到30美金的奖励。

（3）通过克利夫兰医学中心推荐房源寻找

一般大学或医院国际部为了方便学生租房，都会和周围的居民或者中介合作提供方便廉价的房源出租，价格都是协议价，仔细认真的国际部还会就

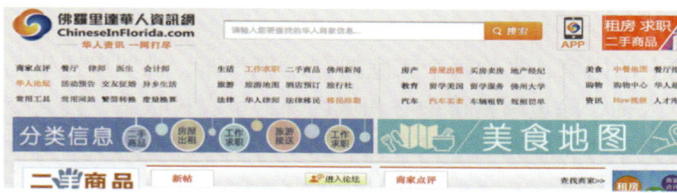

图3-12　佛罗里达华人资讯网主页

图3-13　佛州百事通微信二维码

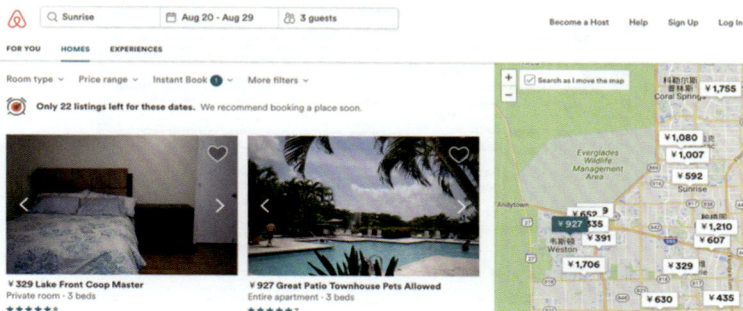

图3-14　Airbnb搜索界面

环境、配备的要求进行审核，但这样的房源往往可遇不可求。在收到邀请函以后，一般国际部会主动发送含有房源信息的清单，你可以自己联系，也可以将它作为一个重要的最初落脚点。如图3-15所示，左边一栏显示房东信息，右边显示房子的状态、租金、可租时间等。

（4）通过其他国外租房网站、平台寻找房源

美国常见的租房网站和平台包括ZILLOW和RENT。但如前所述，上面的房源很多是不含家具的，因此寻找的时候最好加上限制条件furnished（带家具的），美国还有一个比较有意思的事情是如果租上了这种不带家具的房子，竟然还有专门的公司可以提供家具租赁，我无经验，仅供参考。

另外要重点介绍下美国类似"58同城"的网站即"cragslist"网址：www.cragslist.org。登录网站首先找到国外的学校或医院所在的区域，如图3-16所示，我的所在地位于佛罗里达迈阿密地区。在这个目录下有社区服务、交友、论坛、房屋资讯、出售信息、招聘信息等，是一个种类相当齐全、相对较大的平台，涵盖生活的各个方面，但是也需注意上面诈骗的比例占一部分，价格比较离奇的需要格外当心。但由于该网站人气及信息量特别大，故也是寻找生活方面信息的重要资源之一，无论是租房买车找工作，还是毕业回国卖二手货二手车等，都相当有用，在租房买车方面，如果前面两种没有成功的话，可以作为一个补充。

4　租车买车问题

美国是一个车轮上的国家，平均每个家庭拥有1.9辆汽车，佛罗里达州尤甚。佛罗里达州地广人稀，除迈阿密市中心和城区外，呈农村状态，公共交通极其落后，出门如果没有车，相当于没有腿，加上终年火辣的太阳，出行

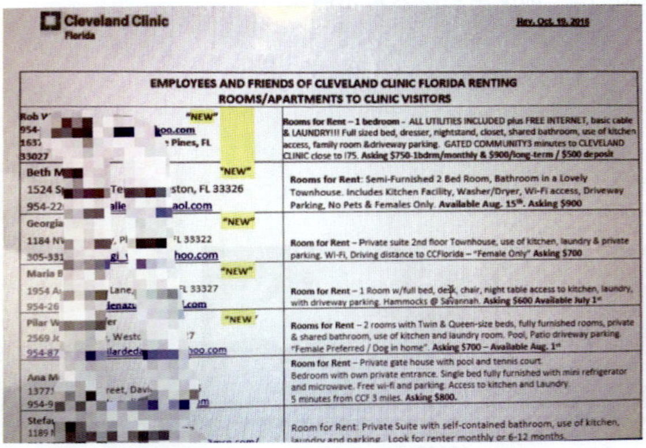

图3-15　CCF周边租房信息样张

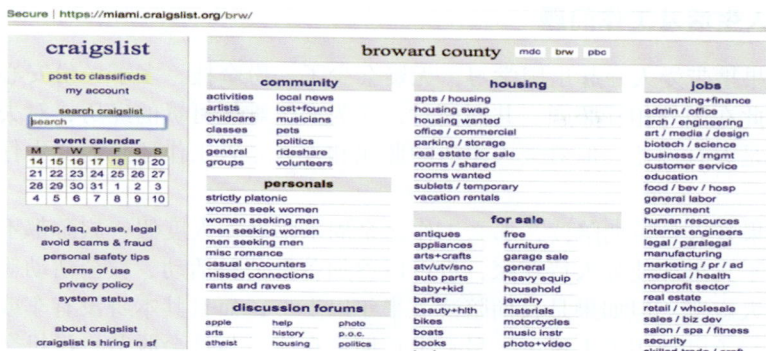

图3-16　Cragslist迈阿密地区主页

相当困难，所以到美国后买车或者租车是除了租房以外一个相当重要的事情。

　　至于租还是买的问题，要根据学习时间长短来定，如果半年以内建议租车，虽然花费稍高，但可以免于麻烦，而且可以常换常新。对于半年以上，想节省点费用的学者建议买车，经济实惠。由于车是消费品，在美国短期生活，买新车完全是一种浪费行为。如何购买二手车可参照上述租房的诀窍和来源，因为二手车需要实地试车后定下来，故在后续佛州生活一章中会详细介绍出行相关内容。

5　孩子入学问题

　　入学问题在美国来讲，不是特别的大问题，除非想要挤破头进比较好的私立学校，我们医务人员到美国学习半年或一年，没有精力也不能花太多精力在孩子的择校问题上。我们带孩子来美国上学，就是为了给孩子一个英语环境，让他们在以后学习英语的道路上更轻松点，因此一般的公立学校足以满足这一点。如果孩子比较适应也比较喜欢美式教育，可以以后再考虑去留的问题。

　　按照美国的学制，在5岁以前是学前教育（pre-school），如果需要上学等同于国内的托班，是需要付费的，一般600~800美元1个月。5岁以后开始实行所谓的义务教育直到12年级，也就是从5岁以后公立学校免学费，这一点基本上全美都是一个标准。择校原则是就近原则，只要两份证明，证明住在附近，即可在附近的公立学校就读，而且不管外国学生及其家长的身份及背景如何，都可以入学。因此，这一点不必担心，如何办理及需要哪些材料，在后续的佛州生活章节中会详细叙述。

6 爱人生活及工作问题

如果携带爱人一起出国学习，无疑会少了一份牵挂，多了一份安心和宽慰，彼此在国外相互照顾、共同面对，实为人生难能可贵的经历，对夫妻的感情也是大有裨益。但对爱人生活的照顾和爱人是否工作还是需要去仔细考虑的。

如果爱人是短期陪读，那么工作之余周末陪着家人度假、旅游都不失为良策。平日里即使爱人待在家，也可以参加各类公益活动、教会活动等，也不至于太寂寞。但如果是长期陪读（半年以上），而且其本身没有车或者只有一辆车（已被用来上班），另一半长期待在家，与社会脱节，没机会仔细体会美国的风土人情，其个人生活质量势必会大大下降，也是一大遗憾。在此强烈建议陪读的爱人先学好车再出国，可以每日接送我们的学习人员上下班，这样自己还有多余的时间可以出去购物、参加各类活动甚至报学习班等。我们学者也需要加倍体谅和照顾他们的情感，陪读是一件很辛苦的事情，而且可能还要照顾小孩的饮食起居和学习，尤其在美国这样举目无亲的环境，容易受挫和沮丧。

当然，如果时间安排妥当，陪读的爱人持J-2签证，计划在美国至少待一年，也可以考虑工作的事情，但需要先申请工卡（EAD卡），有正式身份后方能寻找一份工作，不能心存侥幸打黑工，一旦被查即有牢狱之灾或遣返风险，会影响整个进修学习，不能因小失大，具体如何申请工卡、寻找工作也会在后续详细介绍。

第4章 踏上希望之途

写到此处，当初出发前的一幕幕不由涌上心头，还是那么的让人激动不已，有一种做梦都要笑醒的感觉，尤其是对于我们花了很多的精力去申请这个来之不易的学习机会的人。每当想到不远的那一天终于来临，要踏上飞往大洋彼岸的希望之途时，就兴奋得难以入眠。

但中美之距，乃万里之遥。路途漫长，惟安全至上，准备充足，才能有备无患。如何确保能正确、安全、稳当地着陆大洋彼岸，还需要做一番工作，接下来本章就如何购买机票、乘机、转机、出入海关等注意事项作详细介绍。

第1节 机票

千里之行，始于足下，万事俱备，只欠机票。机票的购买其实有很多的学问，当然，对于习惯了做空中飞人的国内医学"大牛"专家而言，这一章节可以略过。接下来我主要介绍的是如何以比较节省的方式去购买机票，尤其是对于一个家庭都出国的情况，可以节省一笔不小的开支。

1 从哪里买

关于购买机票的途径，如果对于只是坐过国内航班，很少订国际航班的人，我想大部分人可能会选择携程，毕竟携程公司实力雄厚，出票率高，且后期保障好，优点众多，这确实也是一个不错的选择，在此不做赘述。但对但凡在国外有过一段生活经历的留学生来讲，可能选择就更多了，而且运气好的话，往往能买到价格极其低廉、服务品质却没有下降的机票。我曾以11 000元人民币购买了4张单程赴美国迈阿密的机票，而且购买的是以服务和品质闻名的卡塔尔航空，可谓相当划算。购买机票主要还是从网站上购买，至于从代理商购买的，需要仔细比对价格，一般不比网站价格便宜。

买机票网站主要包括：

（1）http://www.kayak.com/

该网站堪称买票神器，可以下载手机App随时关注。我绝大多数机票不管是中国国内的还是国际的，都是在这里买的。这个网站不卖机票，主要是提供搜寻并帮你对比所有卖机票网站和航空公司网站的价格。当然还有很多别的类似网站，比如Priceline、orbitz、travelocity和expedia等，但对比完会发现，Kayak总是涵盖最大的信息量，能为你搜出最便宜的机票，并且能设置浮动1周的日期，每个航班还能显示准点率。另外，如果时间选择无所谓，有些超级便宜的机票，可以在http://www.kayak.com/buzz上找到（图4–1），它会帮你按月份罗列出当月最便宜的机票交易。

（2）http://www.priceline.com/

Priceline网站有一个独特的功能，就是能帮你组合两个不同航空公司的航班，让你买到比正常情况便宜的转机机票。

（3）http://www.studentuniverse.com/

有了Kayak网站你就不用去各大网站找机票了，但student universe网站是另一回事。因为这是针对学生的价格（要有edu的邮箱并小于35岁）。大部分情况下它不会比kayak网站便宜，但有时候会推出便宜得惊人的学生机票。在student universe主页右边还有Recently Purchased Deals（近期交易）——在你第一次查找机票之后，会帮你罗列出从你的出发地出发的最便宜的机票交易。

（4）其他网站

可以从其航空公司官网如达美官网：www.delta.com，美国航空官网：www.aa.com直接订票，建议加入常飞旅客计划，能积累里程。

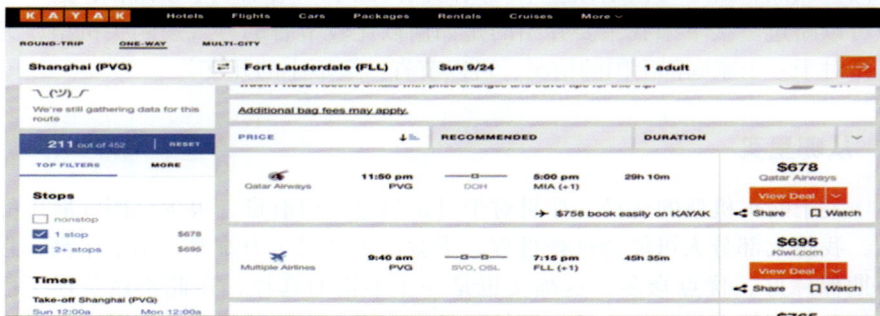

图4–1　Kayak搜索机票页面

2 什么时候买

什么时候买机票最便宜？这就需要我们掌握航空公司降价和调价的规律。总的原则是：尽可能提早买票。听起来好像是老生常谈没有任何新意，但其实能够买到便宜机票的"行家里手"使用最多的就是这个窍门。很多人也是常常提前问价，但是效果却不好，这其实是因为许多朋友不了解航空公司的座位管理规定。

不同的航空公司由于自身情况不同，往往放出特价机票的时间也很不一样。许多航空公司为了提高收益，往往"惜位如金"，不愿意提早将便宜的位置放出来销售：美国本土航空公司的竞争能力较强，往往在航班起飞前一至两个月才放出低价机位。美联航（United Airlines）、美国航空（American Airlines）、达美（Delta Airlines）往往采取这种竞争策略；而亚洲的航空公司，比如大韩（Korean Air）和韩亚（Asian Airline），则往往提前三个月甚至更久放出一些比较便宜的机位以抢占市场份额。在兼顾市场份额的情况下，航空公司的目标就是争取卖高价。这也是航空公司划分很多舱位等级的基本原因。但是通过了解一些航空公司的票价规则，我们可以少花"冤枉钱"、少为航空公司"贡献"利润。

航空公司按照历史数据划分销售"季节"。每家航空公司的定义略有不同。但是一般分为淡季、平季、旺季。有的航空公司还会在同一季节内再细分。多数航空公司都是以出发日期确定销售季节的。通常来讲：

- ◆ 1~3月初（中国年除外）、11~12月初的价格最为便宜；
- ◆ 4月和5月、9月和10月价格其次；
- ◆ 6月中至9月初、12月中至1月初和中国年期间，价格最贵。

所以，如果赴美时间安排未确定的话，可以提前考虑避开旺季出行。当然我们不是以省钱为主，而应按照实际学习项目时间来定，一般至少提前3个月就要开始关注价格变化了。另外，一周当中最好是回避周五到周日，选择周二和周四出发。

3 从哪里飞到哪里

首先，这个问题看起来简单，搜索目的地最近的机场即可，简单粗暴的同时，可能为航空公司做了很大贡献。我的经验是利用Kayak之类的网站，在搜索票价的时候，把附近的机场一栏钩上，这样就不会漏掉出发地和目的地附近所有机场的票价信息了。比如，我赴美时如果选择飞往最近的Fort Lauderdale机场，价格比后来选择的迈阿密机场足足多了2 500元/人，选机场的时候，以选美国稍大一点的国际机场为佳，往往会有更大的折扣，而且大飞机多一点。

其次，出发地的选择也有讲究，如果我们学者并不是在有国际航班的国内大都市的话，建议变换出发地对比价格。以我为例，当时一家4口出发赴美，搜索上海浦东机场到迈阿密机场的价格4个人总共23 000元，但如果从北京出发到迈阿密只要12 000元，足足节省10 000元，只需另外付出上海到北京的高铁票550元×2即可（身高1.2米以下小孩子不需买票，行李多可以提前寄出或托运）。

关于中间转机地点的选择问题（图4-2），个人建议转机的地点设在第三方国家航班，这样转机时不需要自己取出行李，而是最后直接在美国海关入关前取出所有行李即可。否则，在美国转机的话，需要先取出行李，进海关，再托运行李，转机时间就相当长了。当然也有同学为了最大程度节省费用，总结出以下转机地点选择的详细攻略（如图4-2），我回国时也做过类似操作，路线：美国航空（劳德代尔—芝加哥），在芝加哥取行李、再托运行李，达美航空（芝加哥—底特律—上海），仅供参考。

1中国出发城市	2转机城市	3美国转机城市	4美国到达城市
北京	香港	洛杉矶	如：迈阿密
上海	新加坡	亚特兰大	如：波士顿
广州	东京	芝加哥	
	首尔	纽约	
	迪拜	丹佛	
		得克萨斯州达拉斯和沃斯堡	

图4-2　转机选择地攻略表格

从2转机城市到3美国转机城市每天都有大型航班往返且价格非常便宜。我们赴美时，不妨多查一下从2转机城市到3美国转机城市的机票价格，可以节约不少钱。比如从广州到波士顿，广州—香港—芝加哥—波士顿就是一个不错的选择。其中香港—芝加哥—波士顿是联程机票，且行李不用中转，航空公司会帮你直接运到波士顿，非常方便。再如从广州至迈阿密，你可以选择广州—东京—亚特兰大—迈阿密，也是一个不错的选择。

第2节　整装待发

　　行文至此，一切都已准备就绪，终于等到出发的前几天了，也到了整理行囊的时刻了。行囊整理得如何直接关系到旅途的舒适度和意外情况处理的结果，所以也需要提前整理好思路，行李分类明确，并做到心中有数，才能以不变应万变。

1　行李箱的购买与准备

　　购买行李箱前，需要搞清所买机票航空公司关于行李的规定（常见航空公司规定见附录中的附录16），多数中美国际航班可免费托运2个行李箱（每个行李箱尺寸三边之和≤158 cm、重量不超过23 kg），上机行李箱1个（三边之和≤115 cm、重量不超过5 kg），另可加一个随身拎包。具体到箱子的尺寸上，托运最好选择28寸行李箱，上机行李箱则为20寸，因此我们需要考虑将所有物品存放到三个箱子里面。行李箱建议购买带360°滑轮的，拖行时相当省力，另外须带有海关锁，即在使用密码锁后，供海关专用钥匙抽查，防止整个箱体被暴力破坏。

　　另外，建议在箱子上贴一个标签或挂一个吊牌，写明你的姓名、在美地址、联系电话等，一旦丢失则能补寄到你的地址（类似丢失的例子一直都在发生）。

2　托运行李准备（check-in baggage）

　　在准备托运行李前，要将所有物品清楚地分类，优先将体积大、重量轻、价格低的衣物及生活用品放置在托运行李中，万一行李箱丢失的话，不会损失太大，也不至于没法生活。不建议携带超过免费行李额度以外的行李，否则你会发现超额以后所付的费用可能远大于你整箱行李的价值。

　　在摆放物品时，建议小件衣物如T恤、休闲衣裤等可以卷起来，两头用袜子套住包好放在箱子四周，既能防震（将易碎物品包在中间），又能最大限度地利用空间。能零碎摆放的不要整体堆在一起，因为箱子里面永远有各种死角让你摆放小件物品，箱子尽量装满，这样里面的物品不会在搬运过程中滚来滚去。如有大件衣服、床单或被子等，使用真空压缩袋可以很好地减少其占用的空间。

　　不能携带的物品前面已详述，建议形状奇怪的物品不要装到托运的箱子里。比如有同学曾经带了一打中国著名的咸鸭蛋产地——高邮出产的咸鸭蛋，结果过海关时就被X光查出来了，海关人员感叹了一句"好大的蛋啊"，然后就把"蛋蛋们"给扔了。还听说过有人带了一长排笔头状的东西，被当成子弹夹开箱检查的。

强烈建议箱子外部做一些明显一点的标记，可以在箱子上贴很多大大的夸张的粘贴纸，这样可以防止没有仔细检查箱子标签习惯的人错拿了你的箱子。承载400多人的国际航班上出现两个很相像的箱子的概率比你想象的大得多，你靠谱，别人不一定靠谱。

另外，箱子被托运后是用露天无顶的平板车运到飞机上的，所以遇到大暴雨的时候箱子经常被淋得很惨，建议箱子里面最好做好防潮处理，衣服和贵重物品之类用塑料袋包一下就可以了。也正是因为有被淋雨的可能，所以不建议买很贵或者皮质的箱子，抗折腾、质量差不多过得去的就可以了，泡了、摔坏了也不心疼。到美国以后买知名的新秀丽等品牌的箱子，其价格绝对比你想象中的便宜，所以建议国内购买箱子不需太贵、太高档。

3　登机行李准备（carry-on baggage）

一般随身登机行李可以带两件：一个箱子+一个包。登机行李尺寸建议20寸，包的选择不建议笔记本电脑包，体积大，除了笔记本啥也装不下，建议买双肩背的运动包。因为航空公司对登机箱、包的尺寸有要求，但对重量要求不严格，所以随身行李尽量摆放体积小、质量重的物品。另外，贵重物品包括各类证件和文件材料、笔记本电脑等，直接关系到赴美后各种手续办理的资料，应放置在登机箱里。当然如果你想随身携带雨伞、大衣、免税店买的物品、安检之后买的饮料、小小的随身包等，一般也没有问题，空乘人员都不会为难你。

箱子里切忌放锋利的物品，任何小水果刀或瑞士军刀，缝衣针，剃须刀，毛衣针，剪刀都不可以带上飞机，如果想带这类东西，请统统托运。随身箱子里不能带单瓶超过100 mL的液体（单瓶超过100 mL，甚至乳剂霜剂都需放入托运行李箱），但是可以带多瓶。所有液体瓶子建议用一个透明塑料自封袋装好收在一起。

在随身背包内放置护照、DS-2019表（学生是I-20表）、机票、在美联系人的地址电话信息、笔、30~100美元现金（可以适量准备一些25美分硬币）、国际信用卡、随身用品（湿巾、拖鞋、眼罩、U型枕），以及手机、耳机、充电宝、充电线等。这些物品尽量不要放在随身的箱子里面，否则反复地去上方的行李柜里面翻很麻烦。

另外，腿脚不好静脉曲张的同志们最好带一双拖鞋，或者干脆穿拖鞋上飞机，这样方便脱鞋活动筋骨，好一点的航空公司会发放弹力袜防止下肢水肿。另外飞机里非常干，空调也经常开得很足，所以建议随身行李中带一条毛巾或一些湿巾，带一个空的塑料瓶（可以过完安检之后灌一瓶水，这样不用经常向空姐要水喝），带一件长衣服保暖。

4　带食物登机问题

随身行李是可以带固态食物的，所以吃不惯西餐或者很容易饿到的同学可以考虑带些食品登机。可以带的种类不限，但是如果没有在入境美国之前吃完，剩下的食物同样是要过关被查的——也就是说，你想带肉类等食品在飞机上吃没问题，但是下飞机之前要吃完。

第3节 启程远航

当满载行李的送机车队驶离我们视线的时候，意味着我们已经正式踏上赴美之路了。

我们即将远离祖国、远离家乡、远离亲朋好友和自己的岗位，奔向一个全新的未来。乘飞机对我们来讲熟悉得就像坐车一样，但此时我还是想提醒几句，毕竟国际航班存在进出海关的环节，加上曾有华裔被赶下飞机事件的发生，故还有些许不确定因素，为了避免误机，安全抵达彼岸，本节就起飞前、飞行中、着落等注意事项一一介绍。

1 起飞前（on boarding）

由于国际航班办理值机、托运、出关、安检等程序相对烦琐，等待时间较长，故乘坐国际航班要赶早，强烈建议一定提前3小时到达机场。现在基本上国际航班都是电子机票了，建议起飞前去航空公司的官网上注册一个账户，申请一个"常飞乘客旅行号码"方便积攒里程，然后在网站上填写好你的联系方式，也可以下载相应的App，这样能随时掌握航班动态，如果航班有临时的起飞时间或登机口变更，会有及时的通知提醒。另外建议提前网上值机，选中座位号，避免运气差的时候遇到被暴力拖下飞机的可能。

另外，鉴于从中国飞往美国的飞机至少要14个小时，飞机上空间又很狭小，所以建议穿比较宽松舒适的衣服，这样不会很难受，以袜子+拖鞋+宽松长裤+短袖+长外套为宜。

办理值机以后就是安检。随身行李要过X线安检机，身上也要过金属检测门，外套要脱掉，皮带手机金属饰品一概摘下来放进盒子里；电脑要单独拿出来过X线；国内过安检似乎不用脱鞋，但美国这边过安检是要脱鞋的，通过安检之后就可以直奔登机口了。时间充裕的话可以在登机口附近补充能量、休息。

登机后，箱子、包包放在头上方的行李柜里，小的随身包包可以放到前面的座位下（不要放到过道），然后系上安全带安心等着起飞吧。

2 飞行中（in flight）

接下来是近一万千米的飞行旅途，没有白天和黑夜，无数次从睡梦中惊醒，发现依然还在空中，这一天是如此漫长，漫长得足以让你开始怀疑人生。此时，如果空姐、空少们推着满载食物和能量的推车在你身旁划过一道靓影，加上一句足够温柔的"Would you like something to drink?（需要喝点东西吗？）"也许能让你稍稍缓解先前的疲惫。

终于快要飞抵美国了，此时空姐会发放需要填写的文件，我们需要填一份"customs declaration form（海关申报表）"。这时候随身携带的护照和笔就会发挥作用啦！文件全部用大写字母填写，注意日期的顺序是日月年，而且填表的时候签证有效期和护照有效期表不要填反；另外上飞机前一定要记得把下飞机之后在美国的临时住址抄好带着，这时候填表就会用到了。海关申报表一般如实填写比较合适。

以前入关还需填写I-94卡，目前I-94已完全电子化，无须再填写，海关会自动根据旅客的登记信息记录在案，若你以后要用到直接在官网上填写相关信息即可查询打印，网址为https://i94.cbp.dhs.gov/I94/#/history-search。

I-94卡、海关申报表样张分别如图4-3~图4-4所示。

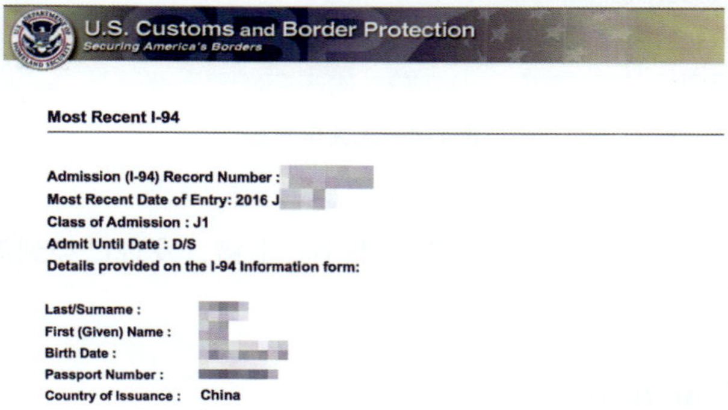

U.S. Customs and Border Protection
Securing America's Borders

Most Recent I-94

Admission (I-94) Record Number :
Most Recent Date of Entry : 2016 J
Class of Admission : J1
Admit Until Date : D/S
Details provided on the I-94 Information form:

Last/Surname :
First (Given) Name :
Birth Date :
Passport Number :
Country of Issuance :　China

图4-3　I-94卡信息样张

3　转机（transfer）

关于转机，我强烈建议在美国境外转机，例如在韩国、日本或者欧洲、中东，这样是不用提取托运行李的，因为你的目的地是美国而不是转机的国家，你只需要在机场内的限定区域停留，不用出关入关，行李会被自动托运到下一趟航班上。如果在美国境内转机，则需要入关、取行李、行李过X线、重新过安检、重新找登机口，所以比较费时。若在美国境内转机，前后两班航班之间要留出4个小时，特别是在较大的国际机场，如芝加哥机场，面积非常大，路线指示不清晰，航站楼之间是通过轻轨接驳的，而且初次登陆美国，很容易推着行李车找不着北，加上英语能力有限，误机风险会大大增加，建议在购买机票的时候给前后两班飞机之间留出至少3小时的时间用来转机。

转机过程相对简单，下飞机后寻找"Transfer"的标牌，沿着标牌指示

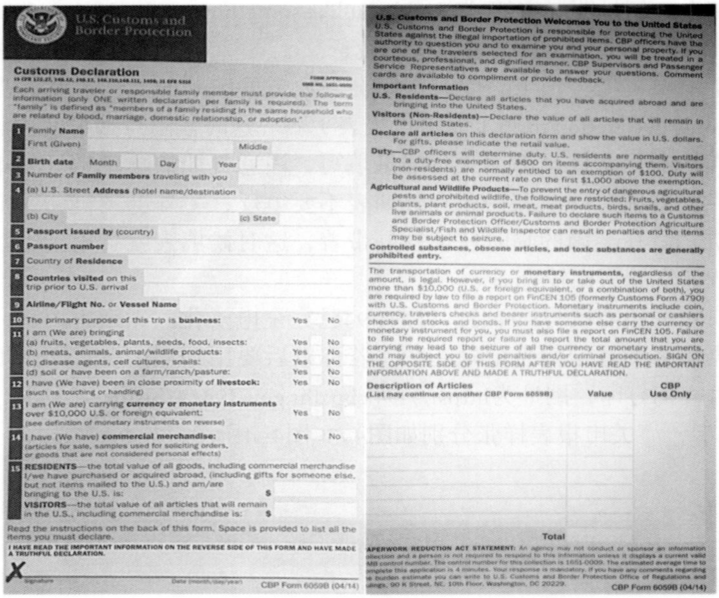
U.S. Customs and Border Protection

Customs Declaration

Each arriving traveler or responsible family member must provide the following information (only ONE written declaration per family is required). The term "family" is defined as "members of a family residing in the same household who are related by blood, marriage, domestic relationship, or adoption."

1 Family **Name** First (Given) Middle
2 **Birth date** Month Day Year
3 Number of **Family members** traveling with you
4 (a) U.S. Street **Address** (hotel name/destination (b) City (c) State
5 **Passport issued by** (country)
6 **Passport number**
7 Country of **Residence**
8 **Countries visited** on this trip prior to U.S. arrival
9 **Airline/Flight No.** or **Vessel Name**
10 The primary purpose of this trip is **business**: Yes No
11 I am (We are) bringing
(a) fruits, vegetables, plants, seeds, food, insects: Yes No
(b) meats, animals, animal/wildlife products: Yes No
(c) disease agents, cell cultures, snails: Yes No
(d) soil or have been on a farm/ranch/pasture: Yes No
12 I have (We have) been in close proximity of **livestock**: Yes No (such as touching or handling)
13 I am (We are) carrying **currency or monetary instruments** over $10,000 U.S. or foreign equivalent: Yes No (see definition of monetary instruments on reverse)
14 I have (We have) **commercial merchandise**: Yes No (articles for sale, samples used for soliciting orders, or goods that are not considered personal effects)
15 **RESIDENTS**—the total value of all goods, including commercial merchandise I/we have purchased or acquired abroad, (including gifts for someone else, but not items mailed to the U.S.) and am/are bringing to the U.S. is: $
VISITORS—the total value of all articles that will remain in the U.S., including commercial merchandise is: $

Read the instructions on the back of this form. Space is provided to list all the items you must declare.

I HAVE READ THE IMPORTANT INFORMATION ON THE REVERSE SIDE OF THIS FORM AND HAVE MADE A TRUTHFUL DECLARATION.

X Signature Date (month/day/year) CBP Form 6059B (04/14)

U.S. Customs and Border Protection Welcomes You to the United States

U.S. Customs and Border Protection is responsible for protecting the United States against the illegal importation of prohibited items. CBP officers have the authority to question you and to examine you and your personal property. If you are one of the travelers selected for an examination, you will be treated in a courteous, professional, and dignified manner. CBP Supervisors and Passenger Service Representatives are available to answer your questions. Comment cards are available to compliment or provide feedback.

Important Information

U.S. Residents—Declare all articles that you have acquired abroad and are bringing into the United States.

Visitors (Non-Residents)—Declare the value of all articles that will remain in the United States.

Declare all articles on this declaration form and show the value in U.S. dollars. For gifts, please indicate the retail value.

Duty—CBP officers will determine duty. U.S. residents are normally entitled to a duty-free exemption of $800 on items accompanying them. Visitors (non-residents) are normally entitled to an exemption of $100. Duty will be assessed at the current rate on the first $1,000 above the exemption.

Agricultural and Wildlife Products—To prevent the entry of dangerous agricultural pests and prohibited wildlife, the following are restricted: Fruits, vegetables, plants, plant products, soil, meat, meat products, birds, snails, and other live animals or animal products. Failure to declare such items to a Customs and Border Protection Officer/Customs and Border Protection Agriculture Specialist/Fish and Wildlife Inspector can result in penalties and the items may be subject to seizure.

Controlled substances, obscene articles, and toxic substances are generally prohibited entry.

The transportation of currency or **monetary instruments,** regardless of the amount, is legal. However, if you bring in to or take out of the United States more than $10,000 (U.S. or foreign equivalent, or a combination of both), you are required by law to file a report on FinCEN 105 (formerly Customs Form 4790) with U.S. Customs and Border Protection. Monetary instruments include coin, currency, travelers checks and bearer instruments such as personal or cashiers checks and stocks and bonds. If you have someone else carry the currency or monetary instrument for you, you must also file a report on FinCEN 105. Failure to file the required report or failure to report the total amount that you are carrying may lead to the seizure of all the currency or monetary instruments, and may subject you to civil penalties and/or criminal prosecution. SIGN ON THE OPPOSITE SIDE OF THIS FORM AFTER YOU HAVE READ THE IMPORTANT INFORMATION ABOVE AND MADE A TRUTHFUL DECLARATION.

Description of Articles (List may continue on another CBP Form 6059B)	Value	CBP Use Only
Total		

APERWORK REDUCTION ACT STATEMENT: An agency may not conduct or sponsor an information ollection and a person is not required to respond to this information unless it displays a current valid MB control number. The control number for this collection is 1651-0009. The estimated average time to omplete this application is 4 minutes. Your response is mandatory. If you have any comments regarding e burden estimate you can write to U.S. Customs and Border Protection Office of Regulations and ulings, 90 K Street, NE, 10th Floor, Washington, DC 20229. CBP Form 6059B (04/14)

图4–4　入关申报表

的方向到达下一个登机口即可，万一不小心走错，发现已经到海关这里的时候，需掉头重新寻找。

4　入海关（custom）

入海关是赴美旅途的最后一道关卡（图4–5），过了这道关卡，才算正式踏入这个号称“最自由的国度”的国家。由于频发的恐怖袭击事件以及特朗普任总统后收紧的移民政策，海关的审查呈现愈加严格的态势，因此出海关时也不能掉以轻心。

入关主要是两个通道，分别是US citizens（美国公民）和visitors（访客），我们显然是走visitors通道，但可能排队时间相当长，此时此刻虽然我们已疲惫不堪，但还需时刻保持良好的心态以及庄重平和的姿态，切忌做出在等待大厅大声喧哗、吵闹等一系列不文雅举动，这样可能会直接影响到海关官员对你的第一印象，一不小心就会被关进小黑屋仔细盘查，其结果就不是那么美好了，这无疑会给赴美之行抹下一层厚厚的阴影。等轮到你检查时，应保持镇定、不卑不亢、不左顾右盼，提前准备好DS-2019表、护照等证件。工作人员会简单地问几个问题，包括“你来美国的目的”“你学的是什么专业”“你有没有带食物来美国”等等，不用慌张，简单作答即可，随后按流程拍照片、按指纹等。入关时不可以使用手机，所以不要着急打电话或者发短信。另外，由于美国海关加大了对入境的盘查，有权查看入境者私人的社交媒体账号，故我们赴美学者切忌在微信等社交媒体上发送一些过激的政治色彩浓厚的文字以及带有种族、残疾人等敏感问题的评论，也不能散发出赴美后与预期目的不符的计划。（曾有某赴美留学生去美国前在微信账号表示出打算去表姐餐馆帮忙的意图，随后被定性为非法打工，面临遣返的结局。）

5　提取行李（baggage claim）

入关之后，跟着baggage claim的牌子走，走到有很多传送带的地方之后就可以开始找写有自己航班号的carousel（行李传送带）等着领行李了。如果行李比较多的话可以提前推一个手推车，美国手推车一般是要付钱的，这样随身携带的零钱或者信用卡就有用武之地了，如遇到机场工作人员热情地帮助推车，结束后别忘记给予5美元左右的小费，良好的美国消费习惯从此养成。

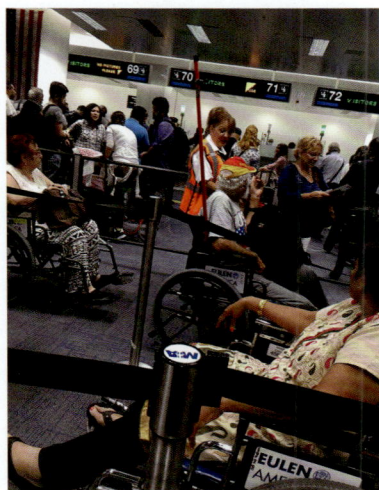

图4-5　美国迈阿密海关

第4节　登陆彼岸

　　终于到目的地了！说了这么多，其实就是一句话：跟着指示走，不懂就问。写在这里的话都只是防患于未然，其实旅途通常都会很顺利、很享受的。此时拿出事前准备的电话卡（其实飞机快要着陆的时候即可插上），给家人打个电话报个平安，即使那边是深夜，他们也时刻牵挂着你，不要怕吵醒他们。同时打电话联系接机的朋友，向梦想中的美国出发吧！

第5章　人在异国他乡

人在异国他乡，生活学习都不比往常，一切从头来过。美国作为世界第一的西方强国，其历史文化、习俗传统、风土人情、法律体系等较位于东方的中国，都截然不同。虽然我们从新闻媒体、小道消息、亲朋好友口中均获得过关于美国的各种各样的信息，但正如盲人摸象一样，每人的体会都不一样。如果没有亲自去体会过，就不能真切地感受到这个国度的魅力和俗套、伟大与渺小、开放与守旧、奔放与传统。现在我们已经踏在了这片土地上，所有的一切都需要我们亲身去体验，我们也需要入乡随俗，去了解她的魅力，去了解她的历史文化，去不同的地方看一看，把自己彻底地融入并沉浸在这个环境中，让美国、让世界认可中国人的智慧，看到中国人的品质和力量，像先辈一样取其精华、去其糟粕，学成归来，报效国家。

第1节　美国华人简介

在1840年鸦片战争之前，有少量中国人因贸易原因前往美国，用瓷器、丝绸等与美国换取墨西哥白银。

19世纪40年代末期，美国为开发西部，从中国福建、广东两地招募了大量华工。这些华工漂洋过海、历尽艰辛，在美国西部从事开矿、垦荒、挖河修路等繁重的体力劳动。1882年，美国国会首次通过内容包括停止华工入境、不准华侨入籍等15条条款的排华法案（该法案在1904年成为永久法案），境内华人惨遭迫害，导致华人入境人数锐减。在这种恶劣的环境中，华人最终顽强地生存下来，扎根美国，开创事业。

　　珍珠港事件后美国参加世界反法西斯战争，上万旅美华侨入伍作战，华侨妇女也进入工厂工作。鉴于华侨的杰出表现以及战时中美关系的重要性，罗斯福总统任上废除了排华法案，并象征性地允许每年全世界华人有105名移民美国的名额。

　　1965年以后美国颁布新的移民政策，给予各国包括中国每年2万个移民配额。至1979年中美建交后及1997年香港回归前，美国华人数量大增，至2002年时已达到250万人，其中70%以上为第一代华人。文化知识结构也发生了很大的变化，华人的政治地位、经济地位和社会地位不断提高。[1]

　　现在，美国华人的家庭收入高于美国全国平均数，教育水平也高于美国平均水平，华人大学毕业生占华人人口的36%，高出全国平均数20个百分点。目前，在美国一流科学家和工程师（12万左右）中，华人占3万人之多。在美国大学里，担任助理教授以上教职的华人约有1万多人。他们在科技、教育等方面作出了重大贡献，近年来也颇有华人在美国政坛上崭露头角。

---

[1] 本文数据来自维基词典。

第2节　佛州习俗简介

佛罗里达州别称阳光之州（State of Sunshine），位于美国本土的东南部，其在美国的地理位置相当于海南在我国的位置，面积15.2万平方千米，首府塔拉哈西。著名的迪士尼世界和环球影城即位于佛州的奥兰多市内。

佛罗里达原为印第安人聚居地。1513年西班牙人来此，1565年在现圣奥古斯丁附近，建立了美国境内第一个永久性白人定居地；19世纪以前，被西班牙、法国、英国占领，1819年归属美国；1845年加入联邦成为美国第27个州；早期以农业活动为主；1880年铁路通达，经济迅速发展；20世纪后，旅游业及制造业占据其经济主导地位。旅游业、制造业和农业为其三大经济支柱。2010年其GDP达到7 540亿美元，在全美各州中排名第四。旅游业为其经济第一支柱。

地理和城市方面，佛罗里达州以其延绵千里的海滩、常年阳光普照的温暖气候而闻名。佛罗里达州的迈阿密是美国人心目中的最佳避寒胜地，老年人更是把它当作安度晚年的美好家园。作为中南美的门户，迈阿密地理位置十分重要，对美国的经济更是有举足轻重的影响。迈阿密地区也是华人居住较多的地区之一。漫步迈阿密的街头，时时听到的是富有乐感的西班牙语，随处可见的是南美风情浓郁的各式建筑。而另一大城市奥兰多附近的迪斯尼世界为世界规模最大的现代化游乐场，还有环球影城、海洋水族馆等世界著名景点，每年吸引了来自全世界的大量游客，全佛州境内有6座国际机场。

生活方面，佛州人以洒脱、热情好客而闻名。一到周末，到处可见开着肌肉感爆棚的皮卡的人，后面不是拖着帅气的游艇就是装着一包包专业的高尔夫球装备。悠闲地躺在海滩边、放肆地驰骋在海浪上抑或是和一帮球友到各地的球场打一场酣畅淋漓的高尔夫，这是他们生活的真实写照。在佛州待久了，我们会觉得这里的世界好简单，在这里才能活出自我，海边、球场等不是一个个景点，而只是日常生活的一部分。

第3节　佛州华人团体

由于佛罗里达地理位置狭长，面积较大，华人居住相对不集中，全佛州也没有一个规模较大的类似唐人街的地方，华人聚集度与洛杉矶、纽约等城市相比相差甚远。因此在这里要找到华人组织，不通过介绍，是有点困难的。当然没有华人区，也不是完全没有好处，这样一来，我们对华人的依赖性就会下降，转而不得不适应纯英文的生活环境，能够更快地融入西方生活。

物以类聚、人以群分，我们华人有共同的血脉、共同的语言和生活习惯，自然也希望能有华人在周围帮助扶持。美国这个社会，种族歧视虽然已经不像20世纪那样严重，但作为黄色面孔，在西方受到的隐性甚至显性的歧视还是很常见的，甚至黑人都能以嘲笑的眼光注视着你。因此，华人在异国他乡抱团取暖就是很自然的事情了。

由于长期旅居国外，华人华侨对家乡的思念不言而喻，特别是逢年过节，你才能真正体会到"每逢佳节倍思亲"。也许是太久没有回到故土，对于每一个传统节日，每一件发生在中华海内外的大事件，你都可以体会到海外华人对祖国的热爱、执念和疯狂，这一点在国内是万万体会不到的。

佛州的华人团体，有佛州华人联合会、珊瑚泉中华文化协会、佛州福建同乡会、东北同乡会等多达10余个组织。其中，最大最有影响力的要数美国佛州华人华侨联合会（CASEC）。CASEC致力于为佛州的华人华侨提供各种娱乐活动和相互学习的机会、弘扬中华文化并组织节日庆祝活动，丰富了佛州华人的生活。另外，CASEC还在文化传播、科普宣传、捐赠扶持弱势群体等方面做了大量的工作。因此，CASEC在整个佛州华人群体以及政商界中都产生了一定的影响力，部分华人已经走进当地政治团体参政议政，为华人谋福利，为中美交流谋机会，展现源自东方的智慧。

第6章 我在克利夫兰

第1节 Cleveland Clinic总体介绍

Cleveland Clinic（图6-1），中文名有克利夫兰诊所、克利夫兰医学中心，是全球著名的非营利医疗机构，由三位参加过第一次世界大战的军医于1921年创建，并统一由克利夫兰医学中心基金会（Cleveland Clinic Foundation）拥有和管理。整个克利夫兰医学中心系统，除了克利夫兰市Main Campus为主院区外，还下辖佛罗里达、内华达、迪拜、多伦多、伦敦（2018年

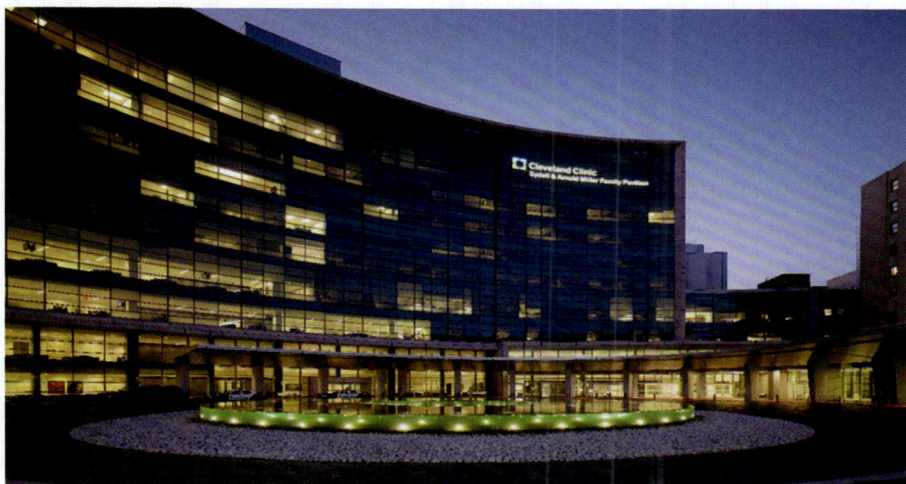

图6-1 Cleveland Clinic

开张）等院区，并在俄亥俄州拥有10家区域性医疗中心。在2016年最新的全美5 000多家医院排行榜中，克利夫兰医学中心排名第二，仅次于梅奥医学中心。其中心脏外科连续22年蝉联全美排名第一，胃肠病和消化外科、肾脏病和泌尿外科全美排名第二。克利夫兰医学中心被誉为世界上最讲人文伦理的公司，其首席执行官兼主席Dr. Toby Cosgrove也被《财富》杂志列为50名最优秀领导人中的第14名。

1　克利夫兰医学中心简介（2016年数据统计）[①]

（1）在职员工：总体51 487名，其中医生和科学家3 584名，护士11 862名；

（2）床位数量：整个医院体系拥有4 400张床位，其中俄亥俄院区1 400张，佛罗里达155张（2018年拟新增74张）；

（3）医疗服务：年门诊量714万，急诊收治和观察22万，外科手术量20.7万（患者来自美国50个州和185个国家）；

（4）医疗教育：住院医师和Fellow 1958名，认证住院医师项目107项；

（5）研究经费：获得基金及合同财政收入1.79亿美元，联邦财政1.1亿美元，财政收入：80亿美元。

2　模式及管理

（1）医疗模式及理念

克利夫兰医学中心医疗系统是以医生为主导的，多学科整合为一体的医疗模式。即把某个器官或疾病系统的有关专业结合起来，按照系统、疾病来划分，组建成各个系统疾病研究院，为患者提供更高水平的医疗服务，也就是"多学科综合治疗"，这里的学科不光是临床上的学科，还包括护理、心理、社会以及教育等相关学科。其中，克利夫兰医学中心是全美第一个将消化疾病整合为一体的医疗中心。

（2）医疗宗旨和原则

克利夫兰医学中心的医疗宗旨是患者至上原则（patients first），因此，他们的医疗模式是以患者为中心的整体医疗模式（patient centered integrated care model）。要求把患者利益放在第一位，不光要给患者提供世界级水平的医疗水准，更要让患者在克利夫兰医学中心就诊过程中的每一个环节和问题得到多方面的照顾，包括躯体的舒适度、医疗知识普及教育程度以及情感和精神上的需求等。患者至上主要通过四方面来体现：安全的医疗（safe care），高

[①] 数据来自克利夫兰官网2017年总结报告。

价值医疗（high value care）、高水平医疗（high quality care）以及患者满意度（patient satisfaction）。

（3）员工的教育和管理

每个员工，无论处于什么岗位，都是平等的，都被称作caregiver（健康给予者），在患者遇到任何问题时，都需要给予相应的及时帮助和照料。所有医生的合同一年一签，每年会有年终评估，决定其去留、薪资涨幅等。医生聘用一般由科主任决定，科主任以上需要institute（中心）、人事部、院长任命。系统成立主管委员会（board of governors），负责整个系统的政策和专业相关问题的制定和研究。

3　医疗服务

克利夫兰医学中心致力于给予周边居民、全美以及全球患者高质量、全方位、快速以及可承受的世界级水平的医疗服务。这种医疗服务除了常规的在医院被动接受来诊的患者并对其进行高水平的诊断和治疗以外，更是全方位地在各个环节深入患者之中，考虑患者的个体差异和特殊性，真正做到了以患者为中心的整体医疗，并有一套不断自查自纠的完善系统，使得其医疗质量和安全、医疗水平不断地提高，有诸多的亮点和特色值得国内去借鉴学习。

（1）设置健康教育课程：每天在各个分中心、社区均有相应的健康教育课程、拓展项目，例如瑜伽训练、医院参观、乳腺体检等对居民进行医疗和健康知识普及，达到预防疾病、治未病的效果。

（2）定期举办社区健康论坛：讨论最新的医疗创新和热点，让周边群众对医疗常识的认知水平得到提升。

（3）设置临床改进部：通过设置患者伦理和心理治疗中心、患者就医体验中心、医疗质量和安全研究所等一系列部门和项目不断改善临床就医流程，提高就医安全，保证医疗质量，并通过科学的评价标准和方法，不断反馈和改进。

（4）在患者就医的各个环节设置多个协调员：初级医疗保障协调员（primary care coordinator），专科医疗协调员（specialty care coordinator），医疗转诊协调员（transitional care coordinator），社会工作者（social worker），高风险医疗协调员（high-risk care coordinator）等成员共同来协助门诊患者建立健康目标，指导患者及家属服药、复查等，评估急诊患者的风险级别以及出院后遵医嘱及随访安排，就具体特殊疾病与专业组成员制定治疗计划、对患者及家属进行沟通和宣传教育，并提供出院后的心理支持和危机干预等。

（5）特殊群体健康照护：设置LGBT（同性恋、双性恋、变性患者）医疗中心、国际患者中心等为特殊群体患者提供专业的帮助和引导，并保护患者的隐私。

（6）设立政府社区健康联系中心：社区居民的健康不光是躯体上的，更要回到生活和日常工作、心理上的健康，因此通过设置该中心，让居民参与到由政府发起的各种组织和项目中，运用各种方法诸如学术推动、职业的准备、合作机会、预防疾病教育等来让患者早日在各方面恢复健康，回到正常的生活和工作轨道上。

（7）设立经济帮助：针对那些需要急诊医疗以及特殊医疗帮助的但比较贫困的患者设立经济帮助项目，而且其标准高，是联邦贫困线的4倍。比方说三口之家，一年家庭年收入20 420美元是贫困线，克利夫兰医学中心的标准即为81 680美元，即凡是家庭年收入低于81 680的患者，无论有无保险，都可以申请免费或部分费用减免的医疗服务。

这些只是克利夫兰医学中心系统医疗服务的冰山一角和我作为访学者粗浅的了解，正是因为克利夫兰医学中心拥有如上所述诸多的系统和项目来帮助和照看患者的各方面，使得患者在克利夫兰医学中心享受到了超五星级般的体验，因此她的口碑传遍全美甚至全世界，而患者口碑正是其能稳坐全美第二宝座的一个最重要的因素。

4　医学教育

美国医学教育的核心是其极其严苛的住院医师培养制度和专科医师（fellow）培训体系，目的是确保每一个住院医师和专科医师经过培养合格以后都能独当一面，给予患者优质的、可信赖的医疗保健服务，这也是我国医疗体系不断效仿的标杆。当然能够进入美国住院医师培养体系的医学生本身就是经历过重重关卡杀入重围的，这就决定了在美国从医的学生个个都是佼佼者，竞争相当惨烈，尤其是在克利夫兰医学中心这样全球知名的医疗机构，能在此系统下行医或者接受培训也直接说明了您可能位列全球最好的1%医生（Top 1%）之内。

（1）整体情况

克利夫兰医学中心虽然是一个私立医疗系统（不是大学的附属医院），但这并不意味着他们没有系统的医学教育，相反她的教育是相当全面、系统、严格而又丰富多样的。她设立了教育研究院，负责管理所有学生毕业后的医学教育项目，包括对在职医生、护士、医学生、住院医师、专科医师以及医学辅助人员和给院外医疗护理相关人员提供顶尖水平的培训和教育。目前，克利夫兰医学中心拥有认证的住院医师培训项目108项，专科医生培训项目92项。2016年在院培训的住院医师和专科医师达2 000名，这一年共提供了超过1 500项包括现场、网上在线以及国际的继续教育项目。克利夫兰医学中心Lerner医学院接受了来自全美的1 796名申请者，其MCAT（医学院入学考试）分数与哈佛、耶鲁以及约翰霍普金斯大学医学院相当。

（2）住院医师和专科医师的教育

美国医学生行医的经典路线即为4年大学+4年医学+5年住院医师。医学生在经过住院医师培训合格以后，即可独立行医，可做家庭医生或全科医生。有志于成为专科医生的还需进行1~3年的专科医生培训，部分专科医师如对临床研究有兴趣，还会像我一样进行1~2年的research fellowship（一种研究员职位）培训。培训出来的住院医师或者专科医师的合格程度以及在今后临床上的造诣，直接影响到该培训基地的声誉和生源，因此几乎每个基地对参加培训的人员都格外重视，各种学习机会和项目都很多。

以结直肠外科为例，按照住院医师和专科医师年资的不同，会有步骤地进行培训。低年资住院医师主要是完成管理患者的工作，包括病房管理、围手术期管理、术中上台、术前术后汇报等；手术方面往往作为第二助手，拉钩暴露是本职工作，但是有些手术在attending（主治医师）不上台的时候就作为第一助手，结扎、电凝切割都是应掌握的。到了高年资的住院医师或低年资的专科医师，就应掌握进腹、分离以及一些胃肠缝合；对于高年资专科医师，主诊医师往往比较放手，如果主诊医师觉得专科医师的技术水平没问题，一般他们都不上台，全程让专科医师自己主刀手术。有时候对于他们的放手程度简直难以置信，我曾见到有一名专科医师刚进科室第一天，就独自进行了腹腔镜直肠癌切除术，2小时后由于其手术进展缓慢，主治医师才上台，而且手把手教学，并在手术过程中，对解剖、手术步骤，以及手术的注意要点做了详细的讲解，其耐心程度和教学精神令人印象深刻。

对他们的教育，除了日常管理患者和手术以外，作为结直肠外科或普外科医生，他们还需要参加各种小班课的授课、MDT汇报、并发症与死亡（MM）的汇报等，同时定期还有学术俱乐部（journal club）、内镜技能、尸体解剖的培训等。另外，克利夫兰医学中心拥有完善的外科模拟教研室，如创伤模型、内镜、腹腔镜操作模型、ICU及腔内血管介入模型等，以期让参与培训的人员无论是在疾病理论上还是动手操作上，无论临床工作还是临床研究，都能全面地掌握，真正地做到能独立行医。

（3）研究生教育

除了对住院医师和专科医师的教育，研究生教育也是教育研究院的一个重要组成部分。克利夫兰医学中心也在各实验室、临床岗位培养博士生、博士后，其中临床医学教育和基础医学教育是分开的，基础教育是在Lerner研究所完成的，PhD涉及的专业主要有转化医学、分子医学、遗传学等。

（4）其他继续教育

克利夫兰医学中心除了提供学术上的教育，还给在职员工、毕业后医学生等提供管理、教育、研究培训的岗位，我在克利夫兰医学中心担任或受训的正是研究培训的岗位（research fellowship program）。PhD的培养则是通过与Case Western Reserve University，Cleveland State University（CSU），Kent State University（KSU）和the University of Akron（UA）等大学紧密合作，在生物医学工程、生理医学、分子医学等基础医学领域培养优秀的博士生。另外，还对国际学生、学者常年提供各临床专业及基础医学的观摩、合作和参与等。

5 科学研究

克利夫兰医疗系统之所以能屹立于全球顶尖医院之列，不光是凭借其强大的临床实力和部分著名专家学者，更是以其重磅的科学研究（图6-2）闻名于世。早在1921年克利夫兰医学中心成立的时候，创始人就意识到了解疾病的生物基础对于诊断和治疗的帮助是非常大的。到1945年，研究实验室正式成立，70年的时间使得克利夫兰医学中心和Lerner研究所已经成为先进技术产生和生物发现、转化研究改变医疗常规的摇篮。医学研究是克利夫兰医学中心系统不可或缺的组成部分，其完善的、系统的研究流程，对大量研究人员的聘用和吸收以及丰富的研究资源和软硬件设置，使得这艘医学航母在世界医学的领域里面遥遥领先。每年无论在临床领域、基础领域还是转化医学领域，克利夫兰医学中心系统都能产生重要的研究成果，这些成果或多或少都能对人类的健康和对疾病的治疗产生重大的影响，每年克利夫兰医学中心都会评选本年度十大科学创新，足见其对研究之重视，其研究领域之广泛。

克利夫兰医学中心科学研究基本分为三大类，即基础研究、临床研究和转化医学研究。其中基础和临床研究两者是相对分离的，即临床医生扎根于

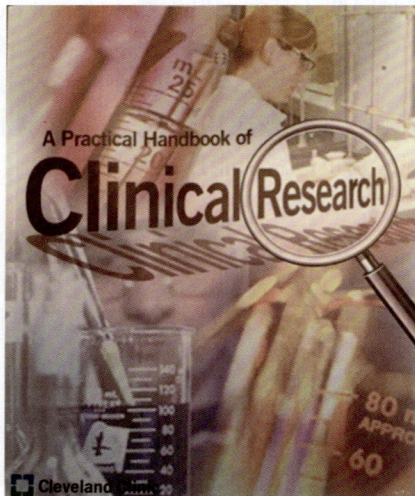

图6-2　临床研究实用手册

临床，感兴趣的也是临床，自然做的就是临床研究，他们不擅长基础研究，也就不涉足该领域。这一点跟国内不一样，克利夫兰医学中心的临床医生只要专心思考如何治疗疾病就行了，在科研上没有指标，更不用去申请自己并不擅长的自然科学基金，基金多少也不是衡量一个临床医学大家的标准。

（1）临床研究

临床研究是基于人体的医学研究，其不仅是克利夫兰医学中心傲立群雄的特色之处，也是美国医学能够雄踞全球的重要因素之一。这一点恰恰是我国在过去很长一段时间里面忽略或者不擅长的部分，除了主观的对临床研究不熟悉、不了解、不重视以外，也存在大量的客观因素诸如病例数据系统不完善，患者就医无转诊制度，患者隐私保护意识不强、保护力度不够等，这些都导致具有世界上最大患者体量的中国，医生的临床研究能力远远落后于美国，且鲜有本土的重磅的临床研究成果，加上部分中国学者走捷径、不爱惜声誉，导致中国数据的可信度越来越差，进一步导致中国临床医学在全球发声较少，缺少话语权。

而美国以克利夫兰医学中心为例，整个临床研究系统都有一套完善全面的规则，每个研究者都必须经过培训准入（特别是关于患者隐私保护方面的培训）和反复强调后才能进入临床研究，进入后有一整套队伍会服务和协助研究者来完成他的研究设想和整个课题。从研究主任（research director）的审核、可行性评估到研究委员会（research committee）的讨论，从研究计划书（protocol）的设计、演示文稿（presentation）的制作到申请伦理审查委员会（Institutional Review Board，IRB）的材料准备，再到数据提取、统计分析及论文修改，每一个环节都有一个团队在帮助完成，这样能够让研究者从IDEA（研究设想）到研究成果最大限度地发挥作用，从而产出科学成果。基于其近乎完美的研究系统及强大的研究实力和基础配置，其虹吸效应导致全球顶尖的研究者和科学家都相聚在这片土地上，开展科学研究，最终推动着克利夫兰医学中心走向巅峰，推动着医学科学不断向前进步。我正是在克利夫兰医学中心学习和开展临床研究的，具体细节，后续会详细介绍。

（2）基础研究

克利夫兰医学中心的基础研究与临床研究并驾齐驱。临床研究一般是临床医生、临床研究者在临床工作中发现问题，并运用科学的方法去找到问题的原因、规律，寻找解决问题的方法等。基础研究则是由另一部分学者和科学家专门扎根于实验室，在组织水平、细胞水平、基因水平等方面对医学进行探索。目前Lerner研究所拥有1500名研究者，是全美最大的研究所之一，所获NIH基金赞助额一直位于全美前10名。

克利夫兰医学中心虽不是大学机构，但其与前面所述的大学合作培养各类研究人才，加上自身的分子医学PhD项目，在基础医学的众多领域里面开展了大量的研究。这些领域包括生物工程、肿瘤生物学、细胞与分子生物学、遗传医学、免疫学、神经科学、干细胞生物学和再生医学等。

（3）转化医学研究

转化医学也是克利夫兰医学中心的医学研究"三驾马车"之一。克利夫兰医学中心设有克利夫兰医学中心创新部（Cleveland Clinic Innovation，CCI），专司将医学发明转化成应用于临床帮助患者诊治的产品。该机构自2000年成立以来，已经将3 400多项发明用于临床转化，拥有专利800多项。他们拥有独立的科技创新中心，强大的人员配置和外部联盟的帮助与扶持，旨在将克利夫兰的各个学术创新成果推向市场，最终造福于人类。

本节结语

以上只是我作为一名旁观者在克利夫兰学习一年的管中窥豹，一年的时间不足以将这个庞大、系统、复杂的体系了解透彻，加上我身处佛罗里达院区，权限有限，但已经是最大限度地将这个系统呈现在此，希望能对我们中国医护人员有所启发和帮助，特别是令我们的医疗管理者有所感悟。

第2节　Cleveland Clinic Florida介绍

　　克利夫兰医学中心佛罗里达院区（Cleveland Clinic Florida，CCF）是克利夫兰医学中心最大的分院区，建于1988年，地处南佛州迈阿密地区韦斯顿市，环境优美、社区安全，在当地居民中的口碑首届一指。值得说明的是，分院区和俄亥俄州主院区是同一个体系，享受同样的资源和同质化的医疗水平，所不同的是部分专业不如主院区齐全。这点不像国内的一些大型三甲医院并购的分院，总院和分院间实力相差还是蛮悬殊的。

　　佛罗里达院区目前共有1个主院区、3个分院区，主院区有256名正式医生，155张固定床位，涵盖66个学科。我们可以看到，佛罗里达这样一个院区，其床位数还不如国内一个二甲医院，更别提和动辄几千张床位的中国医疗巨舰型医院相比了，但即使如此，也很难阻挡其成为一个世界知名的医学中心。其中2016年门诊量大于453 810人次，住院11 035人次，手术量26 051人次，来自国际的患者15 107人次，截至2017年底移植中心的移植总量已超过500例。2016年在美国US News & Report（美国新闻和世界报道）排名中，佛罗里达院区位列南佛州第1名，全佛州第6名，胃肠病和消化外科全美排名46名。此外，每年有大量的来自世界各地的专家学者、住院医师及专科医师蜂拥至此，学习进修（图6-3~图6-4）。就拿我所在的结直肠外科而言，历年来进修的医生中来自中国的就多达20多名，这些进修医生大部分分布于北上广，目前他们已经成为中国肛肠外科界的顶尖专家，可以说CCF已经成为培养中国肛肠外科大腕的摇篮。

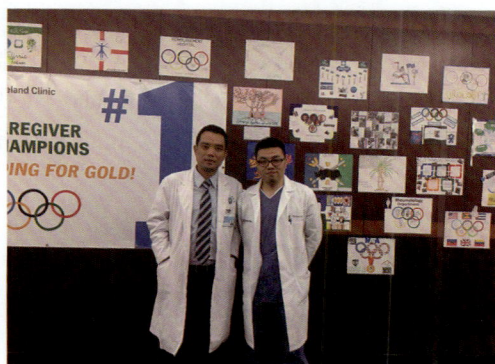

图6-3　笔者（右）在克利夫兰医学中心庆祝区域第一名活动上的合影

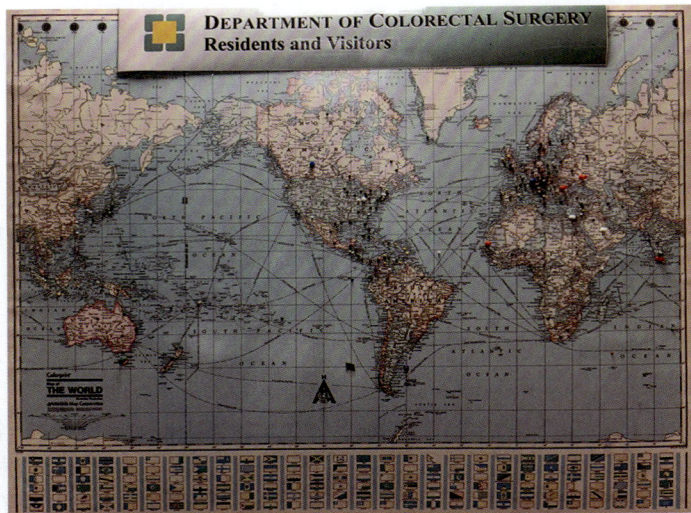

图6-4　到CCF结直肠外科学习的世界各地访问学者和住院医师分布图

不难想象，佛罗里达院区这么小体量的一个医院，之所以能全球闻名，除了其与克利夫兰系统的优势一脉相承以外，还因为其拥有众多特色学科包括消化疾病科、妇产科、骨科、内分泌与代谢学科、移植中心等，支撑这些特色学科的是各学科著名的带头人和主治医师，几乎每个学科带头人和大部分本院主治医师都在全美专业学会里面担任或曾担任要职。临床上优秀的医生团队加上重视临床研究的传统，使得CCF不需要借助整个克利夫兰医学中心的影响力，即能独自在各专业领域拥有重要的话语权。

正是由于其医院品牌和个人品牌的双重叠加，使得CCF在短短20年时间内蓬勃发展，业务量逐步上升，群众口碑扶摇直上，直至在区域内达到No.1。我作为一名无薪职员（unpaid employee），无论在佛州的哪个角落都可以自豪地说"I am a doctor at Cleveland Clinic Florida"（我是CCF的一名医生），接下来收获的必将是无数崇拜的眼神和竖起的大拇指，即使你有一个亚洲面孔。

第3节　结直肠外科介绍

如前所述，克利夫兰医学中心推崇的是以患者为中心的整体医疗结构，对于消化系统疾病也是如此，是全美第一家将消化系统疾病整合为一体的医院。历年来，其胃肠病和消化外科全美排名第一或第二，我正是在消化疾病和外科研究所（DDSI）下辖的结直肠外科（Colorectal Surgery）工作和学习的。

克利夫兰医学中心DDSI非常庞大且复杂全面，由结直肠外科、普外科、胃肠肝病科、营养中心、代谢和减重研究所、行为医学研究中心、回肠储袋中心等构成，其中肝胆胰外科属于普外科，结直肠外科独立于普外科之外，由此可见，结直肠外科的地位还是相当高的。之所以选择这样的院区，得益于与导师在上海国际会议的相遇，以及导师在业内的名望。本节着重介绍克利夫兰医学中心佛罗里达院区（Cleveland Clinic Florida，CCF）的结直肠外科的现状、人员和医疗特色。

1　人员

（1）学科带头人——Steven D. Wexner（史蒂文·D.韦克斯纳）

Steven D. Wexner教授（图6-5）是结直肠外科领域全球顶尖的专家和引领者，无论是在美国国内还是全球其他国家，都享有很高的声誉，一直活跃在学术的最前沿，他的声名起源于其在20世纪90年代从事临床研究时总结出的

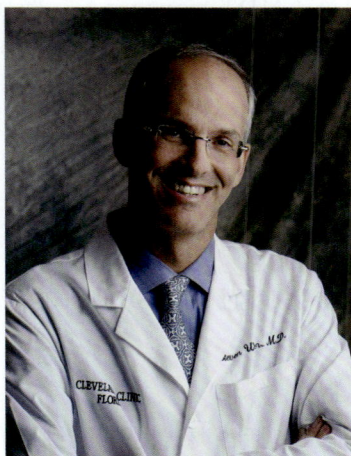

图6-5　Steven D. Wexner教授

评估肠道功能的评分标准，即Wexner评分——用来评价患者的控便能力，评估大便失禁或便秘的程度。该评分标准目前一直被广泛应用。

Wexner教授现任美国外科学院、美国结直肠病外科学院、英国皇家外科学院院士，克利夫兰佛罗里达院区消化病中心主任、结直肠外科主席，克利夫兰医学中心、俄亥俄州大学、南佛罗里达大学外科教授，佛罗里达太平洋大学生物医学研究教授；同时他还是美国结直肠外科医师协会（ASCRS）前任主席，美国胃肠病和内镜外科医师协会（SAGES）前任主席；他是肠道功能评分体系（wexner score）的缔造者，是众多结直肠领域全球规范缔造者之一。

Wexner教授无论是在结直肠癌的手术治疗、微创治疗以及目前最新技术TaTME的手术方面，还是在结直肠良性疾病特别是炎性肠病的手术治疗、以及盆底疾病包括直肠脱垂、便秘等各方面均有很深的造诣。另外，他在科学领域贡献巨大，是多个外科专业领域顶尖杂志的编委，历年来发表了500篇以上的科学论文，是全球多家外科协会、结直肠外科协会的荣誉委员，出版专著数十本，获得各类基金数十项，培养了一大批专家学者，每年慕名来Wexner教授名下学习的全球学者和医生众多，包括来自我们中国北上广等各地的结直肠专家学者。

（2）科室人员结构

- ◆ 主治医师：8名，基本每一名都在全美外科协会、结直肠协会担任或曾担任要职；每一名配备秘书一名，专职负责门诊患者及其他人员的预约、电话、邮件跟踪、随访等；
- ◆ 临床研究员：4名，来自以色列、美国、加拿大等；
- ◆ 住院医师：4名，来自巴西、美国等地；
- ◆ 研究员：6名，来自中国、韩国、土耳其、希腊、阿根廷、埃及等；
- ◆ 多学科协作管理员（MDT manager）、癌症随访注册机构登记员（Cancer Register）、研究协调员/助理（Study Coordinator）等各1名；
- ◆ 其他：包括护士若干名，国际部人员3名等其他辅助人员。

2　科室设置

科室门诊设置在2楼，与胃肠科、普外科共用2楼的26间诊室，病房设置在病房楼的3、4楼，床位不固定，总床位数46张左右，大部分为手术或待手术患者，严重的患者在外科重症监护室（SICU）观察治疗。

3　特色疾病

（1）结直肠恶性肿瘤：包括各类结直肠恶性肿瘤的开放、传统腹腔镜、机器人、经肛门微创手术治疗，以及术后并发症包括直肠阴道瘘、肠梗阻、肿瘤复发再手术等治疗。

（2）结直肠良性疾病：主要包括炎性肠病的外科手术，结肠憩室炎、成人巨结肠、便秘等的手术治疗，肛周良性疾病的手术如肛瘘Lift手术、混合痔吻合器痔上黏膜环切术（PPH）术等。

（3）盆底疾病：包括直肠脱垂Altemia、Delomore（两种直肠脱垂的手术方式）、直肠内固定术、直肠切除补片固定术等多种手术方式，以及关于大便失禁的骶神经调节术（SNS）等。

第7章 访学那些事儿

  2016年7月11日，我正式踏入了这座向往已久的医学圣殿，进行为期1年的进修学习。回顾这一年学习、生活以及成长的历程，每一刻还是那样历历在目。曾记得第一天去国际部报到时，面对国际继续教育部主管（manager）——Mrs. Lewis Lorna时的些许激动和紧张，以及操着一口并不是那么熟练的英语，惴惴不安地完成每一项入职前任务，被批评着装不够正式后的那份尴尬；曾记得第1次在研究委员会（research committee）上用英文介绍自己的想法和方案（protocol）时结结巴巴的言语，应对台下各专家抛出来的质疑和建议时的汗如雨下；曾记得第1次申请基金的时候，无论是打了鸡血般的我，还是我的小老板Dr. Giovanna Dasilva——研究主任（director of research），无论是我的研究协调员（research coordinator）——Mrs. Arroyo Loretta，还是负责申请流程的项目基金负责人（grant manager）——Dr. Jorge Canedo，整个团队夜以继日地奋斗，忘却了周末的闲暇，终于按时提交了规格高如国家自然科学基金的美国结直肠外科医师协会（ASCRS）课题的那份如释重负；曾记得自己的研究摘要被多个学术年会收录时的欢呼雀跃，还记得无论在美国外科年会佛州分会的大会发言（podium），还是ASCRS的口头报告，我面对台下观众的沉着冷静以及自信满满。这1年来，毫无疑问，我收获颇丰，成长飞快，我无悔此行。虽然曾有过失落与彷徨，虽然曾有过怨恨与不满，虽然曾有过疲惫和心累，但这何尝不是美好的、精彩绝伦的人生呢？

  时光飞逝，无论失败过还是成功过，无论笑过还是哭过，无论坚定过还是彷徨过，这一年已经永远只存于我的记忆里，但这一年也帮我的人生翻开了新的篇章。回首望去，访学那些事儿、那些人儿、那些物儿，还在那里。本章节我拟详细介绍访学的经历，以期在此永远留住那些瞬间，并飨读者。

第1节　岗前培训

入职第1天，经过简单的证件、身份以及保险的核实，我已经正式成为克利夫兰医学中心的一名职员了，身份是临床研究员。虽然属于无薪职员（unpaid employee），但因为是正式身份，所以克利夫兰医学中心对我们的要求要远远高于来短期访问的专家学者，接下来是为期2周的集中岗前培训。入职程序（onboarding process）就像打游戏升级一样完成了一个又一个任务，打败一个又一个“大BOSS”，总结起来主要包括以下几大类。

1　医院设施及安全教育（facility and security）

入职各项手续中，最重要的是要了解安全部强调的关于克利夫兰医学中心相关配套设施和安全注意问题的知识点。如图7–1所示，分别显示了停车相关政策（如停车卡、固定停车区域、贴条罚款政策），如何办理胸牌、申请钥匙和安全门禁卡，还有武器携带政策以及残疾人配套政策（如动物服务）等，可谓面面俱到，既注意到统一系统管理，又关注到员工的安全和个人的特殊性，还有对残疾人的关怀。在这些入职的手册中，详细列出了停车的地图、院区间

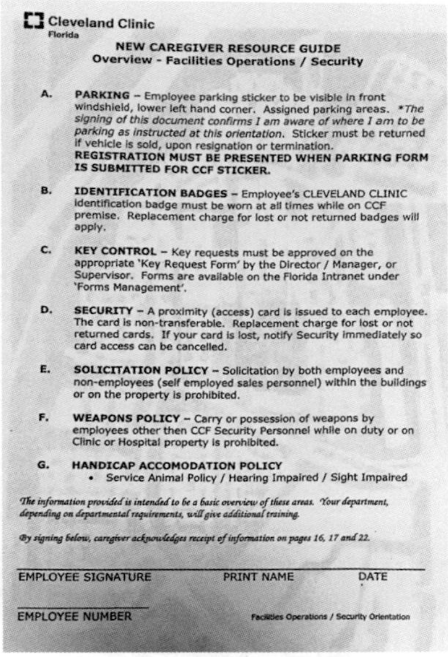

Cleveland Clinic
Florida

NEW CAREGIVER RESOURCE GUIDE
Overview - Facilities Operations / Security

A. **PARKING** – Employee parking sticker to be visible in front windshield, lower left hand corner. Assigned parking areas. **The signing of this document confirms I am aware of where I am to be parking as instructed at this orientation.* Sticker must be returned if vehicle is sold, upon resignation or termination. **REGISTRATION MUST BE PRESENTED WHEN PARKING FORM IS SUBMITTED FOR CCF STICKER.**

B. **IDENTIFICATION BADGES** – Employee's CLEVELAND CLINIC identification badge must be worn at all times while on CCF premise. Replacement charge for lost or not returned badges will apply.

C. **KEY CONTROL** – Key requests must be approved on the appropriate 'Key Request Form' by the Director / Manager, or Supervisor. Forms are available on the Florida Intranet under 'Forms Management'.

D. **SECURITY** – A proximity (access) card is issued to each employee. The card is non-transferable. Replacement charge for lost or not returned cards. If your card is lost, notify Security immediately so card access can be cancelled.

E. **SOLICITATION POLICY** – Solicitation by both employees and non-employees (self employed sales personnel) within the buildings or on the property is prohibited.

F. **WEAPONS POLICY** – Carry or possession of weapons by employees other then CCF Security Personnel while on duty or on Clinic or Hospital property is prohibited.

G. **HANDICAP ACCOMODATION POLICY**
- Service Animal Policy / Hearing Impaired / Sight Impaired

The information provided is intended to be a basic overview of these areas. Your department, depending on departmental requirements, will give additional training.

By signing below, caregiver acknowledges receipt of information on pages 16, 17 and 22.

EMPLOYEE SIGNATURE　　PRINT NAME　　DATE

EMPLOYEE NUMBER　　Facilities Operations / Security Orientation

图7–1　新职工报道须知

穿梭车的时刻表以及各部门的联系人和联系方式，有任何问题都能迅速找到解决问题的人，真正做到了让新人入职无障碍，以人为本（不过作为亚洲学生的我们面对大量的英语轰炸，一时间想要完全掌握、搞清楚难度还是很大的）。

　　另外针对美国持枪合法以及暴恐事件的高危性，安全部门特开辟安全教育课（图7-2A），通过视频播放、实地演示等多种方法让新职工能及时分辨和识别报警信号，在面对危险特别是枪支时作出及时、正确有效的判断。（图7-2B显示各种不同颜色的代码所代表的警报含义，该诠释全美通用。）

2　健康筛查（health screening）

　　克利夫兰医学中心的一个重要文化就是重视员工的教育和健康，确保员工享有健全的保障体系。员工的生理和心理健康直接关系到企业文化的传承，会间接影响到医疗"产出"的结果，从而进一步影响到医院的声誉和延续。所以每位职工入职前都会收到一份含有链接的邮件，点开链接会要求详细填写健康状况和疫苗接种情况，包括既往慢性病病史，传染病史等。值得一提的是，美国相当注重人的隐私，填写健康状况是通过加密渠道链接到一个健康部门网站readyset.ccf.org，所有的信息严格保密，且入职后健康筛查不会主动筛查有无抗原的问题，比如有无乙肝表面抗原等，而是会检测有无抗体，证明你有无免疫力，如果没有则会建议你免费注射疫苗。因此美国入职不存在因为身体原因遭歧视的问题，其中身体检查比较严格的就是筛查有无活动性肺结核和艾滋病这两种，因为医生是非常特殊的职业，这可能直接威胁到公共健康安全。

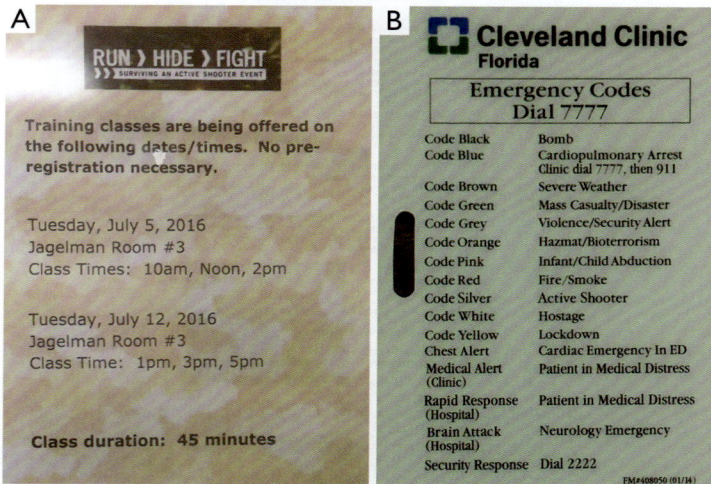

图7-2　入职安全教育

（A）应对枪手训练课程；（B）不同的颜色代表不同的警报含义

3　医学人文教育（empathy education）

　　医学人文教育是克利夫兰医学中心教育的特色和重头戏，我想这也是西方医学远远领先于国内的一个方面，是我国医学教育所严重缺失的一部分。可以说当今中国越来越恶化的医患关系与医学人文教育的缺位不无联系。我虽然已经工作了十余年，但当我第1次坐进克利夫兰医学中心的会议室，看着屏幕上播放的CCF医学人文视频时，还是深深地为之震撼，也切身感受到在这样一个文化下面，医护人员的共情对患者、对社会的帮助是多么崇高和伟大！也不难想象为什么医护人员在美国的社会地位是如此之高。这个视频一句台词也没有，但给人的影响力是无以言表的，我第一次发自内心地感受到，原来只有当我们医生切身地站在患者的角度，站在他人的立场上去思考时，才可能作出最合理的决策。在此我以视频中的话与读者共勉，也强烈建议每一位医疗工作者都能认真地去观看此视频（https://v.qq.com/x/page/k0190iy0030.html）。

　　If you could stand in someone else's shoes, hear what they hear, see what they see, feel what they feel, would you treat them differently?——Cleveland Clinic Foundation（如果你能站在别人的角度，去听他们听到的，看他们看到的，感受他们的感受，你是否会以不同的方式对待他们？——克利夫兰医学中心基金会）

4　研究相关培训

　　临床研究相关培训是直接关系到今后上岗和在克利夫兰医学中心工作的主要部分。临床研究在美国是相当严格的，可以想象当中需要经过多少法理和程序，需要我们了解每一步，并且每一步都有一个准入资格，只有不断地获得相应的资格、掌握了各软件及系统的操作以后方能完成最后所有的入职任务，拿到远高于一般访问学者权限的胸牌，这样才能有权限参与临床的研究工作。总结来说，在参加临床研究之前，需通过以下几个步骤。

　　（1）CITI的训练和准入

　　合作机构培训倡议（collaborate institutional training initiative，CITI）是全美每一个从事人体相关研究的医务人员及临床研究员在做研究之前都必须参加的训练项目，并需在学习结束后获得80%以上的考核通过率，方能获得培训证书，才能上岗，该培训证书每5年需更新1次，意味着每5年必须再在网站（https://about.citiprogram.org/en/homepage/）上回炉再学1次。

　　CITI训练项目设置的目的是让所有研究者了解人体研究的历史起源、所走的弯路和教训，以及现代保护人类隐私和人体研究规范形成的历程，最终让所有研究者在研究过程中知晓保护患者的利益至上原则，规范自己的每一步研究过程，达到为人类服务的最终目的。CITI训练教程的主要内容包括

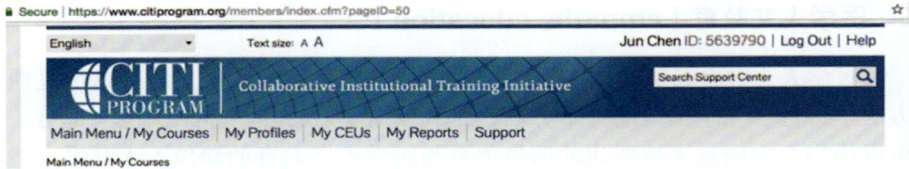

图7–3 CITI登录主页

（图7–3）：

- 人体研究的历史和伦理；
- 伦理审查委员会（institutional review board，IRB）的基本规则和流程；
- 知情同意书相关知识；
- 社会和人类行为学研究相关；
- 病例相关研究；
- 人类遗传学研究；
- 人体研究中需要特别注意和保护的方面；
- 包含儿童、妇女、胎儿相关的研究；
- 避免研究组利益受害；
- 健康保险流通与责任法案（Health Insurance Portability and Accountability Act，HIPAA）隐私保护相关；
- 人体研究相关的利益冲突解决。

经过以上一系列课程的全面学习，每节课后完成相关考核，答对80%以

COLLABORATIVE INSTITUTIONAL TRAINING INITIATIVE (CITI PROGRAM)
COURSEWORK REQUIREMENTS REPORT*

* NOTE: Scores on this Requirements Report reflect quiz completions at the time all requirements for the course were met. See list below for details. See separate Transcript Report for more recent quiz scores, including those on optional (supplemental) course elements.

- Name: Jun Chen (ID: 5639790)
- Email: 18930361027@189.cn
- Institution Affiliation: Cleveland Clinic Florida (ID: 306)
- Institution Unit: Colorectal surgery
- Phone: 7542136380

- Curriculum Group: Human Research
- Course Learner Group: Group 1.Required for all researchers registering with the Cleveland Clinic in Florida
- Stage: Stage 1 - Basic Course

- Report ID: 20270072
- Completion Date: 22-Jul-2016
- Expiration Date: 22-Jul-2019
- Minimum Passing: 80
- Reported Score*: 94

REQUIRED AND ELECTIVE MODULES ONLY	DATE COMPLETED
Belmont Report and CITI Course Introduction (ID: 1127)	19-Jul-2016
History and Ethics of Human Subjects Research (ID: 498)	19-Jul-2016
Basic Institutional Review Board (IRB) Regulations and Review Process (ID: 2)	20-Jul-2016
Informed Consent (ID: 3)	20-Jul-2016
Social and Behavioral Research (SBR) for Biomedical Researchers (ID: 4)	21-Jul-2016
Records-Based Research (ID: 5)	21-Jul-2016
Genetic Research in Human Populations (ID: 6)	21-Jul-2016
Populations in Research Requiring Additional Considerations and/or Protections (ID: 16680)	22-Jul-2016
Vulnerable Subjects - Research Involving Children (ID: 9)	22-Jul-2016
Vulnerable Subjects - Research Involving Pregnant Women, Human Fetuses, and Neonates (ID: 10)	22-Jul-2016
Avoiding Group Harms - U.S. Research Perspectives (ID: 14080)	22-Jul-2016
FDA-Regulated Research (ID: 12)	22-Jul-2016
Research and HIPAA Privacy Protections (ID: 14)	22-Jul-2016
Vulnerable Subjects - Research Involving Workers/Employees (ID: 483)	22-Jul-2016
Conflicts of Interest in Research Involving Human Subjects (ID: 488)	22-Jul-2016
Cleveland Clinic Florida (ID: 733)	22-Jul-2016

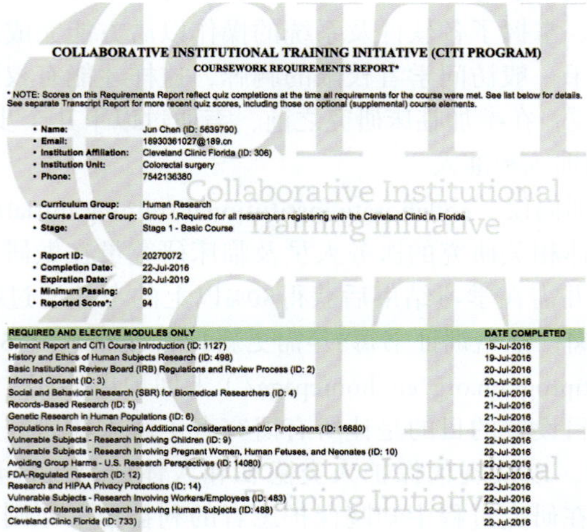

图7–4 CITI通过证书

上，最后才可以获得通过的证书（图7-4）。

（2）Human Subject Research Education Program and GCP Training

即人类研究教育课程以及药物临床实验GCP训练。其中人类研究教育课程主要是连续4小时的计算机课程，所有在克利夫兰医学中心从事人体研究的员工、住院医师以及训练生（fellow）、科学家只要担任PI或者Co-PI，在完成除CITI项目、HIPAA隐私保护项目的培训外，都必须参加该培训项目。从事基础研究及动物研究的无须参加该项目。该项目旨在帮助研究者在研究设计、经费预算、理解研究相关利益冲突、研究数据的完整与真实性、解决不良反应事件及相互合作等方面有更扎实的基础知识和规范的操作，以期完成优质的临床研究，获得更准确的临床结果。

（3）IRB审查及通过

所有涉及人体的研究都必须经过IRB审查后方能实施，IRB教育课程主要教育新的研究者IRB审查要求、流程及通过的解释，这是从事临床研究最重要也最难、最花时间的一步，具体见本章第3节"伦理申请"部分。

（4）克利夫兰医学中心内部相关资源学习

除了以上每位研究者必学的内容和课程以外，在克利夫兰医学中心从事研究，还需要熟练掌握内部网站上的大量资源，比如临床研究中心（center for clinical research，CCR），临床研究单位（clinical research unit，CRU），研究伦理咨询（research ethics consultation，REC），卫生数据学（quantitative health science）等，每个资源或部门都有大量的辅助人员帮助学者，以确保每个在研课题的顺利进行，碰到任何困难和不理解的，都可以在这些部门寻求帮助并找到解决问题的办法。

（5）研究相关系统和程序

◆ Redcap：Redcap系统是目前全球应用非常广泛的科研管理系统，是由美国范德堡大学研究并开发的面向全世界的科研机构开放的系统。由于其功能强大，集科研的设计、数据储存管理、分析统计等一系列程序于一体，以及在数据保护以防泄漏的设置方面非常全面到位，完全能解除CITI、HIPAA等所提及的关于人权隐私的担忧，因此Redcap目前被科研工作者广泛应用，全球有2 586个机构已经安装此系统。克利夫兰医学中心也是使用者之一，所有收集的临床数据都可以储存在该系统内，即使研究者身处异地也可以通过网址和密码进入数据库进行分析操作。

如图7-5所示，该图显示了课题数据库设计阶段的界面，左侧栏主要显示课题以及数据的管理、输入输出、权限的设定，右侧栏显示目前课题在Redcap设置的状态，当完全设计完毕后需提交给Redcap管理部门进行审核，审核完毕后，就可以按照预先约定添加病例数据在其

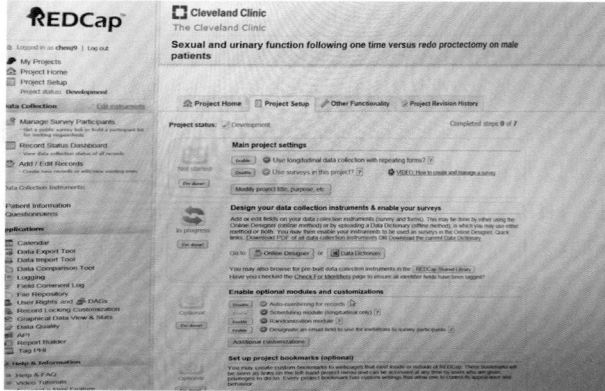

图7-5　Redcap数据库设计界面

中。数据录入完毕后，可以直接导出为不同类型的统计软件格式（如SPSS、SAS、STATA等），以方便后期数据统计分析。

◆ Epic：Epic系统是美国强大的病历系统，美国之所以能引领全球医疗领域，除了背后大量人力、物力的支撑以外，更得益于其设计得几乎完美的病历系统。可以说，正是有了这样完善的覆盖面广的病历系统，加上健全的医疗体制，才使得医疗工作者和研究者能在病历系统内获得一切来自临床的真实数据，加上严谨治学的精神和对人体保护的严苛，使得每个临床研究结果的可信度都大为增加，引领世界潮流，甚至改变目前的认知。

数据库的完善对于临床研究的重要性不言而喻，但这恰恰是我国的短板，我国目前还没有一个完整的病历数据库系统，自从实行电子病例以来，各城市各医院也是各自为政，系统间互不相通，数据间互不认可，导致今天中国的临床研究少之又少，仅有的临床研究，其数据的真实性与可靠性也需要打个折扣，这进一步导致中国数据在国际上的认可度不高。中国拥有世界上最庞大的患者群体，中国医生拥有世界上最得天独厚的条件——患者群体，但却得不出最引领学术大潮的结果，不禁令人唏嘘。虽然目前祖国已经在疾病的研究上越来越重视，有大量的基础研究发表在国际顶级期刊上，但能登上世界舞台的只是凤毛麟角，这不得不让人去思考其原因和根本，我想患者数据库的建立应该是一大硬伤，我们任重而道远。

言归至Epic，该系统包含了患者的所有人口学信息，以及每次就医、预约、检查、手术、住院出院等记录、影像学资料，甚至仔细到包含每一个诊断的诊断日期，儿童时期注射疫苗的日期，以及过敏

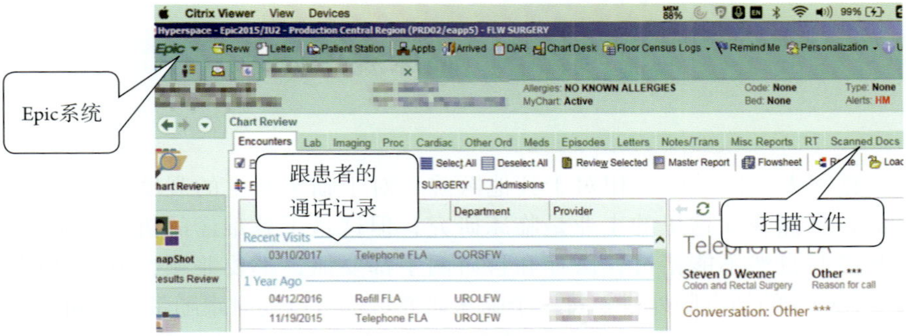

图7-6　Epic病历系统界面截图1

史、家族史等。如为外院转诊患者，其相关资料也是通过扫描件形式，上传至系统，如图7-6所示。该病历系统远程、手机均可登录，医务人员无论何时何地都能通过加密渠道登录病历系统，及时了解所管理患者的病情和状态，并与患者在系统内沟通——患者通过My Chart也能时刻掌握自己的治疗现状以及医嘱信息等。

如图7-7所示，该页面显示了患者2011年就医的各项记录，包括门诊医生记录（office visit）、护士记录（nurse visit）、与患者通话记录（telephone）、信件记录（letter out）、健康宣教记录（education）、医嘱（order）、手术及操作记录（surgery，procedure）等。当然，对我们做研究的来讲，该系统最大的缺点在于其太过于全面而复杂，以至于寻找自己想要的数据需要花费一番工夫及巧妙设置关键词来搜索才行。

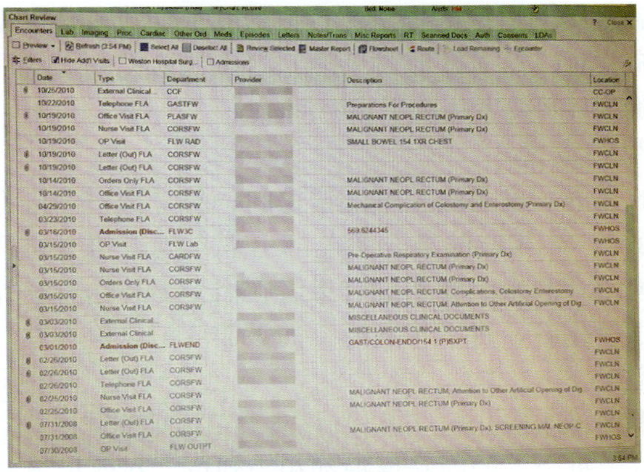

图7-7　Epic系统界面截图2

第2节　临床观摩

　　克利夫兰医学中心相对于其他医院，对于临床医生的观摩还是比较宽松的，虽然我在这里的主业是临床研究，但这是千载难逢的机会，临床观摩和参与自然不能错过，医疗和科研两手都要抓，都要兼顾，方能共同进步。在CCF的结直肠外科，每一个临床研究员都可以随时跟随带教的attending（主治医师）看门诊、查房、手术等，参与各种临床讨论比如MDT、M&M（Mortality & Morbidity）等，但法律上不允许我们对患者有任何操作包括查体、手术等。对于普通的访问学者，甚至连与患者对话、查看患者病历也是不被允许的，但我们持培训执照（training license）的研究员在课题研究范围内可以和患者进行电话、面对面沟通。本节旨在将CCF结直肠外科的临床诊疗各环节通过以点带面的方式作一下介绍。

1　门诊

　　（1）门诊就诊流程

　　美国的门诊一般采取预约制，一般是主治医师才有资格坐门诊，每名主治医师每次门诊常规预约约20人。通常的就诊流程为：患者提前在网上预约，就诊当天先到注册中心登记排队，并先由护士负责接待患者、安排患者进诊室。患者进入诊室后，由住院医师或训练生先询问病史，病史采集结束后，向主治医师汇报，然后主治医师进入诊室，就患者病情进行检查并与医患交流。由于到克里夫兰诊所就诊的患者一般都是病情比较复杂的，或者是经过外院的诊治的，诊断一般都比较明确（如炎性肠病术后反复出现并发症的、直肠癌术后直肠阴道瘘的等），且都带有外院或其他医院的病情资料，在Epic病历系统里面以扫描件形式呈现，门诊就诊完毕，由护士负责登记安排患者下一次随访时间或者住院手术时间。

　　（2）门诊特色设置

　　值得一提的是为了确保医生不走错房间，每个诊室门口都有相应颜色的组合牌（图7-8），当相应的组合颜色翻出来，代表相应的医生正在接待患者，如果颜色牌闭合起来，证明没有患者在内。另外结直肠外科门诊墙上常规配备吸氧、二氧化碳、真空等通道，如果需要门诊检查肛门附近病变，随时可以做肠镜检查。

　　（3）患者隐私保护

　　由于美国对于每个人的隐私保护都相当到位，在保护患者隐私方面则更

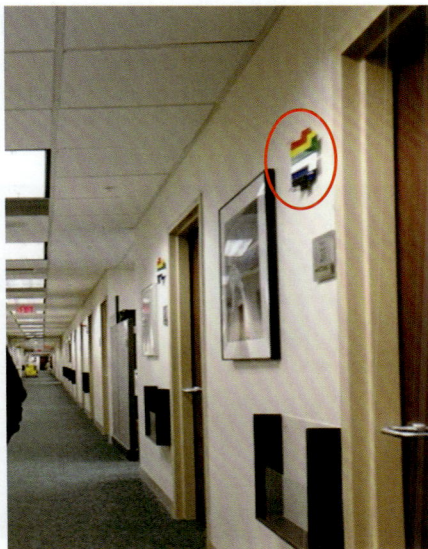

图7-8　门诊走廊设置

加严格。具体体现在：

1）每个医生有病历系统相应权限的登录账号，该账号不能共享他人，自己该做的文字工作也不能由下级医生代劳，若在登录系统后2分钟左右不操作会自行退出系统，以防信息外泄。

2）每个患者由专科护士领进门诊指定诊室，除诊室门可关闭以外，每个诊室另装门帘以防查体时隐私暴露。

3）所有在克利夫兰医学中心学习的访问学者，在主诊医生向患者征求同意后，是可以全程参观门诊医疗过程的，可以就患者的病情与医疗人员讨论，但不能在患者身上查体、操作、手术，且不得拍照，也无权限进入病历系统查看患者病历，除非出国前已考试获得官方认可的ECFMG证书。

另外，本着以人为本的原则，克里夫兰诊所也开设了"当日门诊"或者"即时门诊"，诊费与普通门诊相差不多，患者可以不用预约直接医院内就诊，此渠道旨在为一些介于急诊和预约门诊之间的患者提供咨询、配药、护理等便民服务。

2　病房设置及住院

（1）病房设置

美国的病房一般最多2人间，中间用帘子隔开，病房基本配置和国内高级

VIP病房无太大差异，主要是多方向、多功能的病床能够为患者提供全方位的服务，另外每个床头都配备防止术后下肢静脉血栓的循环驱动治疗仪（如图7-9）。两间病房中间设置隔断，放置工作电脑，责任护士即在此工作。

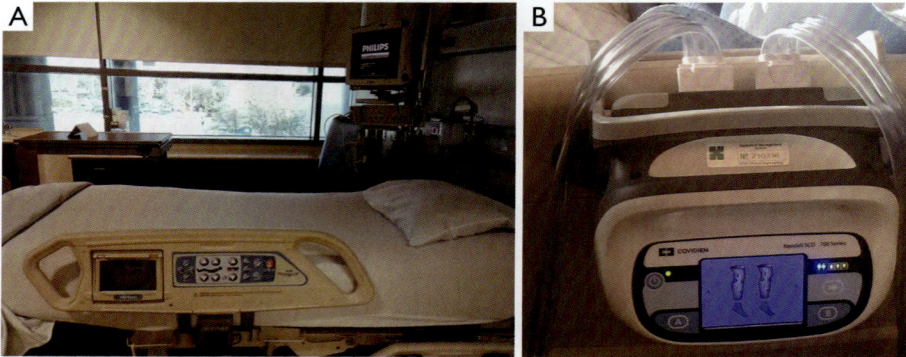

图7-9　病房设置

（A）病床；（B）防止下肢静脉血栓的循环驱动治疗仪。

（2）查房

早上查房（rounding）很早，如果有早会则6点开始查房，病房里很安静。美国医生比较随便，这个随便是指穿着，比如查房不需要穿白大褂，便装就行，查房时可以拿着咖啡、背着包，但是咖啡不能带入病房，可以放在病房外面的护栏上，带有隔离标志的病房进入前要穿隔离衣，推门进入的柜子上就有，很方便。进入病房前一般由实习医生汇报该患者目前的情况，比如什么疾病，做的什么手术，目前术后第几天，什么状况等，住院医师则推着电脑车，下医嘱做记录并做补充，简单了解后，进入病房，查房时可以坐着和患者聊天，显示医生和患者其实是比较平等的关系，即使是有并发症的患者，查房时患者也比较理解，没有见过大吵大闹的。

3　手术

（1）手术安排

择期手术的患者手术的日期一般在上次门诊就诊时即已确定。在此期间医生和护士会通过邮件和电话与患者进行沟通，包括术前注意事项，术前各项准备如验血、肠道准备等均在家庭社区医院内完成。手术当天早上5:30办理住院手续，做好登记后就进入手术室准备。

美国的医院在每个环节都尽量和患者沟通，让患者对自己的病情以及手术等情况有一个详细的了解，做好心理准备，CCF手术室没有术前准备室，接台的手术患者必须等上一台手术患者送出手术室后才能送下来，尽量避免患者在手术室的等待时间。患者送入手术室后，首先接待的是护士，在手术间门外等待的时候，护士会和患者拉家常，尽量让患者放松心情。其实每个患者对手术都是担心的，患者进手术间后，麻醉医生、主刀医生都会和患者进行再次交流。

（2）手术室的配备

CCF的手术室配备可谓琳琅满目、应有尽有。首先，从无菌原则和对医护人员的保护来讲，每个洗手台都配备一次性防护眼罩，各种不同规格和形状的口罩。没有佩戴眼镜的医生原则上都要戴防护罩。另外如图7-10所示，紧急冲洗眼睛的小设备在门诊、病房、手术室随处可见。

其次，从手术室硬件配备来讲，共有手术室14间，机器人3台，配备大型设备如术中CT的手术室2间，结直肠外科常规4间手术室，每间手术室都常规配备腹腔镜、内镜、荧光显像设备、录像一体化系统等（图7-11）。

此外，大部分手术对患者的保护也做得很到位，无论是双下肢的软垫还是术中保温装置，无不体现了对患者的关爱。

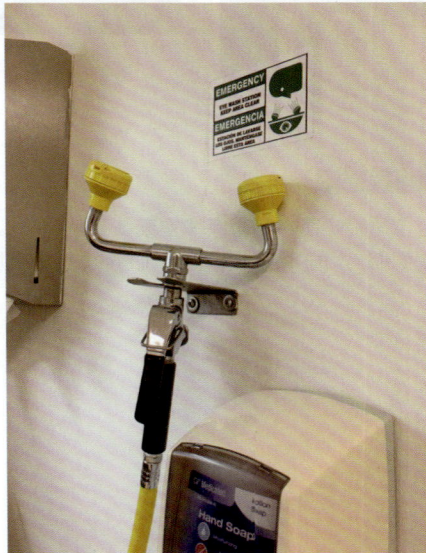

图7-10　洗眼装置

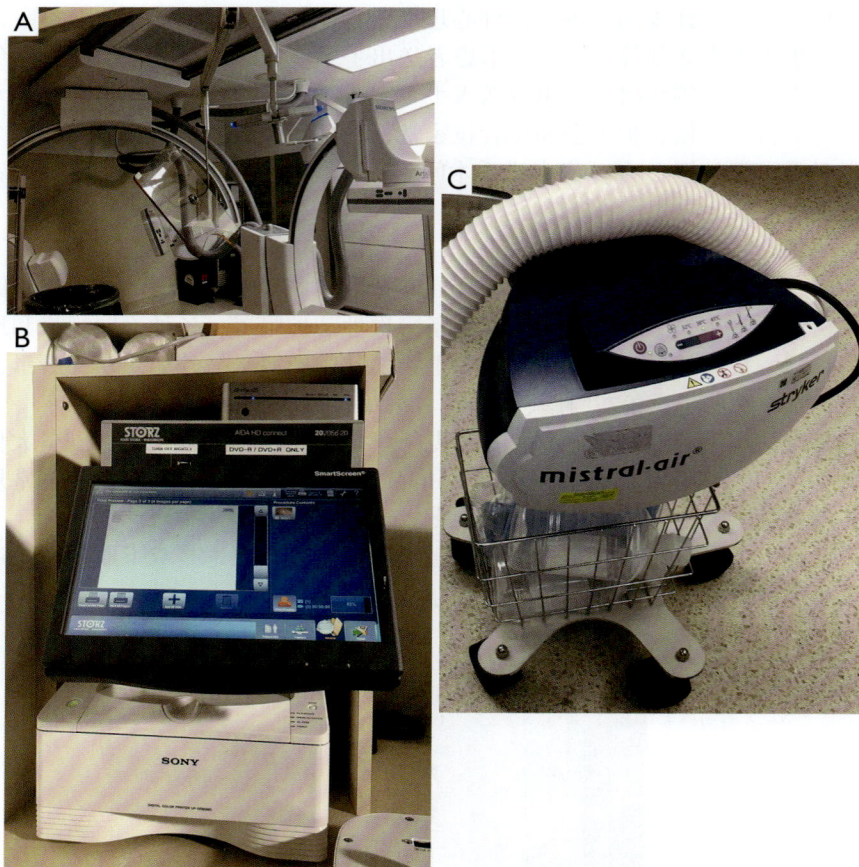

图7-11　手术室配备

（A）大型C臂机；（B）多媒体录像系统；（C）术中加温装置。

第3节　临床研究

临床研究是我作为研究员的主要工作，岗前培训前面已经介绍了诸如CITI证书的获得、Redcap、Epic系统的使用等前期工作，本节主要介绍CCF临床研究的流程，并跟读者分享我在这里是如何开展临床研究等相关工作的。

1　研究流程（workflow）

西方国家的临床研究总体上可信度是比较高的，不仅是由于他们有着诚信务实的精神，更是有赖于他们建立的临床研究体系比较全面和完善，临床研究中的每个环节设计及审核也比较严格，保证了做出来的研究结果相当有说服力，可以用来指导临床。

克利夫兰医学中心的流程设计并不是太复杂，但要想走好每个流程需要反复修改和确认，而且更关键的一点是每个流程特别是伦理审查等待时间相当长、相当严格，作为初学者的我们容易在此方面受挫甚至做很多无用功。

图7-12是整个研究流程（完整大图见附录中的附录17），总结起来可以分为设计阶段、审查和准备阶段、进行阶段、总结收尾阶段。

（1）设计阶段：首先通过文献的查阅、既往研究方向以及兴趣确定自身研究的方向和研究假说，然后和导师讨论课题的可行性和创新性。如果可行，且与现有其他研究无冲突和重叠，则可开始该研究的设计。根据导师的

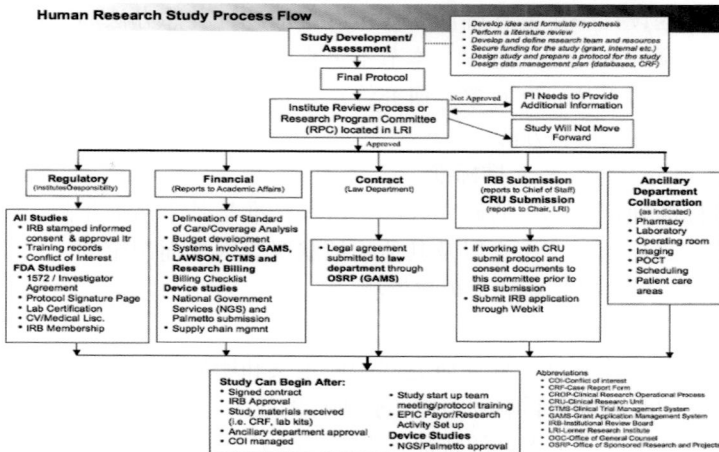

图7-12　克利夫兰医学中心临床研究流程图

意见将研究假说和方案做成简单的PPT，PPT内容包括研究主旨与对象、研究终点、数据收集与方法、预期研究结果等。然后提交研究委员会（research committee），陈述观点，接受委员会的建议和质疑，以期完善研究的设计，写出正式的研究计划书（protocol）（样张见附录中的附录18和附录19）。

（2）准备和审查阶段：研究计划书完成以后，进入各项材料准备阶段，用以提交学院伦理审查委员会（institute review board，IRB）进行伦理审查。相关文件包括：研究计划书、清单（checklist），表格（spreadsheet）等。如果含有与外单位合作的项目，则需要提供克利夫兰医学中心法律部门与外单位签署合作的合同和外单位的伦理审批通过函，一起提交给IRB；与其他辅助科室合作的，需提供合作协议书。此阶段历时1月到1年不等，根据课题的性质与实验方法中涉及伦理问题的多少而定，一般回顾性研究时间1~3个月，前瞻性研究等待时间则相对漫长。

（3）进行阶段：IRB审核通过后即可开展研究工作。如果是回顾性研究，则首先要向信息部门调取数据，往往不可能调取到所有的字段，部分还得人工补充；如果是前瞻性研究，则需根据研究方法对目前患者的诊治进行干预，包括干预前谈话、签署知情同意书、完成病例报告表（CRF）等程序。

（4）总结阶段：数据收集完毕后，则开始分析数据，由专人团队进行统计数据，撰写文章及摘要，经过语言、内容等多重修改后可投稿至国际会议及同行业期刊，修改文章至最终发表。

2 课题设计

临床课题的设计不同于基础研究，其研究设计是基于发现和总结临床问题而产生的，脱离临床而单纯去设计课题是没有意义的，也是西方所不推崇的，因此课题设计一定是在临床工作中发现问题，并想办法通过设计科学的方法去解决疑问和问题的过程。本节不追求全面介绍临床研究，这是另外一个话题，在此着重从研究对象、研究终点、盲法与安慰剂等方面概要地介绍课题设计的注意事项和方法。

（1）研究对象——入排标准

入排标准确定了具体的研究人群，这些标准是基于诸如年龄、性别、疾病的分期、之前的治疗历史以及其他病情状况等因素而制定的，以确定恰当的研究人群，用来接受新的干预或检测。

1）确定入排标准注意事项

◆ 纳入和排除标准需要在研究开始前定义和明确清晰，在实验过程中任何研究方案的改动都会影响到整体实验进行的效果。

◆ 入排标准决定了人群的特征，直接影响了实验结果。

◆ 是不是研究对象越是同质化所产生的治疗效果越确定？同理，是不是研究对象异质化越宽，对治疗人群越有普遍性？这要看实验结果能不能在另外一个实验中同样的样本人群中复制出来。

◆ 带有偏倚的样本不一定说明整个实验是偏倚的，观察的治疗效果可能是真实的，但只在研究人群中有代表性，外推性较差。

2）考虑选择入排标准的因素

◆ 可能对结果有利的因素。

◆ 基于对干预措施的科学理解以及对疾病治疗的理解。

◆ 研究人群的同质化与异质化的平衡。

◆ 检测到预期结果的高度可能性，比如研究终点的放大（如死亡率、血压水平、胆固醇水平等），不良反应的风险加倍，避免患者有已知的禁忌证或者将他们置于有不良反应发生率明显增高的风险中。

◆ 风险级别：可能会导致患者进入实验风险加大的因素。

◆ 竞争风险：避免有疾病进展的高风险患者纳入而妨碍研究终点的确定（比如，在研究终点前死亡，需要手术或操作介入而混淆终点），竞争风险可能会导致研究所得结果效力的下降。如果治疗干预措施与已经存在的其他疾病状况有作用，可能会导致结果产生偏倚。

◆ 研究方案的依从性因素：避免纳入可能依从性差的患者（比如住得太远，家属不支持等）。如果一个因素对结果影响的可能性较小，那么这个因素就不应该成为入排标准的一条，把这个因素加进来只会让研究变得更复杂，研究的准确性也会打折扣。

（2）研究终点

◆ 临床实验的研究终点必须满足以下几点：与研究主旨相对应，定义明确而且稳定，所有的研究对象可确认，无偏倚，并且要有可持续性及复制性。

◆ 用来做终点的种类有：连续变量——血压，梗死面积大小等；发生事件的时间——生存（死亡），到恢复的时间；数目——自上次检查后结肠息肉的数目，每年死亡数；有序分类——疾病严重性，肿瘤分期；无序分类——同一种疾病不相关的并发症；重复测量——血压，血药浓度水平，肿瘤大小等。

◆ 评估数据的准确性：事实信息如"患者还存活吗？"——确保数据收集准确，注意认识到某些事实定义不明确，例如什么是心肌梗死；实验测定比如血压——存在观察者之间的差异性；临床评估比如心电图，精神障碍，组织学结果等——试图应用结构信息比如率、范围、标准等，观察者间的差异是一个大问题，综合意见可能比较好；患者的观念比如关节疼痛运动障碍——试着测量主观数据，并标准化某些范围。

◆ 主要终点的标准：提前陈述，是实验设计、样本量大小的基础，反映最重要、最关键的问题，理论上只有一个，因为如果超过一个主题，我们就不能控制犯Ⅰ类和Ⅱ类错误的概率。

◆ 次要终点设置的原因：临床实验往往要求延长观察每个患者的时间；不频繁发生的终点事件或者治疗效果小的实验需要增大样本量；由于时间和成本关系，需要尝试评估更多的诊断和治疗方案；新疗法的早期研究阶段需要减少病理生理学因素。

◆ 次要终点设置的要求：次要终点的改变能够对相关研究结果有预见性；次要终点必须能够完全获得临床干预后的结果。

（3）安慰剂与盲法

一个临床实验应该是一个理想的双盲设计，并且在收集和评估数据的时候避免潜在的偏倚。有些研究达不到这些设计的条件，单盲的尝试以及其他措施也可以减少潜在的偏倚[①]。

1）盲法种类

◆ 双盲——不论患者还是实验者（医生、协调员、护士等）都不知道治疗干预措施。理想的实验设计，减少了由各种原因带来的可能存在的偏倚。

◆ 单盲——患者对实验干预措施不清楚，但实验者清楚。实行起来比较简单，允许医生在治疗上应用自己最好的判断，存在一定偏倚。

◆ 非盲——患者和实验者都知道治疗干预措施。最简单，但容易导致偏倚。

2）安慰剂的设计

◆ 安慰剂的给药在多个药物以及不同的给药日期里面相当复杂。

◆ 某些治疗措施之间无法做到双盲比较。

◆ 安慰剂可以出现在手术或其他操作中（假手术、假操作）。

◆ 安慰剂通常会被提前暴露，主要在以下几种情况出现：在某些交叉实验设计中；患者能看到安慰剂和药物本身，设计不完美的也容易暴露，包括外观，糖衣，口味等；不良反应也可以暴露安慰剂；安慰剂暴露会引起偏倚等。

一个完美的实验设计牵涉到很多方面，特别注意的是前瞻性的临床设计（在美国特别是克利夫兰医学中心要求是非常严格的），牵涉到实验的每个环节，若有一点纰漏，就会带来无穷尽的麻烦和时间的浪费。我在研究期间，既设计过前瞻性的也设计过对照性的课题，两者的工作强度不可同日而语，建议后来者如果在美国只待一年的话，以从轻从简地设计回顾性研究为

[①] Friedman, Furgerg and Demets. Fundamentals of Clinical Trials, 1998.

好，这样出成绩相对较快，否则可能会出现访学期限已到，你的课题伦理还没有审批结果的尴尬局面。

3　伦理申请

美国各个机构的伦理委员会名称都是IRB（Institutional Review Board）。所有涉及人体的临床研究除了单个病例的报告以外，都需要经过IRB审核。在美国做研究没有耐心而又严谨的精神是很难成功的。如图7-13所示，这是克利夫兰医学中心每个研究提交给IRB之前准备的一张清单。清单包含19个文件，含有大量的信息。这些文件包括研究方案、研究基金提供者信息、研究目的、流程、可能运用的统计方法、研究对象、入组标准、知情同意书是否签署、研究单位、数据的保密工作以及处理、研究经费的分配、有无观察性的药物或器械或市场的药物和器械等。由此克利夫兰医学中心乃至整个美国对于人体临床研究的重视和严格程度可见一斑。

提交IRB后，IRB审核分为三个层次：豁免审核、加速审核以及全面审核。

（1）可以申请豁免审核的几种情况：已经存在的数据、文件记录或者病理标本、诊断性标本等信息（不含有患者的身份信息），运用调查、采访或者教育测试时不收集身份信息，教育学实践的研究（比如对某个教育策略的研究）等。

（2）可以加速审核的几种情况：没有新患者纳入研究，所有研究者已经

```
2. Study Sponsor
3. Study Abstract and Protocol
4. Study Aims
5. Research Procedures
6. Study Statistics and Analysis
7. Study Recruitment
8. Study Population
9. Informed Consent
10. Waiver of Informed Consent
11. Study Sites
12. Confidentiality of Data
13. Data and Safety Monitoring
14. Research Costs
15. Investigational Drug
16. Investigational Device
17. Marketed Drugs/Devices
18. Additional Requirements
19. Additional Documents
```

图7-13　CCF IRB要求提交文件清单

完成了所有研究相关的干预措施，研究仅剩下长期随访，研究对象没有额外风险；剩余的研究仅限于分析数据，没有额外的风险。

（3）其余首次提交的研究都需要完全审核。审核结果包括四方面：完全同意通过；有条件通过；搁置；不同意，一个研究最多维持365天。

另外，导致IRB搁置的原因有很多，主要有以下几种情况。

（1）研究方案不完整。

（2）参与的研究对象的数据安全性审查得不到保证。

（3）入组研究对象达不到要求，比如确认和招募研究对象的程序未说明，招募对象的补偿不合理，招募广告不准确等。

（4）保护患者的隐私措施不到位，数据存储不安全，提取数据的程序未说明。

（5）如果研究者有新药或新器械研究，还需要满足美国食品药品监督管理局（FDA）额外的要求。

因此，如果要达到理想的IRB要求，实验设计必须严密，考虑从前到后的很多因素，而且在IRB的审查（review）下反复修改方能通过，这也是在美国从事临床研究的精华所在。

4　数据收集

美国整个社会从体制上要求诚信，国民也把诚信当成自己的命根子，每一个人都有自己的信用分数。反映到科学研究上也是一样，作为上层社会的医生群体在日常工作和研究中更是要求所收集的数据都是真实可信的，而且安全地保护了患者的隐私，这样才能更好地利用研究的结果反馈临床，给患者提供更优质的服务。所有在克利夫兰医学中心学习的Fellow都要接受诚信教育以及患者隐私保密教育，此前岗前培训已提及。

（1）数据收集的流程

回顾性研究和前瞻性研究在数据收集方面略有不同。回顾性研究首先是要得到满足入排标准的清单，这个清单不是自己能从电脑上下载下来的，而是需要与研究（E-research）部门的办公人员反复沟通好以后，才能获得的，同时如果能有尽可能多的字段提供再好不过，可以为后期逐个患者数据的收集带来便利性。接着就是对照自己课题设计的实验检测手段（measurements）以及研究目的（endpoints）查看需要哪些字段（fields），哪些字段已经提供，哪些字段需要手动录入。

而前瞻性研究数据的收集相对来说反而简单，按照既定的标准录入患者，给予干预措施，按照研究计划书收集诊断学或治疗后效果等信息，包括抽血结果、病理切片结果等数据即可，而且能做到随收随记录。

（2）数据的真实性和安全性

数据的真实性是指原始的数据，没有经过腐蚀和改变过的数据，这是一个有价值的研究必需的要素，也是政府机构、基金提供机构以及专业杂志所期望的。

数据的安全性主要体现在数据存储和导出两方面：数据存储计划必须在方案里面清晰列出，存储是要精炼研究问题，保持数据的准确性；导出数据要确保存储媒介干净，可复制，如果需要与他人共享数据，则需提前获得IRB同意，并且需去除患者的身份信息。

（3）数据的处理工具

- EXCEL：由于有诸多缺点，不是一个理想的存储工具，缺点包括：密码管理弱，没有系统退出时间，没有用户管理权限之分，没有备份管理，大小有限制。你在数据库上省的钱和时间会给统计师超时工作买单。
- Redcap：上文所提的全球应用范围非常广的研究系统，比EXCEL数据处理更高效、适用范围更广、数据存储更安全。

5　文章撰写

终于经历了前面诸多步骤，数据收集成功，统计分析完毕（这在克利夫兰医学中心也是由专业的统计分析师完成的），到了最后开花结果的时候，开始写文章了。当然开始写文章之前，可以将已得结果快速写成摘要，投稿到各个国际会议，剩余的时间则慢慢地写文章，审核，改文章，再审核直至投稿。如何写出高质量的论文我在此不多做展开讨论，只想通过图7-14（全图见附录中的附录20）说明在克利夫兰医学中心投稿也是很严谨的一件事，

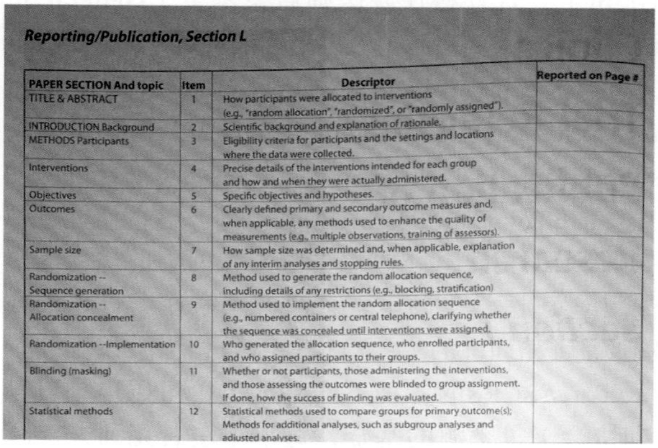

Reporting/Publication, Section L

PAPER SECTION And topic	Item	Descriptor	Reported on Page #
TITLE & ABSTRACT	1	How participants were allocated to interventions (e.g., "random allocation", "randomized", or "randomly assigned").	
INTRODUCTION Background	2	Scientific background and explanation of rationale.	
METHODS Participants	3	Eligibility criteria for participants and the settings and locations where the data were collected.	
Interventions	4	Precise details of the interventions intended for each group and how and when they were actually administered.	
Objectives	5	Specific objectives and hypotheses.	
Outcomes	6	Clearly defined primary and secondary outcome measures and, when applicable, any methods used to enhance the quality of measurements (e.g., multiple observations, training of assessors).	
Sample size	7	How sample size was determined and, when applicable, explanation of any interim analyses and stopping rules.	
Randomization -- Sequence generation	8	Method used to generate the random allocation sequence, including details of any restrictions (e.g., blocking, stratification)	
Randomization -- Allocation concealment	9	Method used to implement the random allocation sequence (e.g., numbered containers or central telephone), clarifying whether the sequence was concealed until interventions were assigned.	
Randomization --Implementation	10	Who generated the allocation sequence, who enrolled participants, and who assigned participants to their groups.	
Blinding (masking)	11	Whether or not participants, those administering the interventions, and those assessing the outcomes were blinded to group assignment. If done, how the success of blinding was evaluated.	
Statistical methods	12	Statistical methods used to compare groups for primary outcome(s); Methods for additional analyses, such as subgroup analyses and adjusted analyses.	

图7-14　克利夫兰医学中心投稿前对照清单

不是自己能随便投的，在投稿之前需要逐条核对这张清单上的22条，且所有投稿都需要通过科室专业编辑修改后方能投稿给几个指定杂志。

该图详细地列出了发表一篇文章所需具备的各个要素，具体到文章的每个部分，是怎样去完成的，数据怎么收集的，作者都做了哪些贡献，每个人在课题的角色是什么，实验设计如何，是如何实行RCT（随机对照）的，统计方法是如何做的，等等，事无巨细地向杂志及研究委员会汇报你的最终成绩，交一个完美的答卷，我想这才是我们所缺乏的，也是我们一直向往追求的境界吧。

6 基金申请（grant application）

短短的1年时间，既要完成研究课程的培训学习，完成临床的观摩，完成几个课题的研究，还要申请美国的基金，这是怎样的一种体验，可能吗？事实上真的很难，特朗普任总统后，要想成功地申请基金，更是难上加难，但我在赴美后短短的几个月还着实体验了一把，并拿到了同意资助的初步意向书，虽然最终因为时间及合同等原因使得基金搁浅，但还是积累了不少的经验，也了解了美国的基金申请与中国同级别基金的异同点，基于此，希望有志于申请基金的同道能少走点弯路。

（1）基金简介

我申请的基金是美国结直肠外科医师协会（ASCRS）的研究基金会的项目（样张见附录中的附录21），ASCRS研究基金会的任务主要是为那些从事结直肠疾病相关研究的人员提供基金和奖励，来支持临床研究以及相关教育。在过去20年间，该委员会资助了120多个项目，共批复500万美元给结直肠外科医生和研究者，帮助他们在结直肠外科的各个领域内拓展新的技术和改善临床效果。

ASCRS基金每年资助的项目有很多种类，包括职业发展基金（Career Development Grant），普外科住院医师启蒙基金（General Surgery Resident Research Initiation Grant），限定研究基金（Limited Project Grant，LPG），医学生研究启蒙基金（Medical Student Research Initiation Grant），研究方法学训练基金（Training in Research Methodology Grant），外科机器人技术研究基金（Research in Robotic Surgical Technology），ASCRS与消化外科协会联合基金项目（SSAT and Research Foundation Joint Award）等。这些研究项目一般每年一到两次，每年3月1日和10月1日截止收稿，分春秋两季向优秀的申请项目给予资助。目前已经成为美国医学生乃至整个西方国家在结直肠领域申请奖学金、Fellow、住院医师等研究训练的主要途径，竞争相当激烈。

另外，除了申请ASCRS的各种不同基金，也可以申请其他领域包括ACS（美国外科医师协会）等来源的基金，每半年左右克利夫兰医学中心会给相关研究者发送一个清单，里面包含了各个基金项目以及来源，为有志于申请基金的研究者提供信息，让他们未雨绸缪。

（2）标书书写流程

关于如何写出一份出色的研究标书，我想我自己也没有资格谈这个话题，在此简单介绍一封完整标书的准备及书写流程。

ASCRS的标书是直接应用NIH的PHS398表格来写的，因此所有标书的要求必须按照填写PHS表格的要求来写。具体结构及清单如图7-15~图7-16所示，具体格式及要求点击以下网址https://grants.nih.gov/grants/funding/phs398/phs398.html。

Fillable Individual PHS 398 Forms *(These forms are to be used only with paper submissions using the PHS 398. Do **not** use the PDF samples provided below in an SF424 (R&R) application. These are fillable PDF forms which will cause an error in the electronic submission of an SF424 (R&R) application. See the* ***SF424 (R&R) application page*** *for appropriate formats to be used for electronic submission.*		
Form Page 1: Face Page	MS Word	PDF (414 KB)
Form Page 1-continued: Additional form for use ***only*** if Multiple PD/PIs are proposed. Do ***not*** include if submitting a single-PD/PI application.	MS Word	PDF (434 KB)
Form Page 2: Summary, Relevance, Project/Performance Sites, Senior/Key Personnel, Other Significant Contributors, and Human Embryonic Stem Cells	MS Word	PDF (565 KB)
Project/Performance Site Format Page - use only if additional space is needed.	MS Word	PDF (282 KB)
Form Page 3: Research Grant Table of Contents	MS Word	PDF (273 KB)
Form Page 4: Detailed Budget for Initial Budget Period	MS Word	PDF (2 MB)
Form Page 5: Budget for Entire Proposed Project Period	MS Word	PDF (342 KB)
Resources Format Page	MS Word	PDF (281 KB)
Checklist Form Page	MS Word	PDF (528 KB)
Continuation Format Page	MS Word	PDF (224 KB)
PHS Inclusion Enrollment Report		PDF (118 KB)
Mailing Address	MS Word	PDF (27 KB)
Other Support Format Page: Example	MS Word	PDF (179 KB)
All Personnel Report Format Page	MS Word	PDF (281 KB)
Combined PHS 398 Forms File *Does NOT include the Biographical Sketch page, Continuation Page, or any of the Sample/Example pages (Biosketch Sample, Other Support Sample). See Individual Form file links above.*	Combined PHS 398 Form Files (MS Word)	Combined PHS 398 Form Files (PDF) (659 KB)

图7-15　NIH、ASCRS要求Grant的结果和目录

OMB Approved Through 10/31/2018　　OMB No. 0925-0001

Department of Health and Human Services
Public Health Services
Grant Application
Do not exceed character length restrictions indicated.

LEAVE BLANK—FOR PHS USE ONLY.
Type | Activity | Number
Review Group | Formerly
Council/Board (Month, Year) | Date Received

1. TITLE OF PROJECT *(Do not exceed 81 characters, including spaces and punctuation.)*

2. RESPONSE TO SPECIFIC REQUEST FOR APPLICATIONS OR PROGRAM ANNOUNCEMENT OR SOLICITATION ☒ NO ☐ YES
(If "Yes," state number and title)
Number:　　Title:

3. **PROGRAM DIRECTOR/PRINCIPAL INVESTIGATOR**

3a. NAME (Last, first, middle)

3b. DEGREE(S)
MD

3h. eRA Commons User Name

3c. POSITION TITLE
Director of Research

3d. MAILING ADDRESS *(Street, city, state, zip code)*
Cleveland Clinic Florida, 2950 Cleveland Clinic Blvd. Weston FL 33331

3e. DEPARTMENT, SERVICE, LABORATORY, OR EQUIVALENT
Colorectal Surgery

3f. MAJOR SUBDIVISION
Colorectal Surgery

3g. TELEPHONE AND FAX *(Area code, number and extension)*
TEL:　　FAX:

E-MAIL ADDRESS:

4. HUMAN SUBJECTS RESEARCH ☐ No ☒ Yes

4a. Research Exempt ☒ No ☐ Yes

If "Yes," Exemption No.

4b. Federal-Wide Assurance No.

4c. Clinical Trial ☐ No ☒ Yes

4d. NIH-defined Phase III Clinical Trial ☒ No ☐ Yes

5. VERTEBRATE ANIMALS ☒ No ☐ Yes

5a. Animal Welfare Assurance No.

6. DATES OF PROPOSED PERIOD OF SUPPORT *(month, day, year—MM/DD/YY)*
From 01/01/2017　Through 12/31/2017

7. COSTS REQUESTED FOR INITIAL BUDGET PERIOD
7a. Direct Costs ($)
7b. Total Costs ($) $50,000

8. COSTS REQUESTED FOR PROPOSED PERIOD OF SUPPORT
8a. Direct Costs ($)
8b. Total Costs ($)

9. APPLICANT ORGANIZATION
Name　Cleveland Clinic Florida
Address　2950 Cleveland Clinic Blvd. Weston FL 33331

10. TYPE OF ORGANIZATION
Public: → ☐ Federal ☐ State ☐ Local
Private: → ☒ Private Nonprofit
For-profit: → ☐ General ☐ Small Business
☐ Woman-owned ☐ Socially and Economically Disadvantaged

11. ENTITY IDENTIFICATION NUMBER

图7-16　NIH、ASCRS要求Grant的封面样张

由此可见，一封完整的标书包括以下内容（样张见附录中的附录22）。

◆ Form page1：标书封面，包括标书的题目、PI、单位、联系方式、单位签字等；

◆ Form page1-continued：封面扩展页，PI以及主要研究者的信息；

◆ Form page2：此页主要涵盖研究摘要、相关性、研究单位等；

◆ Form page3：研究标书正文；

◆ Form page4：项目的初步预算；

◆ Form page5：整个项目按阶段的预算。

此外，完整的课题还包括研究者的简历、伦理审核通过证明，如果该研究牵涉与其他单位的合作，还需提供合作协议书或合同等。如果有来自研究导师的证明和支持信，就会使得项目的可行性大大增加。所有材料准备完毕后提交克利夫兰医学中心，上传到克利夫兰医学中心的系统，有项目经理（project manager）负责审核并提交至整个克利夫兰医学中心系统的研究委员会，讨论通过以后才能再提交给基金会。

其中，正文部分的内容结构主要包括：

◆ Specific Aims/Hypothesis 研究假说；

◆ Background and Significance 研究背景和意义；

◆ Preliminary Studies 前期研究；

◆ Experimental/Project Design and Methods 研究设计和方法；

◆ Human Subjects 人类研究相关；

◆ Vertebrate Animals 脊柱动物研究相关；

◆ Literature Sited 参考文献；

◆ Consortium/Contractual Arrangements 合作协议和合同；

◆ Consultants 顾问及咨询意见；

◆ Appendix 附件。

（3）申请注意事项及建议（来源于 ASCRS）

1）标书书写计划要做到的事项：

◆ 尽早开始，留出足够的时间把申请表格组在一起，在截止日期前提交；

◆ 仔细阅读并遵循基金书写指南；

◆ 研究委员会期望看到有内涵的作品和计划，那些机械地拼凑在一起，并且还有语法和拼写错误、语句不合理的不会得到资助；

◆ 有着丰富经验的基金写作者经验表明，在基金截止日期前至少一个月完成终稿，并且在提交前请不在研究组内的高级专家去审核会增加基金通过的概率；

◆ 基金是用来阅读的，因此要将字体设置得以能够舒服阅读为宜，内容要写得即使不是本专业领域内的专家也容易理解。标书越容易理解，就越容易中。如果从论文中引用或摘录，请注意时态问题，将不同的摘录凑在一起要读起来通顺易懂；

- 仔细检查，避免拼写错误，这些会导致专家认为你不够细致；
- 不要拷贝其他人的标书。如果你必须要摘录他人的标书内容，要确保字体上的一致；
- 告诉评审为什么你的研究非常重要，可能的研究方向和结果是什么；
- 针对每一个特定的问题要有特定的假说，对每一个研究目的也需要有研究假说，并且清楚地表述这个假说；
- 如果可能的话，提供前期研究结果。前期研究结果可以有两种形式：支持假说的数据或者不一定能支持该项目的数据，但有可能证明你能从事某技术的数据。告诉读者前期数据是怎样支持你现在的观点的，不要让审稿者自己去想象。

2）支持信：

- 可能的话要亲自阅读你的支持信，确保支持信中对该项目的承诺和帮助；
- 支持信可以来自同研究组其他成员或者研究导师；
- 确保这些信件有名字以及项目的题目；
- 确保写支持信的作者了解并能正确反映该项目。

3）时间线、预算、资源和结果：

- 在标书中划出研究时间线；
- 确保项目的可行性，包括基金、时间、人员安排等，在写方法部分的时候将这些写清楚特别重要；
- 让评审相信你肯定会按照说的去做（告诉评审你有哪些资源、哪些专家，哪些可以追溯的记录以及是否拥有足够的时间）；
- 确保资金预算合理，研究委员对什么地方花多少钱是非常有经验的；
- 如果你获得了资助，你的项目要花$40 000，而基金资助只有$30 000，要解释你将如何获得另外$10 000的研究经费（例如从科室里）；
- 确保资金预算合理；
- 告诉读者你期望的研究结果是什么。

4）帮助评审专家理解你的标书要做到以下几点：

- 不要期望评审者对你的特殊研究领域会非常熟悉；
- 不要期望评审者对标书中涉及的实验方法的正确性会了解，参考文献能有力地回答你的问题；
- 帮助评审者理解该项目的研究意义，为什么你的项目是那么重要，值得他们资助；
- 从评审者的角度去思考，思考该研究的挑战性、局限性以及偏倚性等等，这些问题考虑到越多越全面越好。告诉读者如果理想的实验方法不奏效，你的替代方案是什么。

5）以动物为研究对象时需要做到的事项：

◆ 需要IRB审核通过；

◆ 当使用动物为研究对象时，画出动物分组图比较直观，并且确保你准确地计算了动物所需要的数目；

◆ 选择合适的动物作为研究对象，并且按照IRB要求的去做；

◆ 不要忘记动物除了有购买费用外，还有运费和饲养费用。

第4节　学术会议

学医的特殊性，决定了我们医护人员群体一辈子都需要学习充电，不断涉足新的领域，接受世界新的知识和变革，除了日常工作，我们还需要不断地走出去看看别人在做什么，对自己有什么帮助和启发，因此大大小小的学术会议充斥着我们从医生涯的每个角落。事实的确如此，通过每次会议，自身会得到收获，得到沉淀和启发，对今后的工作有一定的促进和指导作用。作为大型医学中心的克利夫兰医学中心来说，学术会议从来都不会缺席，在国际交流的舞台上，也向来是新技术、新方向的引领者。我们作为其中的研究者，自然也耳濡目染，更重要的是通过一次又一次的会议，通过一次又一次的强化训练，我们的英语表达能力、研究掌控能力，都得到了显著的提高。本节主要介绍CCF结直肠外科在学术会议方面的设置和特色。

1　日常科室工作会议

除了安排临床工作以外，结直肠外科还定时定点安排各种研究、学习的会议。每周会议安排日程如下。

- 周一：中午12:00 Tumor Board肿瘤多学科讨论（MDT）会，是由结直肠外科主导的多学科讨论。由MDT Manager主持，参加人员包括结直肠外科全体、放射科、肿瘤科、放疗科、病理科、肿瘤登记人员、遗传学疾病筛查人员、专科护士等组成的固定团队，对上一周已经手术的以及目前已确诊的结直肠癌患者进行综合讨论，给予最优的治疗方案。下午5:00学术俱乐部（journal club），由科室副主任主持，各住院医师及训练生自选最新文献进行汇报，然后针对文献的优缺点进行分析。

- 周二：上午7:00 并发症和死亡讨论（morbidity & mortality，M&M），由普外科主任（Dr. Rosenthal）主持，全体外科住院医师、实习医生、训练生以及大普外相关学科均须参加，着重讨论上周的并发症和死亡病例，同事间会对并发症尤其死亡原因、诊疗过程中的疑问和缺陷的情况等进行质问并回答。

- 周三：中午12:00大查房（grand round），由医院各个科室专家或外院专家就某个话题进行讨论授课，全体院内人员均可参加。

- 周四：早上6:45研究讨论会（research forum），由结直肠外科主导，全科工作人员、训练生和住院医师参加，会上主要就目前科室各成员尤其是我们研究员的研究进展做汇报和指导。

- 周五：早上6:45创新手术（innovation surgery），该会议每月进行一次，由克利夫兰医学中心整个系统主导，美国其他中心、西班牙、英国、法国等多国多院参与举行的视频会议，就当前研究和技术热点和难点进行相互讨论。如下图7-17分别显示某天会议参会单位（包括美国、法国、英国等多家单位）和现场讨论场景（参与单位分别是约翰霍普金斯医院和西奈山医院）。

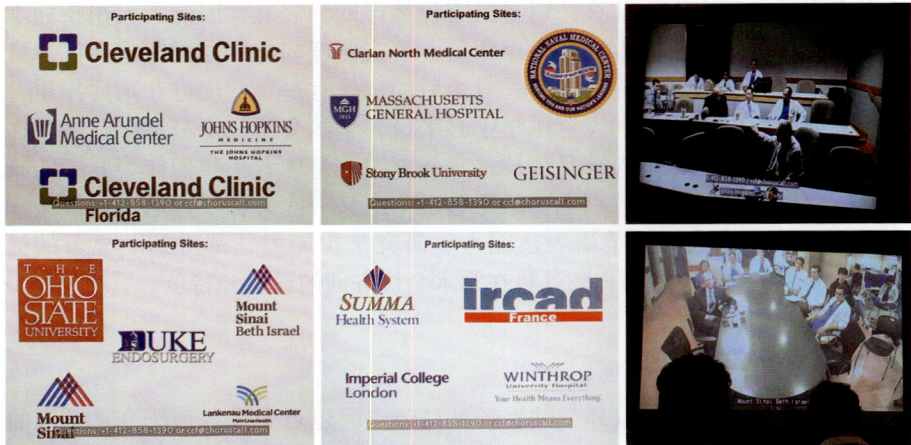

图7-17　众多临床中心参与Innovation Surgery会议

2　访问教授项目（visiting professor program）

访问教授项目是结直肠外科定期邀请欧美比较著名的结直肠领域大师，与科室医生面对面，着重于对年轻医生如Resident和Fellow的交流和授课。该项目每季度举行一次，每次从早上7:00开始到晚上7:00晚宴结束，设置一整天，形式内容多样，交流非常充分深入，是一个极好的学习和交流形式。

课程的设置大致是教授在早中晚各就一话题进行授课，早上主要有住院医师和临床研究员进行特殊、疑难、有争议的病例汇报，并进行全场讨论，下午则由研究员就当前的在研项目进行汇报（图7-18），并就研究项目的缺陷、意义和改进点等进行深入交流，专家给出自己的意见和建议。一整天不间断的学术轰炸，用两个英文单词概括就是very educational，中文就是受益匪浅，有种听君一席话、胜读十年书的感觉。我在克利夫兰医学中心访学一年期间，科室邀请了四名专家，分别是时任（2017—2018年）ASCRS主席Dr. Guy Orangio、卸任（2016—2017年）ASCRS主席Dr. Patricia Roberts，南加州大学医学院著名韩裔教授Dr. Sang W Lee，英国Spire曼彻斯特医院病理科教授Dr. Najib Haboubi。

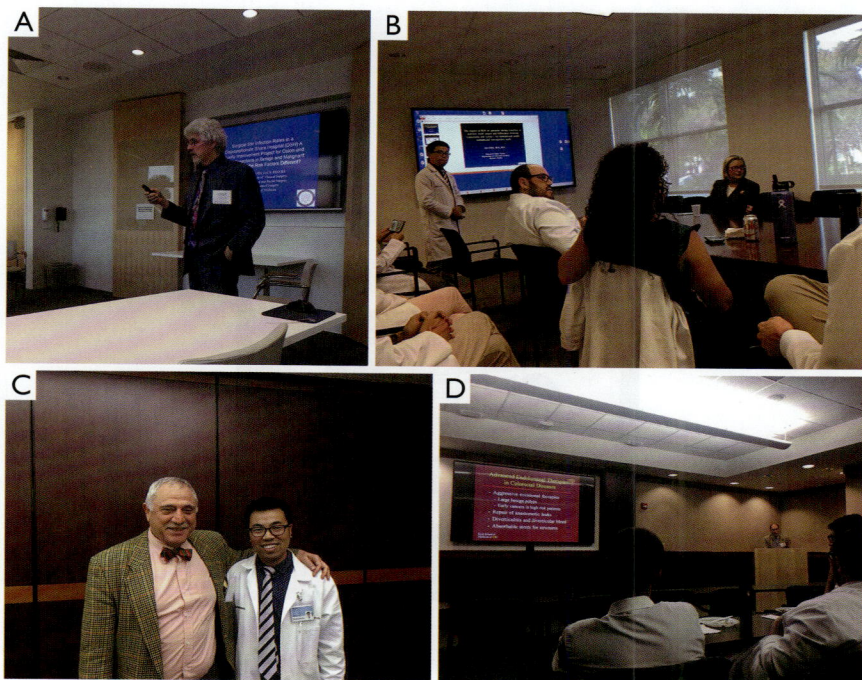

图7-18　访问教授项目

（A）Dr. Guy Orangio在授课；（B）笔者向Dr. Patricia Roberts（右一）汇报研究课题；
（C）Dr. Najib Haboubi与笔者合影；（D）右一为Dr. Sang W Lee在授课。

3　院内及区域会议

在克利夫兰医学中心这个大家庭中学习和锻炼的机会非常之多，除了日常的科室会议外，CCF还联合迈阿密大学、美国外科学院南佛州分院等机构召开了各种类型、各种层次的消化疾病会议，作为科室的一员均可免费参加。我有幸在美国外科分会南佛州分会（ACS-SFC）上被邀请做报告，汇报直肠再次切除术相关的研究结果。另外每年针对住院医师、训练生、医学生还设置研究周（research week），我的两篇摘要有幸在克利夫兰医学中心研究周展示（图7-19）。

在这里不得不简单介绍一下佛罗里达医院（Florida Hospital，FH），这是一个地处奥兰多的大型医院，全院共有2 000多张床位、涵盖区域内26家分院，在全美来讲也属于巨型医院之一。值得一提的是，近年来在FH国际部华裔经理Amy Chen女士的牵线搭桥以及不懈努力下，FH胃肠病、结直肠外科与国内胃肠界的联系越来越紧密，交流也越来越多，每年会有大量的亚洲区域

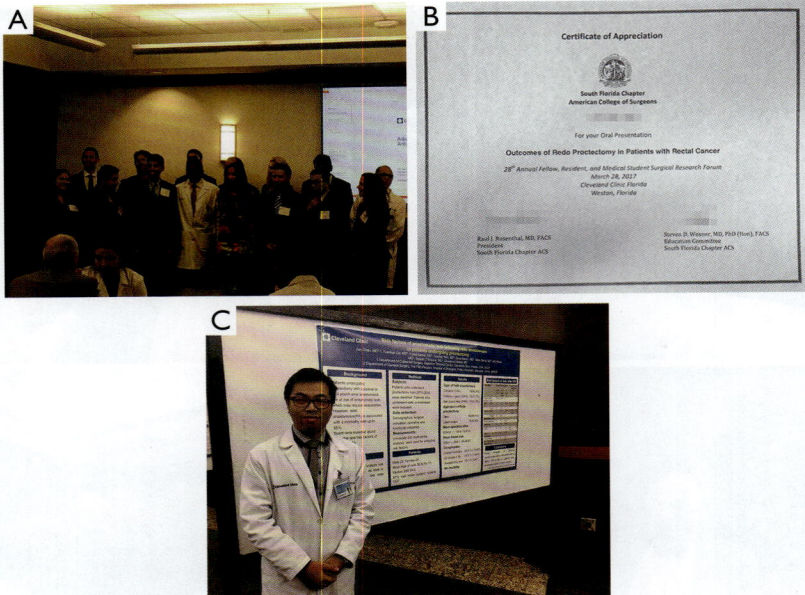

图7-19　笔者两篇摘要在CCF研究周展示

（A）2017 SFC-ACS全体讲者合影；（B）笔者参会演讲证书；（C）笔者在2017 CCF Research Week收录的壁报前留影

医生在FH进修学习超声内镜、结直肠外科等领域的最新技术。因此，作为在CCF进修的一名中国医生，也有机会能参与FH举办的一系列高质量的具有较大影响力的会议，如East Meets West等。这里需做隆重推荐的是FH举办的一年两次的经肛门直肠全系膜切除术（TaTME）培训班，该培训班是由TaTME技术的创始团队Dr. Sam Atallah和Dr. Matthew Albert主导的涵盖手术观摩、讲座授课、尸体模拟手术全方位的会议，可谓是我们结直肠外科医生在CCF学习的一大福利（图7-20）。

4　国际国内会议

（1）CCF主办的国际会议

克利夫兰医学中心在结直肠外科领域拥有"领头羊"地位，因此，定期召开会议不仅是跟进学术前沿、相互交流的机会，对全球的结直肠外科医生来讲，更是一个受教育和知识更新的绝好机会。此外，召开会议也是全球克利夫兰医学中心校友联络感情的机会，一众校友会回到克利夫兰医学中心的舞台展现自己的成功和对结直肠领域的贡献，这点特别让人感动。

克利夫兰医学中心消化疾病研究所会在每年西方传统情人节的时候，

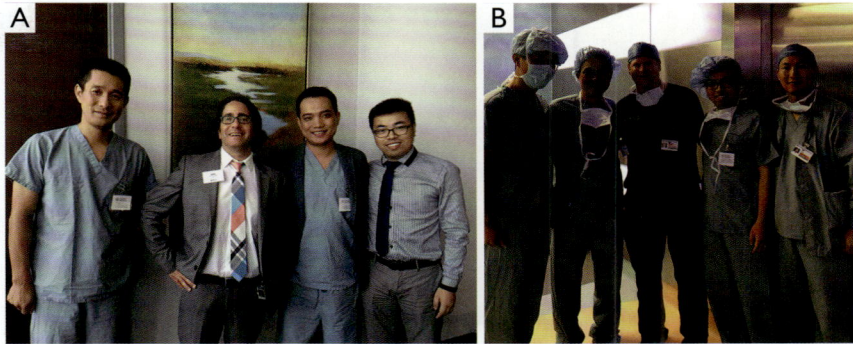

图7-20　参加经肛门直肠全系膜切除术（TaTME）培训班

（A）笔者和中国学者与Dr. Sam Atallah（左二）合影；（B）笔者和中国学者与Dr.Matthew Albert（右三）合影

在美丽的佛罗里达举行一年一度的消化疾病周（Disgestive Disease Institute，DDI）Week，全球的消化病大咖和克利夫兰医学中心校友就像密会情人一样，来到风景宜人的佛罗里达，畅谈结直肠人生，该会议目前是消化病特别是结直肠领域的世界级盛会，历经38年的发展和推广，已成为全球消化病领域过去与未来、热点与难点、东方与西方争锋亮剑的重要平台。我有幸在访学期间，作为一名工作人员，参与2017年DDI Week的部分组织工作，现简要介绍下会议的设置及特色。

2017年会议以结直肠疾病为讨论中心，集上消化道外科、肝胆胰腺疾病于一体，涵盖介入消化病影像、病理等延伸领域，引入最新热点和技术，对消化疾病进行了全面的、深入的探讨，使得各参会人员均收获良多。此次会议设有不同分场，包括结直肠疾病分场、荧光显像引导外科及减重与代谢外科分场以及肝胆胰腺疾病分场。秉承一贯的以质为先的原则，每个分场所讨论的话题均为消化疾病领域内的最新热点与难点，包括"经肛门外科""荧光显像引导外科""减重与代谢外科"等，而大部分所邀演讲专家更是相应领域内享有盛誉的领先者，包括前美国结直肠医师协会主席、克利夫兰医学中心肛肠外科主任Steven Wexner教授，TaTME手术创始人之一、来自佛罗里达医院肛肠外科的Matthew Albert教授，2016—2017年美国减重外科协会主席、克利夫兰佛罗里达普外科主任Raul Rosenthal教授等。如此热点话题与专家阵容的结合，在为各参会者提供一场难得的视听盛宴的同时，更造就了消化疾病领域内久负盛名，含金量极高的国际盛会。

我在会议期间，除了做点本职范围内的工作外，还客串了专业记者，对导师Steven Wexner教授进行了一次专题采访（图7-21），主要对TaTME（经肛门直肠全系膜切除术）以及免疫荧光在结直肠领域的现状和未来进行了探

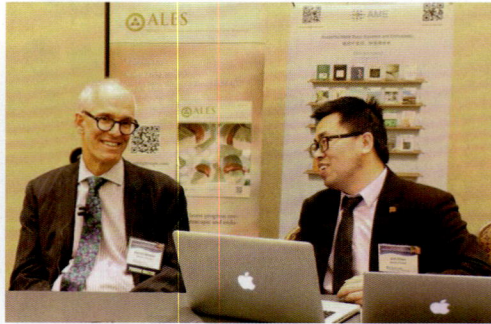

图7-21　笔者在2017 DDSI Week上采访导师
Steven Wexner教授

讨，会议报道及采访报道均发表于AME出版社的科研时间https://mp.weixin.
qq.com/s/NpD17E_ffHuTz_0cqDbrZw，以及杂志*Annals of Translational Medicine*
http://atm.amegroups.com/article/view/14398/html。由于该会议紧扣前沿、大咖
云集、设置合理、重点突出、组织有序，因此是我强烈推荐参加的结直肠专
业会议，您所能学到的会远超您的想象。

（2）各类年会

除了参加日常工作学习会议和系统、区域内会议以外，更大的舞台则
是美国各类学术年会，其中在消化界比较著名的学术年会包括ACS（美国外
科年会）、ASCRS（美国结直肠外科医师年会）、SAGES（美国胃肠和内镜
外科学术年会）、DDW（美国消化疾病周）、ASCO（美国肿瘤学年会）、
ESCP（欧洲结直肠年会）、ACPGBI（英国和爱尔兰结直肠年会）等。

克利夫兰医学中心非常重视学术研究在年会上的发声，以持续证明自己
的实力所在。医院要求每位训练生以及住院医师积极踊跃地向这些大会投
稿，如果被大会收录为大会发言（podium）则会全额资助参会费用。因此每
每在重大会议截止日期前，在学科带头人的推动下，所有的训练生和住院医
师都会对手头的研究做一总结，每次向大会投稿的文章都多达数十篇，其研
究实力可见一斑。

参加国际年会，除了可以极大地拓展自己的视野，对当前的研究领域最
前沿进展有一定的认识以外，还是一个和众多国际专家进行深入交流的机
会，并且是展现自我、展现东方视角的机会。访学期间，我有幸参加了在休
斯敦举行的SAGES和在西雅图举行的ASCRS，并且其中一篇研究成果被ASCRS
收录为口头报告（oral poster），在大会期间与美国学术界大咖进行了很好的
交流，并极大地锻炼了英文演讲的能力，也为即将结束的访学之行画上了完
美的句号（图7-22）。

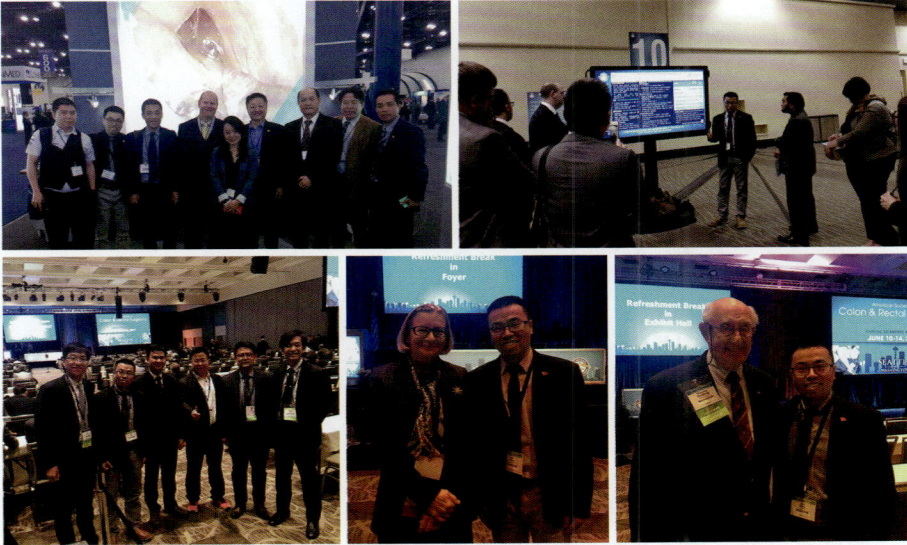

图7-22 2017年SAGES、ASCRS笔者与参会专家交流并汇报

第8章　佛州生活点滴

　　转眼间，在美国的1年时间已成为过去，除了在学业、职业生涯上的收获以外，生活上也不知不觉变成了"能手"，也许由于出国前的攻略做得还算详细，到美国以后真没有遇到太大的困难，生活上照旧，爱人孩子围绕，还是每天的油盐柴米酱醋茶，每天厨房里面还是飘出那股熟悉得不能再熟悉的家乡菜的味道。出国也许就是简单地换了一种环境，换了一种生活方式而已，以前的喧嚣换成难得的宁静，这也是人生的一种体验。现在想来，那样的生活虽然并不完全符合自己的想象，但至少在那样的环境下是不是更简单一点，活得更长一点？

　　写这本书也是得益于身边良师益友李勇教授的启发，是因为我在赴美前1个月已经租好房，赴美后第2天买好车子，并在短短的1周内基本将一切生活问题都有所掌握和解决，被周围朋友谬赞为"佛州百事通"，于是在AME出版社汪道远社长的鼓励下，勇敢地走上文坛，把自己的赴美经历介绍给读者。原本只是打算介绍生活方面的内容，但我认为，可能我们中国医生缺乏的是这样一整条路，而不单单是后面的生活。人人都是生活的能手，只要有心去发现，有心去经营，都不成问题，但不是人人都能成功地被录取，到国外从事自己想做的研究和学习，因此我前面花费了大量的笔墨介绍了申美、赴美、在美的各个细节，期望能为全中国医生和医学生提供点素材和帮助。

　　基于此，本章节着重以流水账的方式向读者介绍佛州生活的点点滴滴，并共享佛州衣食住行、交通娱乐等各种生活资讯。

第1节　身份准备

美国是一个移民国家，全世界各国人因为各种各样的原因蜂拥至美国。入美安顿好日常生活后第1件事情就是办理各种身份证件，包括驾照、ID、社会安全号（social security number，SSN）等。其中最重要也是最紧迫的就是申请SSN，该号码的重要程度等同于护照，而且需牢记号码，该卡不要随身携带，以免丢失，造成不良后果。本节着重介绍申请SSN的细节，至于驾照的申请放置在本章第5节中介绍。

1　什么是社会安全卡（社安卡）？有什么用途？

社会安全卡的英文全称是"social security card"。社会安全卡上面的9位数字就是"social security number"，简称为SSN。社会安全号码（社安号）一般写成类似818–89–9988格式，以前多用来报税，纳税人用自己社会安全号码上报的税等退休后可以领取退休金。但是，社会安全号码现在的功用已被大大地扩大了。它不仅用于报税，还被政府用来记录个人信用资料、工作收入、银行账户上的所有收入支出、犯罪记录等信息，这些信息全部在联邦政府的监控之内。社安号对于个人申请银行账号、信用卡、找工作、租房、申请水电及宽带账号都是必需的。因此，社安卡或号码非常重要。

2　中国学者可不可以申请社安卡？

首先需明确一点，对外国成年人来讲，所有在美国有工作许可的才有资格申请社安卡。因此，对于持B签证的短期赴美访问学习的中国学者来说，则是无法申请也没有必要申请社安卡的。目前，持J-1访问学者签证、F-1/M-1学生签证、H-1工作签证的均可申请，持J-2签证的家属也可以申请，但需要支持的材料更多，后续会提及。

3　如何申请社安卡？

首先，申请需准备的材料包括：I-94卡、DS-2019表（学生为I-20）、护照、邀请函（offer）等能证明身份、年龄、移民状态以及有工作许可的信息，所有文件必须为原件。J-1学者上述材料已经全部拥有，J-2尚需持工作许可卡（employment authorization document，EAD）方可申请。

材料准备齐全后就可以去社会安全局申请了。使用谷歌地图搜索社安卡，随即会显示附近所有的社会安全局，上面信息包括地址、电话、上下班时间等，选择最近的地址在上班时间直接过去即可，当然也可以提前网上预约好。至社安局后一般像银行一样，先根据目的取号，然后等待，看到电视屏幕上或听到喇叭里叫到自己的号码时，直接走到相应的窗口（图8-1），说明来意，递交材料，填写申请表（Form SS-5，见附录中的附录23），填写好以后，办公人员会跟你确认一些信息，采集指纹等，最后会打印出一份申请确认信（样张见附录中的附录24），一般2周左右查看信箱即可收到（样张见图8-2）。如果没有收到则可以在周一到周五早7:00至晚7:00的时间打电话1-800-772-1213去询问。

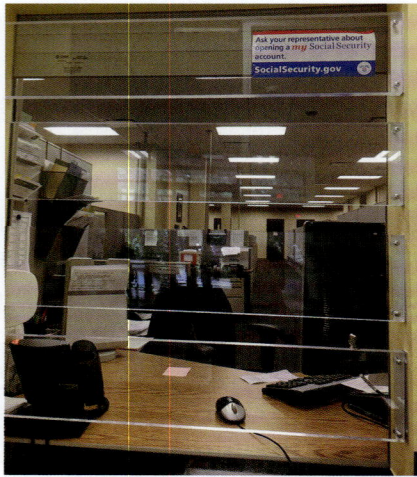

图8-1　社会安全局窗口

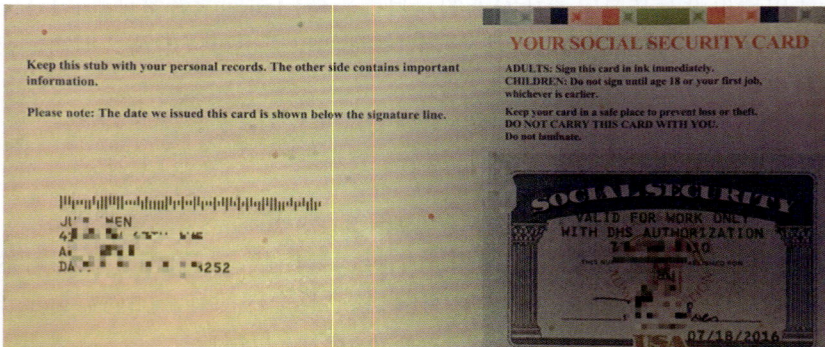

图8-2　笔者的社会安全卡样张

4　如何正确使用和保护SSN？

因为社安卡（号码）非常重要，应把社安卡放在最安全的地方保管。复印件可以留在身上，最好用心记住自己的社安号码。一般不要轻易告诉别人自己的社安号码，**绝对不要把自己的社安卡借给他人使用**。除雇主、政府机构和自己的律师、会计师等可以要求查看社安卡之外，其他人要求自己提供社安卡时，应问清楚原因及用途，如果不提供行不行，有没有法律条文要求提供社安卡或号码等。如此高度的警觉，可以帮助自己的社安卡或号码被正确使用，有助于保护自己的信誉、身份和其他合法权益。

5　几点注意事项

（1）申请社安卡无需任何费用。

（2）在窗口回答办公人员问题的时候，要提醒他我们来自中华人民共和国（The People's Republic of China），而不是Republic of China（指中国台湾）。

（3）社安卡的姓名一定要和其他法律文件的真实（官方）姓名一样，英文拼写要一模一样。自己的官方姓名中间有空格，社安卡上的姓名就应有空格；官方姓名拼写在一起，社安卡上的姓名就应拼写在一起。名字中间没有一小横"–"的，社安卡上面就不应有一小横。如果社安局工作人员把自己的姓名中哪怕一个字母写错，就应及时要求社安局更改。申请更改时，应携带有关证明的原始文件。

（4）如果社安卡遗失或被偷，应及时到社安局申请新卡，申领程序同前面讲的申请社安卡的程序一样，填写同一份申请表。但要注意，美国社安管理局规定一个人在1年内最多只能更换3次社安卡，一生中只能申请更换10次社安卡。虽然如此规定，但如果1个人经常跑去申请更换社安卡或经常声称社安卡丢失或被偷，还是可能会引起不必要的麻烦。

第2节 衣

佛州地处于美国最南端，而迈阿密又处于南佛罗里达，纬度和中国海南三亚相近，1年只有两个季节，冬季和夏季，冬季历时较短（3~5个月），我所经历的这1年的冬天最低气温也能达到15 ℃。相对来讲，夏季则为迈阿密地区的主旋律，基本1年中有半年以上可以称为夏天，室外气温可达35 ℃，6~9月室外高达41 ℃也司空见惯。因此本节关于"衣"的问题，已经比较明朗了。以下就穿衣、买衣的资源一一进行介绍。

1 穿什么衣服

夏天的穿着基本是上身短袖衬衫或T恤，下身以短裤、牛仔裤为主，鞋子基本以运动鞋、皮鞋、板鞋等为主。如果上班，男士则以衬衫领带+西裤+皮鞋组合，女士则要求得不是特别严格，大方得体跟国内一样即可，但不能过于艳丽。注意衬衫尽量穿长袖，一是因为国外医生很少穿短袖衬衫，也没有看到长长的短袖白大褂，短袖衬衫+领带在那样的环境下比较怪异，二是因为整个医院空调都开得非常的足（这一点特别浪费），特别是会议室和办公室，如果穿短袖一不小心冻得冰凉都有可能。

冬天穿着基本上加一件外套即可，平时休闲卫衣或运动衫，上班时西服或夹克即可，因此羽绒服、毛线衣、棉毛衫、羊绒衫、棉鞋、皮靴等都不需要带，都不需要买。如去北方开会、旅游，可临时购置。

至于穿着是否要讲究点或者追求名牌，我认为视各位学者的经济实力而定。国内普遍认为的性价比较高而又叫得出名字的牌子，诸如Gap、Polo、CK、Lee等在附近的商场里基本是"白菜价"（10~50美元不等），好看耐用又便宜，是美国的日常品牌。比较好的现象是国外很少攀比，不追求名牌，以舒适个性化为主，而且也很少有人对别人的穿着评头论足，因此在这里穿着只要自己喜欢、大方得体即可。

2 哪里买衣服

（1）沃尔玛（图8-3）：美国生活最为亲民、便利的卖场，离社区较近，物品可谓应有尽有，衣服、鞋帽也不例外，价格也比较亲民，一件T恤3~10美元不等，质量过得去，如果作为日常穿着也不寒碜。大件外套等不建议在里面购买，样式和质量均一般。

（2）商场：一般不是偏远的地区都会有各种各样的商场，迈阿密地区更

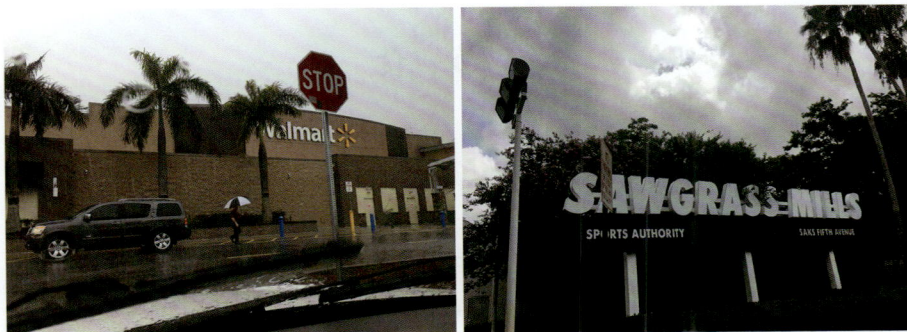

图8-3　沃尔玛和索格拉斯购物中心

是如此，大大小小的商场非常之多，离CCF最近的性价比最高的就数Sawgrass Mills了，里面汇聚了大部分耳熟能详的品牌，从普通到轻奢到奢侈各个档次都有，且相较于国内同样品牌的价格要便宜不少，尤其在美国传统节假日，打折力度较大，可谓是不二之选。距离迈阿密市区较近的商场有Aventura、Macy、Dolphin等，价格相对稍高，档次也比较高，有多个豪奢品牌。

第3节 食

所谓民以食为天，我想待在国外的每一个华人都有同感，在吃的方面没有一个国家能和祖国相比，因此，可以说在"食"这方面是最让海外学子煎熬的，毕竟咱从小在发展中国家吃五谷杂粮长大的，一下子跳入发达国家满是荤腥的牛肉、三明治、汉堡等还真是不适应。长此以往，不仅索然无味、望而生厌，更会导致"三高"问题出现。如自己能做中餐，尚能解决部分问题，但不是国内所有的食材在那里都能买到，同样的食材味道也有了些"改良"。同样的道理，如果到中餐馆就餐，你所吃的食物的味道可能是某国内地方风味+佛州风味的改良版，要想吃出纯正家乡味道，还是有一定难度的。本节着重介绍CCF附近就餐的资源和中西方就餐文化的差异。

1 就餐方式

1.1 自己做饭

自己做饭是我们华人在异乡解决吃的问题的最好方式，既能体验家乡味道，又能省去不少费用，唯一不足的就是花费时间稍长，但看看荷包里省下的银子也觉得值了。如果大部分情况自己做饭的话，单纯在吃这一部分，每个月一家三口的开销仅300美元左右。自己做饭，就需要去购买食材，以下是我在Fort Laudedale地区购买日常食材的主要地方。

（1）沃尔玛：二次提及沃尔玛，是因为比较大众、比较方便，部分沃尔玛是24小时营业的。常规蔬菜有：菠菜、生菜、西红柿、胡萝卜、各种青椒、花菜等，种类不齐全，但比较新鲜，味道与国内稍有不同。肉制品中牛羊肉、午餐肉、猪肉、鸡肉等一应俱全，且品质较好，价格适中（图8-4）。

地址：4301 S University Dr, Davie, FL 33328；12555 W Sunrise Blvd, Sunrise, FL 33323；4700 S Flamingo Rd, Cooper City, FL 33330。

（2）Foodtown（超市）：一个比较大的亚洲超市，里面除了中国类的产品外，还有很多泰国、印度、韩国、日本等国的食品，比较适合亚洲人的口味，里面蔬菜种类较沃尔玛齐全，包括小青菜、莴苣、南瓜等，还有鱼虾蟹，除了梭子蟹是活体的以外，其他都是冰冻的，价格整体上较沃尔玛便宜，但肉制品的新鲜程度与沃尔玛相差一个级别。另外，各种调料包括老干妈、酸菜鱼酱料等都能买到，可谓是做中餐的不二之选，一般每次花费60~80美元可以买到很多食物，够一家三口吃一周了（图8-5）。

地址：6431 Stirling Rd, Davie, FL 33314。

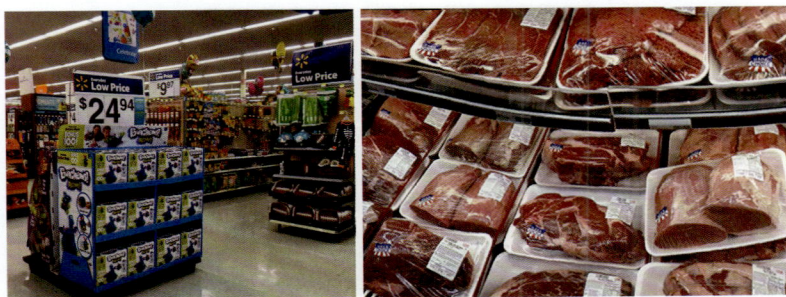

图8-4　沃尔玛内出售商品一角

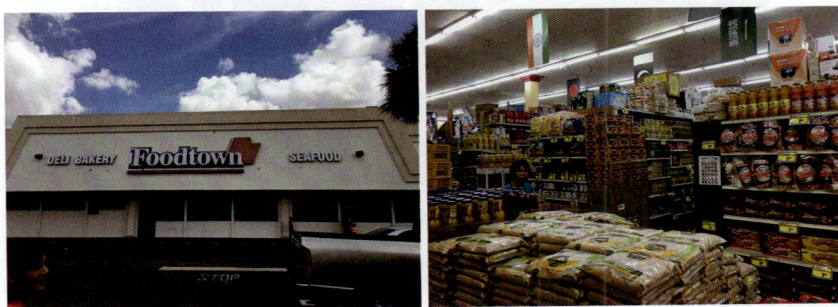

图8-5　Foodtown内出售商品一角

（3）Newyork Mark（中国城超市）：顾名思义，是纯中国超市，里面的蔬菜、佐料、肉制品、豆制品也是一应俱全，而且可以买到新鲜的鱼虾，部分国内的零食诸如瓜子、雪饼之类的也能买到，部分港台的特色食物也可以买到，位置相对较远，但比较新鲜，价格较Foodtown稍贵（图8-6）。

地址：10065 Sunset Strip, Sunrise, FL 33322。

（4）其他：偶尔也会到西班牙的超市Sedanos等其他地方去购买食品，有的时候能遇到不错的价格，比如我曾以2.59美元/磅的价格买到牛肉。

1.2　外出就餐

如果一直在家做饭，不仅索然无味，而且也缺乏点生活品位，偶尔我们也需要去解放自己的味蕾，适当尝试不同风格的食物，此时价格已不是考虑的主要因素。另外，我在此强烈建议下载"Yelp"这个App，其功能非常全面，特别是对于饮食方面的介绍比较齐全，还集成了地址地图、电话、网友评价、平均消费等，跟中国的大众点评如出一辙。这里再次申明本节介绍的商家与本人无任何利益相关。

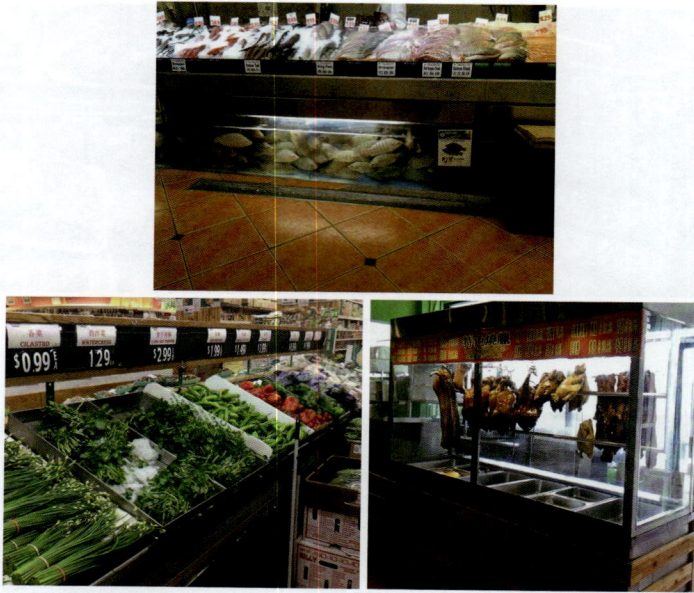

图8-6 中国城超市食品一角

（1）西式快餐

主要品牌有Burger King、McDonald、KFC、Subway，Wendy等，快捷方便，价格便宜，离居民区较近，一般一个套餐（包含单层牛肉汉堡+中薯条+小杯饮料）最便宜4美元就能买到，当然需额外加6%~8%的消费税。西式快餐里面饮料可续杯，在机器上可以自助选择不同口味的饮品，光可乐就有多达10余种口味。

（2）西式正餐

西式正餐和快餐完全是不同的风格，多用来聚友、宴请等。我在这里列举几类常见的也是亲身体验味道不错的餐品，人均消费30美元以上，地址可以用谷歌搜索，非常方便。

◆ 海鲜餐（Sea Food）：Crab House；

◆ 铁板烧（Tepan）：Benihana；

◆ 寿司(Sushi)：Sushi Tom, Ushio Sushi, Moon Thai&Japanese；

◆ 烧烤（BBQ）：Gabose-korean BBQ。

（3）中式自助餐

遍布美国各地的中餐馆中最具特色和大众化的就要数中式自助餐（Chinese Buffet）了，由于其方便快捷，各式中餐齐全，味道尚可，价格便宜，一般是每人15美元左右，是很多初到美国的学生必须去尝试体验的，也是众多旅行社接待国内来客的指定用餐地。距离CCF比较近的要数一家名为"中南海Dragon Gourmet Buffet"的餐馆，品种还包括三文鱼等。

（4）中式正餐

美国的中餐馆整体上以广式中餐为主，有大量的广州潮汕福建一带的人聚集在此，因此每家中餐馆都带有浓浓的广式风味，其广式早茶也是风靡整个美国。价格比较亲民的有"龙华酒家 China Pavilion Chifa Lung Wha"，适合家人朋友聚会就餐，一桌消费一般在100美元左右。价格稍高、环境较好的有"黄家码头Mainland China Bistro""金爵Gold Marquess Fine Chinese Cuisine"等，适合宴请，消费较前翻倍，而且前者难得的是有一个包房，但需提前预订。

1.3　食堂就餐

CCF有一个食堂（cafeteria）面向公众提供早中晚餐，早餐主要提供三明治、pancake（烤饼）、eggs（鸡蛋）、sausage（香肠）、bread（面包）等，价格适中，3美元左右，平常上班中午基本是在此就餐，主要品种有比萨、套餐（Main Entrée 主餐+side 副菜+ Medium drink中杯饮料）、各种色拉自行调配、chicken soup（鸡汤）、墨西哥卷，冰激凌、咖啡等，味道可想而知，跟东方的不是一个味儿，要想吃饱基本要10美元以上，可以想象一下如果每天在医院就餐，成本是多么的高了，因此亚洲的访学人员和学生很多情况下都是自己带饭至食堂解决中饭。

2　美国就餐文化及中美差异

美国乃至整个西方国家的文化和传统与东方文化都全然不同，体现在就餐文化上也是大相径庭。比如：

（1）西方正餐是长方形桌子，而中餐多为圆桌。

（2）在美国任何一家餐厅包括中餐馆，就餐前免费一杯冰水，在中国免费一杯茶水（也许这是西方国家胃癌发病率远低于东方国家的重要原因之一，可以进一步临床研究）。

（3）就餐前西方菜为每人一盘，刀叉齐上，中餐为大量不同品种的菜一起共享。

（4）西式正餐每人一份，包括前菜1道（appetizer）+主菜1道（main entrée）+副菜1~2道（sides）+饮品或红酒（fountain/drink）+甜点/冰激凌（dessert/ice cream），前菜一般是各式色拉、面包等，主菜一般包括牛排、三文鱼排、鸡块等，副菜则为土豆泥、玉米粒、甜豆、芦笋等，而中餐则是煎炒炸焖各显身手、鱼虾蟹肉一个不少。

（5）在美国任何地方就餐，除了菜金以外还需加消费税和小费，消费税各地不同，部分州免税，小费则为15%~20%左右（快餐无须给小费）。虽然小费不是强制的，但是强烈建议国人在这点上不能省，这是表示对别人劳动和文化的尊重。在中国无须给小费和消费税。

3 就餐的其他注意事项

（1）尽量避免在假期或者在周六晚上去饭店吃饭。由于客人太多，很多饭店的后厨都无法做到保质保量。

（2）平和对人，当消费者的不满转变成个人攻击时，向食品或饮料里掺其他东西是服务员进行报复的常用手段。有的服务员确实会向客人的食品中吐唾沫。

（3）千万别说"我是你们老板的朋友"。因为餐馆的老板没有朋友，这句话会让你立刻成为一个自作多情的人。

（4）你希望别人怎样待你，你就应该怎样待别人，别打响指叫服务员。

（5）没吃完的菜尽量打包，避免浪费，在美国都是这样的习惯，没有什么不好意思的，也没有嘲笑的眼神盯着你，服务员会主动帮你打包。

（6）不要点菜单上没有的菜。你这样做是在逼厨师做他没有做过的菜。如果他在一个月内做同样的菜超过一万次，那么这道菜他一定会做得很好吃。

（7）小费要算足，如果服务极差，不想给或少给要跟餐厅老板说出理由。

（8）每次都要核对账单。因为在大型宴会中，服务员会在你不注意的情况下偷偷在账单中加上"小费"。

（9）如果你吃饭时间很长，这不是问题，但是一定要多给些小费，补偿服务员因为少一桌客人损失的小费。

（10）一定不要在餐馆准备打烊15分钟前进来就餐，这时厨师已经很累，他只会草草做好你点的菜。

第4节　住

在住的方面，如能找到一个安全、家具齐全、距离又近、价格便宜的房子，确实需要一番精力，但事情往往不如人想象的那么完美，总归需要牺牲点东西，寻找一个平衡。我在前文中已经详细介绍了如何寻找合适的房子，本节则着重介绍租房前后的注意事项以及各项日常生活事务的开展。

1　安全性

出门在外，安全第一，异国他乡，尤其注意。众所周知，美国是一个可以合法拥有枪支的国度，因此在美国租房也好，开车也好，尽量避免与别人发生冲突，因为你不能保证哪个人会躁狂症突然发作失去控制，掏出一把枪开枪射击。因此租房首先需要租在一个安全的社区。幸运的是整个CCF周边一带民风淳朴，待人友好，相对都比较安全，流浪汉亦较少，总体来讲非常安全，因此附近小区均可选择，以Weston、Davie（韦斯顿、戴维）两个市为最佳，在确定前还可以到诸如https://www.crimereports.com/上面查询具体市的犯罪率等，用来参考。

2　租房规则

租房要严格遵守房东或公寓定的规则，不可擅自破坏规则，爱护房子及公共财物，否则赔偿起来可能远高于物品本身的价值。因此在签订租房合同时需要逐条仔细核对条款，哪些能做，哪些不能做，有些房东不允许带外人来过宿，有些则要求凡是带外人进屋需要向房东申请报告。有些房东知道中国菜油烟味较大则不允许煎炸炒等烹饪方法，不能想当然地认为我租下来了我就有权利做任何事、带任何人进屋。美国是一个法治国家，签了字就必须遵守契约，违反了契约，对方有权利把你赶出门，而且可以不讲人情，因为他们的国家法律就是一切，以法制说话，你再哀求也没有用，这一点切记。因此，我当然还是建议向整体管理的公寓或中国房东租房，大部分可避免这个问题。

3　水电宽带开通

租房确定好以后，特别是租的公房，水电宽带是需要自己去开通的，这个账号在美国是跟人走的，不是跟着房屋的。因此很有可能在没有开通的情况下是没有电的。在确定租房前需要提前搞清楚细节，前面所申请的SSN这个时候就派上用场了，因此没有SSN号码的学者就需要寻求房东或小区的帮助。

关于水费，每个市的标准都不一样，一般一个月15~30美元左右，我所在的Davie某小区水费全免，关于如何缴费，建议至各市的官方网站查询交纳，搜索water bill（水费）+市的名称即可查到。

电费，Electric bill，统一由www.fpl.com管理，在该网站上注册一个账号，连接好个人信息和地址，即可每月缴费，最简便的方式是每月由房东缴费，再转账给房东，但建议要求房东在水电账单里面加上自己的名字，后面用来给孩子上学报名使用。像迈阿密地区空调基本是一直开着的，否则没法生活，这样的情况下一般一个月电费在60~80美元左右。

宽带的选择，有comcast、xfinity、ATT等主流运营商，20M宽带一个月网费多达70余美元，最近华人圈内流传的italk BB比较划算，可以搭载comcast（美国一家有线电视供应商）线路，而且更稳定高速，每个月45美元可达到75M的带宽速度，还外送家庭电话、中文电视频道，可谓华人的不二之选。各项缴费均可通过网络完成或自动扣款到银行账户，无须亲自到营业厅交纳。

4 邻里关系

美国人天生就有救世主的精神，好管"闲事"，平素在小区内经常会主动打招呼，尤其知道我们是医生之后，会更加热情，因此塑造好邻里关系也相当重要，有什么通知、提醒之类的会及时通知到。另外严禁在屋内甚至在公共场合打骂小孩，好事的邻居听到哭声而且在平时不了解你的情况下极有可能一个报警电话，警察叔叔就会来请你喝咖啡了，轻则警告，如果发现体罚伤痕重则涉嫌虐童，还可能会被剥夺监护权，到时候您就欲哭无泪了。如果平素邻里关系融洽，知道你家里的情况，一般也不会轻易报警惹麻烦；还有一个好处，邻里间不断接触，能不断地锻炼语言能力，真正体会美国在各方面的文化、习俗、教育方式等。

第5节 行

美国是一个车轮上的国家，幅员辽阔，地大物博，而人口只有中国的1/3，交通等基础设施相比于中国还是差一点，只有大城市才有地铁，中小城市连公交都很不发达，出门没有车就如同没有双腿，因此要全面考虑出行的问题，包括考虑上下班、孩子接送甚至爱人上下班的问题，因此需要买一辆适合自己的车，本节就出行相关问题作一下介绍。

1 车辆买卖问题

1.1 从哪里买车

关于买车还是租车，前面我已经表达了自己的观点和建议，半年以上建议买车，费用上可大大节省，那么从哪里买车？

（1）从中国人那里买

从中国人那里买，优势明显，便于交流沟通，也能解答车子的相关问题，即使车子出现故障也能及时释疑解惑，价格方面达到双方的一个平衡点即可。急着卖车的中国人大部分是即将毕业回国的留学生，时间紧迫，急于出手，这对我们买车一族是再好不过的了。

寻找买车的中国人最好的方法就是加入当地大学的QQ群、微信群以及当地华人群，例如CCF周围的大学有诺瓦东南大学（Nova Southeastern University）、迈阿密大学（University of Miami）、佛罗里达国际大学（Florida Internationale University，FIU）、佛罗里达太平洋大学（Florida Atlantic University，FAU）等。出国前可搜索申请加入群，表明来意，一般都会同意入群，入群后即可发布买车广告，会有大量即将卖车的人联系你，这时候就是买方市场了。

（2）从国外私人那里买（Private Party/Owner）

如果在中国人那里实在找不到比较合适的车，那么就要去寻找其他卖车的人了。一种方式是可以去寻求国际部的帮助，让他们帮忙询问即将毕业离校（院）的学生的卖车情况，另一种方式就是到各大卖车网站、App上去寻找合适的卖家和车，网站有cragslist（前面已经介绍，大型信息集散地，要甄别真假），edmunds.com（非常全面、权威，有车评，有报价），5 miles，offerup（二手货App，通常为个人，离居住地较近，方便快捷，可在App内下定或商定后实地看车）等。

从这个渠道购车的好处是选择范围广，网上的价格也便宜，除了需要英语足够应对以外，还需要对车的常识以及各个核心零部件等有所了解。这一点可能非常困难，特别是对于我们的女留学生来讲，可以请身边懂车的同事朋友帮忙一起看车。

（3）从二手车商（Dealer）那里买

如果担心网络诈骗，周围中国人又没有车要出售，可实地去Dealer（经销商）那里去看、去买。简单来讲，直接谷歌搜索附近的"auto/car dealer"，一般会出现很多二手车商，谷歌里面会有大量的网友对他们进行评价，选择评价有理想车型的直接"杀将"过去。还有很多二手车买卖网站如cars.com，emunds.com，在里面直接输入邮政编码（zip code），附近的上百个二手车商的地址就会出现，选择星级评级高的就可以直接去看车了，如下图8-7所示Weston（韦斯顿）附近10 miles范围以内4星级以上的二手车商，条件还可以设置得更具体。

这种方法的好处是会有专人对各型车辆进行介绍，二手车商会有关于车辆的完整报告，车辆的质量能得到最起码的保证，有一定的保障期，什么手续都不要担心，很简单粗暴。但这就要求英文水准足够高，而且价格通常要贵不少，个人那里买5 000美元的，在二手车商那里最起码要6 000美元，要看每个人讲价的功底了，对于我们这些发展中国家来的学生学者来讲，能省则省。

如果一定还有什么注意事项，那就是，千万别被"转型"。如果你提前看好了东风日产，就一定要买东风日产那款，销售推荐什么也不听，一定要回头研究好了再来买。否则就会像某学者被骗一样，看的是东风日产，结果销售一忽悠看上一辆本田，原价1.2万，1万卖给你了，结果回来一查其实只要6千，这个算是奸商领域的金科玉律，屡试不爽的。

1.2 如何买车

（1）知识硬货

如果没有一定的知识和经验储备，无论去干什么都要吃亏交学费的，买

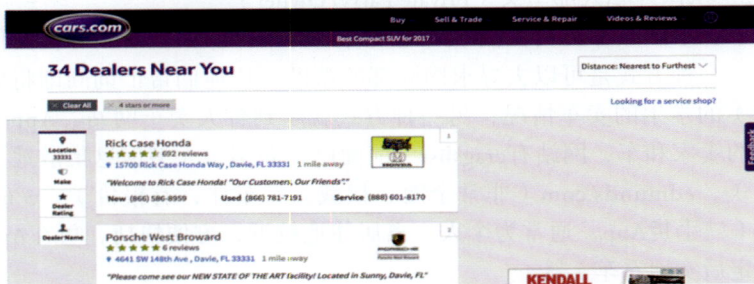

图8-7　显示距离邮编为33331周围10 miles的二手车商

车前一定要知道如下知识点，否则被宰没商量，麻烦事情多。

◆ KBB报价：KBB是一家专业的评估车价的网站，上面也有买车卖车的服务，全称Kelly Blue Book，网址：www.kbb.com。在看中基本车型以后，讨价还价之前，要知道这辆车到底值多少钱，多少价格买是合理范围之内，就要用到KBB报价，同样的道理，后面回国前卖车的时候你也能知道车的合适卖价。以我所买的2006雪佛兰迈锐宝为例，报价具体方法见图8-8所示。

◆ Carfax报告：在美国，买卖二手车再平常不过，因此其背后的产业链和行业规则也是相当的完备，每一辆车都有一个身份证和VIN号码（样张见附录中的附录25），根据VIN号码可以查询此车的过往前生以及维修事故记录等，一目了然，所以在车商或个人那里买车，只要把VIN号码输入进去即可快速获得该车的权威报告，其中Carfax网站的报告可信度高，广泛应用于车辆的买卖，不过是收费的，要40美元（样张见附录中的附录26）。

　　在查Carfax的时候还会遇到另外一个术语叫作clean title，包含几个意思：一是说明此车之前没有遭遇过重大问题，有的是flood（泡水车），salvage title（大修记录），说明以前经历过大修，绝对不要买；

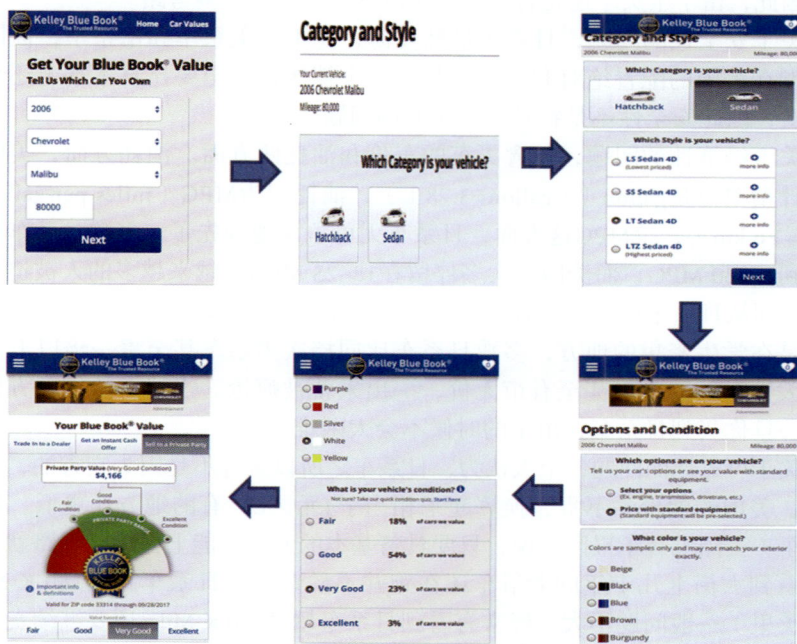

图8-8　系列图示KBB估价流程

二是说明车主具有完全的占有权，即full ownership（完全拥有权），而不是正在贷款买的这个车，否则你买了还得还贷款，这就复杂了；三是在Carfax上还可以看到每一任车主对车的使用情况，值得认真研究一下。如果只有一任车主，即first owner（第一任买家），是非常赞的，多数人买新车后都会爱车如子，相比之下如果已经卖过很多次了，就不是那么爱惜了，比如我的Malibu（马里布），我很荣幸地成了第三任车主。总之，clean title一般都没有问题，Carfax一定要十分小心，任何问题都不能接受。

（2）车系选择

关于车系的选择，花再大力气也讨论不出子丑寅卯来，每个人有自己的考量、爱好和经验，没有一个统一的标准，仁者见仁。但是在此我还是要特别说明几点美国各车系之间的差异，以及中美二手车买卖方面的异同。

美国老百姓主流车系是美系和日系，在大街上跑的车，这两系绝对要占90%。美系车雄壮大方结实，有着浓浓的美式风情，虽然车身重，但因为排量较大，所以加速起来也不是事儿（我的迈锐宝就是3.5 L V6的）；日系车轻盈灵巧，美观质量好，在美国也有着庞大的市场。号称北美留学生"四大神车"的丰田Camery、Carolla，尼桑Altima、本田Accord无一例外是日系车，足见日系车在留学生心目中的地位。两系相互依存，各有其过人之处，而综合评价相当。因此，留学生买车还是着重跟着主流走，会少走很多弯路。

关于安全性的问题，日系车虽然皮薄，比不上美系车和德系车，但同一款车型在美国的配置绝对和中国不是同一个档次，甚至要比日本本土还高一个档次，因此安全性不是特别需要担心的问题。

关于经济性的问题，包含买车的车价和油耗两方面。油耗方面，美国加油的计量单位是gallon（1 gallon=3.78 L），油耗记为MPG（miles per gallon，1mile=1.6 km），论MPG这方面，日系车无可争议地领先了。多数日系车都可以跑到25~30 MPG，而美国车大多停留在18~25 MPG，越来越多的人被迫放弃安全，屈从日系车也不是没有道理的。车价方面由于日系车被炒作得很厉害，尤其是在学生密集的地方，多数日系车比同档次美系车甚至贵一倍以上。像"四大神车"的价格甚至有市无价，一出来就被疯抢。当然，从另一方面也说明一旦你买到日系车，出手的时候不会太困难。

关于可靠性的问题，个人认为，日系车之所以火并不是因为它省油，而是可靠，美国的油价并不贵，换算起来相当于4元／L，有的地方还更低。同年代的车（美国没有车报废一说，只要具备基本的元素，能上保险能上路就行，因此看到大街上几十年的老爷车还在跑并不稀奇），日系车跑到150 K Miles（千英里）一般问题不大，经常有看到日系车超过200 K Miles还要继续卖的。相比之下美系车一般超过100 K Miles就基本看不到了。原因何在？显然是都报废了，多数人买车图个放心，不愿意做最后一任光荣车主。如果一定要我建议里程数（Mileage）的话，我觉得日系车100 K Miles，美系车60~80 K Miles比较合理，基本保证不会让你成为最后一任车主。顺便感慨一下，日本人真的还是很让人佩服的，20年前造的车现在依然"活蹦乱跳"，除了德国车，其他车只能望其项背了吧。

关于兼容性的问题，个人认为不是大问题，只要你没有特别的爱好，不要买那种20年前一共产了100辆的车，修车配件还是比较容易找到的，前提是你要知道相应的英文单词，趣易、亚马逊上应有尽有。

另外，关于其他车系，不建议购买，德国车质量不错，但因很多配件需要从德国进口过来，加上美国昂贵的人工，可想而知，修起来的时候价格会直接让你"掉下巴"而掉头就走，如果车还能走的话。

（3）实地看车

作为菜鸟的我们，实地看车估计也就只能看个大概，包括外观、发动机、内饰各个电子按钮，加油平不平顺，路试有没有异响等。但除了这些还是要弄清楚以下几个问题：

- 先问车主为什么要卖，有没有什么事故或者有哪些问题，美国人很直接，不大会说谎，就直接告诉你了；如果支支吾吾的，有可以就有问题了，要小心了。
- 注意检查一下车里面是否干净，虽然你可以以后打扫，但多数情况下把车保养得很干净的人对车也比较爱护，一屋不扫，何以扫天下。
- 问下车主车里面的东西是不是都卖，比较荒谬的是，有的时候你从黑人手里买了车，结果他把音响留下了（这个非常普遍，黑人视他们的"HiFi"如生命，大街上到处能听到车内音响迸发出的激情澎湃的声音，必然是黑人在边开车边自"High"或者群"High"）。
- 要问清楚轮胎、刹车片、电池、机油什么时候更换的，其他修过的东西都有哪些。切记，车主投进去的钱就是你省下的钱。但他如果投的太多，说明你需要省的也太多了，这个也不考虑了吧。
- 打开发动机前盖看看，脏不脏，有没有太夸张的污渍，有没有明显的线头露出来。
- 路试要首先看打火启动声音清脆不清脆，如果声音拖泥带水要么电池没力，要么火花塞和点火线圈该换了；其次要看发动机有没有异响，发动机灯亮不亮，有时候变速箱有问题，会发出周期性的噪音；再次，自动挡的车加速过程中看看是否有明显的顿挫感；最后，最重要的还要检查刹车（手刹/脚刹）的灵敏性和有效性。

当然这些还是业余的，保险的做法是买车前到附近的修车店进行检修，花费50~100美元，费用当然是自己出，然后修车的师傅会给你出一个超级复杂的书面结果。一般来说二手车都不会太乐观，他基本上会尽全力告诉你这个车哪儿不行，一方面说服你修，一方面说明你这钱没有白花。我的经验是，只要没有太大的问题，不必太在意。我买Malibu的时候引擎方面有一个问题，加速起来发动机固定不稳会有抖动，问修车师傅这会不会影响安全，回答说绝对不会，加上实际开的时候完全感受不到，所以也就无所谓。但这个投资还是值得的，因为有了问题，在购车讨价还价的时候会主动很多，因为你有充足的科学依据说这个车怎么这么破，但凡不是太铁石心肠的车主都会让一点利的。

1.3　程序手续

买好车以后，接下来就是过户、上牌照、上保险等程序，Tag登记信息到期后要续期，相当于我国的车辆年审。

（1）过户上牌照

过户上牌照是在一起完成的，谷歌搜索一下Tag&Title，即可查到附近的机构，注意这里的代理机构（agency）是私人的，价格稍高一点（500美元，比公立机构贵100美元），但距离很近，效率很高，很快就能办好，我当时进去还以为进了杂货铺，它的画风是这样的（图8-9）。

过户时，买卖双方都要到场，交好过户费以后（买家交），代理机构会在电脑上登记，然后给一个随机的车牌如图8-10（美国也有定制车牌服务，比如你是某大学的，你可以另加几十美元领到大学名称缩写和吉祥物的车牌）。另外还会领到一张车辆注册信息文件和图8-10右上角的黄色标签（样张见附录中的附录27），这个车辆注册信息文件不能弄丢，在后期考驾照登记车辆时要用到，没有会比较麻烦。黄色标签提示注册截止日期，在截止日期前需要再去佛罗里达交管部门指定的私立机构更新一下才能继续，否则属

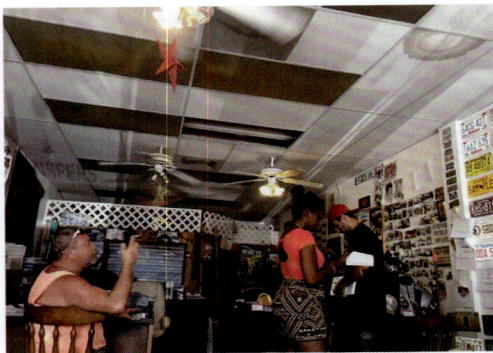

图8-9　车牌过户代理处

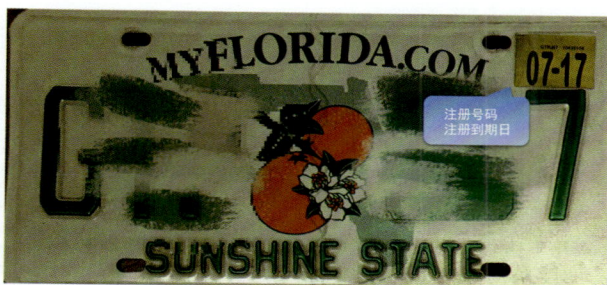

图8-10　笔者的车牌样图，右上角黄标显示车辆注册号码及到期日

于无证开车，会被警察叔叔随时截停罚款，也面临保险不赔偿的问题。一周后即可拿到自己的车产证（即Title）。

（2）买保险

保险在网上购买即可，简单快捷，买好第二天零点即可生效，生成的保险卡和保单也是电子的，方便查看和保存。在保险公司选择上，我认为都差不多，不需要花费过多的心思去挑选，只需要到官网上去自助询价（quote）即可。这里要注意以下几个问题：

1）没有美国驾照能不能买保险？

依照我的经验，在佛州是可以的，但我的驾照是最后临回国为了旅游而考的，之前一直持中国驾照开车，但强烈建议在赴美后1个月内考取驾照，因为有些州持国外驾照是非法驾驶，详见后续介绍。

2）车险是与车相关还是与人相关？

美国的车险是人车合一，即你即使有合法驾照，也不能去驾驶另外一辆已经上好车险的车，除非那辆车主将保险覆盖的人加入你的名字，当然需要交额外的保费，所以美国借车是相当麻烦的，一般人家也不轻易借车。

3）哪些保险公司值得推荐，如何购买？

个人认为两家公司值得推荐，在留学生中口碑非常好，即Progressive和Geico。以Progressive为例，首先登录www.progressive.com，选择Auto，如图8-11所示，接下来输入邮政编码，首先了解购买人信息，进而输入自己的姓名、生日、地址等信息，进入询价窗口，而后再逐步填写个人及配偶信息，包括驾照信息、地址、SSN、有无买过保险、有无被开出罚单或驾照扣留等，同样还需填写车辆信息，最后让你选择具体险种，要保几个月等，选择好以后就是确认信息，然后付款即可在指定日期生效。

我在此提几点建议：一是一次性购买半年险，比单月购买方便省事，而且能省300~400美元，后一次购买可以享受前一次的驾驶良好的信誉保证，会

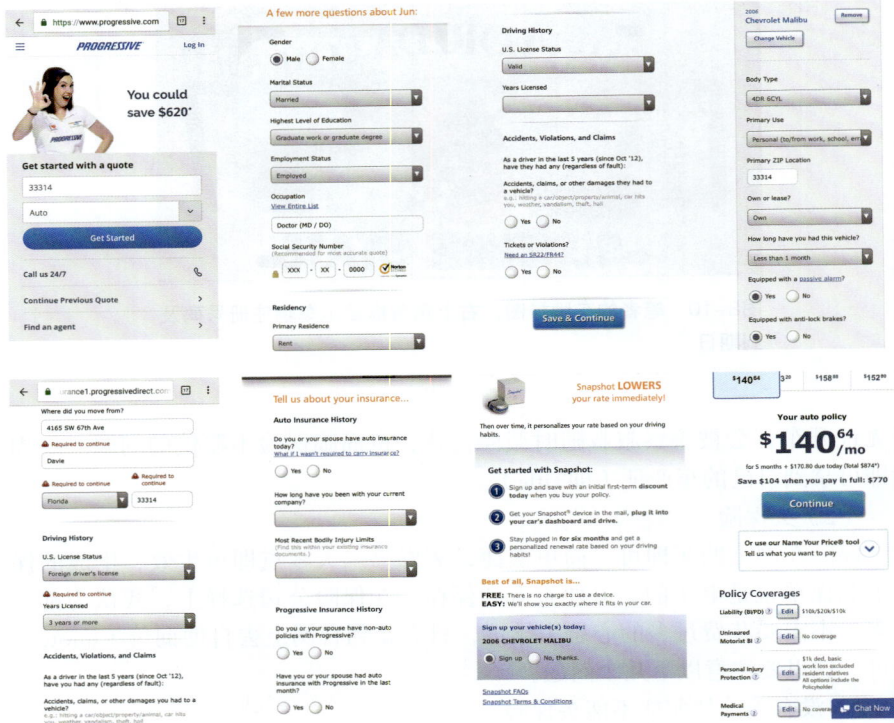

图8-11　系列图示从Progressive公司购买车险的流程

有进一步优惠，如果购买一年险经济压力比较大，价格在1 500美元以上，而且不能更换；二是购买险种上，基本险就足够，即使这样半年也要700美元左右，基本险通俗来讲就是保对方，不保自己，一旦发生事故，如果自己全责，车撞坏了自己修。因为我们出国进修都会买个人意外险、医疗险，所以这一点有所重复，另外车是二手车，本身不值钱，开车当心就可以，当然为了图放心不差钱的可以买全险；三是建议险种加上"路边"，意思是路边紧急救援，包括送油、送电、换轮胎、拖车等服务，30~60美元，因为我们买的二手车不知道什么时候就坏了，到时候再救援人力成本会非常高。

另外，在起初买保险的时候，我们往往是没有美国驾照的，特别是对于访问学者来讲，起初都属于"三无人员"，即无社安号、无美国驾照、无信用记录，因此保费会比较高，半年基本是800美元以上（在网上填写的时候社安号一栏可以写上000-000-0000），如果有了社安号和美国驾照以后，再补录信息进去会退一笔钱，另外可以随时退保险，换一家保险公司，多余的钱也会随时退到当初付款的账户里。保险到期之前，保险公司也会主动邮件或电话联系续保的事。

如果不小心出险了，处理方法和中国一样，不过永远记住要先救人，后救财物，统一报警电话为911，然后再打保险公司电话。

（3）Tag的更新

Tag的截止日期为车辆拥有人的生日，所以我们可以看得出回国前需不需要再更新一次。更新方法很简单，到当地的车辆管理所（DMV）咨询指定专业机构，在规定的时间内前往，带齐Title、驾照即可。另外，在此之前必须要把所有的罚单、高速过路费（据我所知，好像只有佛州等少数州有过路费，大部分州高速不收费）缴清后方可更新。

1.4　卖车相关

经历过买车，卖车就相当容易了，反过来做就可以了，卖车的时候记住要带一个螺丝刀，把原来属于自己的车牌卸下来带走，可以留作纪念。

2　驾照和交通法规

有了车，就能安心地上路了，但别忘了，这是美国的路，需要持美国的本地驾照，遵守美国的交通法规才行，这样才能安全愉快地驾驶。接下来介绍本节的另一重头戏即美国交规以及如何考驾照，美国交规的驾驶手册见链接：https://www.dmvflorida.org/florida-drivers-manual/englishdriverhandbook17.pdf，考试中文指南见附录中的附录28。这里介绍交规，我不求全面，重点介绍在美国开车习惯的不同和重要交规特点。

（1）美国开车重要注意事项（必看，否则轻则浪费时间、浪费金钱，重则可能生命不保，绝不危言耸听）

- Stop sign：美国行车会车的精神就是Stop sign，美国大街小巷遍布着Stop的牌子，特别是小巷子、小区、学校周围等，多如牛毛。无论前方、侧方有没有车，无论白天和黑夜，无论有无警察和摄像头，在Stop标志面前，一定要停车，一定要停车，一定要停车，并不是低速溜车，观察周围后再通过。在四方向Stop路口，要遵守"先到先停、先停先走"的原则。

  特别说明一点，校车的权利某些时候比警车还大，如果校车上的红灯开始闪烁，或者亮出"Stop"标记，必须停车在校车前后100英尺外，等待标记取消。哪怕反向行车，也必须刹停，除非双向车道间有安全隔离栏。否则后果非常严重！这一点体现了美国对学生和未成年的绝对的保护和关爱，违反者，校车司机可能会直接打电话报警，接下来会面临严重的处罚。这一条也是我给每个初次来美学习的中国学者讲解的第一条开车原则。

- 路权：美国交规讲究路权问题（right of way）。意思是指，我在路上直行，现在是我的路权，我有权快速通过，不用去谦让另外一辆转弯车、插队车等，路口也不必减速。这就直接导致在十字路口，绿灯和没有Stop sign的情况下大部分车辆都是快速通行，而且抢黄灯很普遍，这并不是指他们不谦让，而是遵守自己的法律，享受自己的路权。比如在车流从北向南行驶遇到路口绿灯时，位于西侧的车辆如果想拐弯向南，需要等到北向南的一连串所有车辆通过，并与下一辆车留出足够的距离和时间后方可驶入车道，这个距离就是以能让后面的跟车在你插进来以后不需要大幅度踩刹车为准的，因为绿灯情况下车速都非常快，而且没有路口减速和刹车的习惯，除非快要到红灯了。

- 行人优先权：无论在什么状态下，前方有行人，必须无条件理让，当路权与行人优先权发生冲突时，行人优先权首先生效。实际情况是美国大部分人都非常理让行人，远远的就在等一簇簇行人通过，很少有人按喇叭去催促，甚至会有司机主动下车帮助搀扶老人过马路。

- 美国和中国一样方向盘在左侧，红灯情况下可以右转弯，除非有右转箭头的红灯，或者标明红灯禁止右转，就得等绿灯，否则刹停，看清左手无急速驶来车辆确认安全后可以右转。拐弯永远让直行，支线让干道。由支路入干道，别把车头探入干道，否则干道的车以为你要冲进来，易出事故。如果双实线无法超车，一定跟着前车缓行，路旁会有指示牌提示专门供无法超车的单车道避让的停车点。

- 后方警车、校车、消防车、救护车在闪灯或者在呼叫、快速行驶的时候，要迅速向左或向右避开，让开一条道，让他们优先通过。

- 上高速的匝道，加速，打左灯，回头看左肩后方车流，确认安全后并道。注意美国规定并道必须回头确认无盲点行车，而不像国内，看镜子就可以了，在美国单纯看镜子很容易出车祸，因为车流较快，盲区内车辆可能通过，并线要特别小心。

- 国内的高速公路下道及并入其他高速出口都在道路右侧，美国则两边都有可能。有时候你的出口可能是在左边车道上，有时候你沿着右边道行驶，开着开着就到出口了，这时候再变向左道已经来不及了。因此，需要密切关注横跨高速路的指示牌，按指示牌上的目的地，顺着车道走。

- 注意限速标记。超速后被警察抓住都是重罚。别想着用跟着前面的车之类的借口就可以逃脱。美国警察可以抓到你只罚你而不管前后车。学校区域尤其是上放学时间，限速更多，超速罚款双倍，可达500美元。

- 不得往车外面扔垃圾，被路人举报了也是重罚，好像是150美元。如果出车祸了，路人会热心打电话叫警察或者救护车，但如果扔垃圾也可能被举报而罚款。

- 十字路口遇到红灯持续闪烁等同于Stop sign，如果黄灯闪烁，提示减速谨慎通过。

- 美国高速最内车道有时有个菱形标志，这叫拼车道（car pool），只有两人或两人以上才可走，一个人开车不许走。鼓励共同乘车，减少车流量和节约环保。有时如果乘车人多，过桥费之类的也有一定优惠。

- 市区开车，有时会看到道路上有XING标记，是提醒前面有人行横道线，小心驾驶。有些城镇有双向左转中心道，是专供往返需要左转的车辆使用的。需要使用时，打左转灯进入中心道，确认反向车道行车安全后，左转进入你要去的地方。

- 停车永远不要停在残疾人车位，哪怕一分钟停留，哪怕很远才有车位，自觉遵守，否则会重罚250美元或者直接被拖走。

- 在很多中小城市，一般停车位免费；大城市市区内很多地方停车费20美元是常事，但偏僻的巷子也能找到免费停车点。还有就是路边停车投币式的计时车位，一定要算好时间。我曾经晚了5分钟，正好被巡逻的警察贴上条，被罚18美元。停车位一般都是以白线画的车位，如果街边是红色线则为禁停区。

- 值得注意的是美国对醉酒驾车实行零容忍：对年龄21岁以下的年轻人，只要血液中酒精浓度高于0.02 g/100 mL，就吊销执照半年。任何人在酒精浓度高于0.08 g/100 mL时驾车，就是犯罪，可以指控为一、二、三、四级犯罪，最严重的罚款1 000~5 000美元，甚至10年牢狱之灾，终身禁驾。所以在美国醉驾是和杀人放火差不多的严重罪行！

（2）在美国开车遭遇警察

- 警车在你的车后方紧跟着你，并且车顶上亮灯，意味着你要靠边停车了，他们不像中国警察，不会用喇叭喊靠边停车（pull over）或者stop之类的，如果不停，会一直跟你到目的地，接下来会以拒捕的理由直接按倒在地、上手铐带走。

- 在美国开车被警察拦下来千万老实待驾驶座位上，两手放在方向盘上，等待警察的询问。他叫你干嘛你再干嘛，不用多做肢体动作或者做掏东西的动作，警察是真有可能开枪的。

- 开车时随车携带驾驶证、车辆注册证、保险证明（电子的亦可），以备警察查验。

- 被警车拦下来后，切忌求饶之类的话语，大部分情况下不奏效，警车执法很严，但凡执法了一般不会通融，而且还会成为后期上交通法庭的证供，因此不能当场说"对不起、抱歉"之类的话语，直接按照他的要求去做，等待他的处罚即可。特殊情况除外，我曾经有超速时被逮到，以及另外一名中国学者Tag过期被三辆警车截停时，拿出我们的法宝——医院胸牌免于处罚的经历，人品极高，也可见CCF和我们外科医生的影响力是杠杠的。另外我们也不能强烈地争吵，他们也是人，也会动怒，给你重罚。

（3）过路费和罚单

在佛州开车，很多时候通过Express Way、Turnpike（高速公路）的时候是要交过路费的，好处是，收费都是电子的，高速摄像头无论白天还是黑夜，无论飞速还是龟爬，拍的牌照都非常清楚。一般佛州的过路费账单是由两个部门开出的，一是FDOT（Florida Department of Transportation）（样张见附录中的附录29），一是MDX（Miami-Dade Expressway Authority），当收到账单以后，会有一个账号（account number），分别在https://www.tollbyplate.com，https://paymdxtolls.com/MDXWeb/，这两个对应的网站上，输入这个号码，即可付款。另外还可直接打电话付款，或者注册并充值阳光通行卡（sunpass）账户付款（www.sunpass.com），sunpass安装相当于中国的ETC，可以直接扣款，走高速时走相应的sunpass通道即可。因此，在标签更新（tag renew）的时候需要先把这两处的账单结清才行。

关于罚单，在此期间听闻一个同事曾收到过一张罚单，与其说是罚单，更准确的是一张法院传票（样张见附录中的附录30），是说在时速规定70 mile的高速路上，开了92 miles（超速30%）。他自己感觉没有这么多，但是血的教训是罚单总价值为700美元+200美元超速加罚（super speeding）+扣分（具体不详）。可想而知，其处罚力度是多么的重和严苛，因此我们需要时刻注意自己的码表和不知待在什么角落里的没有开车灯的警车。

这张超速的法院传票可以上法庭，主要有三种处理方法。

1）上法庭：当面陈述当时超速情况，也可以祈求法官原谅，什么不知道这个州的法规啊，初犯啊，既往记录良好啊等，说不定可以博得法官的原谅，减轻处罚。法庭规定原告必须在场，否则该罚单作废。原告即为开出罚单的警察，如果他因各种原因无法到法庭指证，就可以免于处罚。

2）承认有错，交钱了事：打电话到罚单上留下的法庭电话，说出罚单号，工作人员会告诉你要交多少钱，这个时候可以直接说我有错，我愿意交罚款不愿上法庭（I plea guilty, I am willing to pay for the ticket without absent on the court）。一般都没有问题，接下来去沃尔玛买一张罚款面值的Money Order连同罚单寄回法院指定地址即可，但这样还是会有扣点数的记录。

3）找律师解决：这不是我们学者通常的做法，但通常是美国本土人的做法，也是最好的方法。但因为我们没有资源，初来乍到，不是很懂，也不知道怎么找，所以这种情况下只能哑巴吃黄连。其实罚单开出的同时，和法院经常打交道的律师就已经得到信息了，这个时候你的信息就已经泄露了，虽然美国关于个人隐私保护做得很好，但这个时候可能就不管你的隐私了。很快家里就能收到承诺帮你解决问题的律师的广告。当然这个案子，并没有启用这个广告律师，而是通过朋友介绍的另外的律师来解决的，该律师也是号称与该法院一直有关系（合作协议见附录中的附录31），最后律师费175美元，省了超速200美元的费用，还是罚了约900美元，但好处是免去了扣除点数。

这是鲜血淋淋的教训啊，一个罚单将近6 000人民币，因此我们在美国开车要慎之又慎，一不小心就由驾驶员变成拘留所蹲点员了。

（4）驾照相关问题

可以说，相较于中国，在美国考驾照是极其简单而又快速的，掌握了以上注意事项，浏览一两遍中英文的驾驶手册和宝典，计算机测试不成问题。以下将介绍获得驾照的各个具体细节。

1）美国驾照考试简介

美国驾照考试简单分为酒精测试（drug&alcohol test）（国内有驾照的这步不用考）、计算机考试（computer test）和路考（road test）。美国考驾照前不需进驾校学习，当然也可以去学，但大部分都自学。

计算机考试总共有50道上机题，都为选择题，如果错的题目在11道及以上，那么当场计算机显示不及格，当天可以再重考1次，但第1次免费，第2次收费10美元；如果再考不过，可以第2天再来考，直到及格为止。考及格以后，会发一个临时许可证（temporary permit），目的是可以让申请者回去练车，但不能单独开车，副驾驶必须是有正式驾照的成年人才行。

像我们学者，大部分都是老驾驶员了，大部分也不需要再练了，机考及格以后可以当场预约路考，运气好的话可以同一天考试，当然，如果对自己有信心的话，可以提前在网上预约路考时间。路考是用自己的车，每天只能考1次，一次性通过收费48美元，每加1次路考，再加20美元。因此，在佛州最快可以1天内拿到驾照。

2）去哪里申请考驾照

美国管理车辆相关的部门总称为DMV（Department of Moter Vehicles），去DMV机构（图8-12）只要在谷歌地图上搜索DMV字样即可。因为DMV往往要排长队，可以提前在官网上预约。同样谷歌上查官网，但这个时候如果稍不注意就可能进入其他广告赚钱网站了，比如谷歌搜索DMV florida，出来结果是这样（图8-13）。

可以看到，所有的网站都好像官网，不知道哪一个，一不小心就点上第一、二条了，其实第三条才是真正的官网（如图8-13）。

不过谷歌毕竟是谷歌，良心企业，一是广告标志醒目，二是在几秒钟后会自动跳到没有广告、官方网址置顶的页面中去（图8-14）。

在官方网页上选择"Driving licenses&ID cards"后选择"make appointment"可进行预约，选择离家近一点的布劳沃德县的DMV Office（即考点），此后进

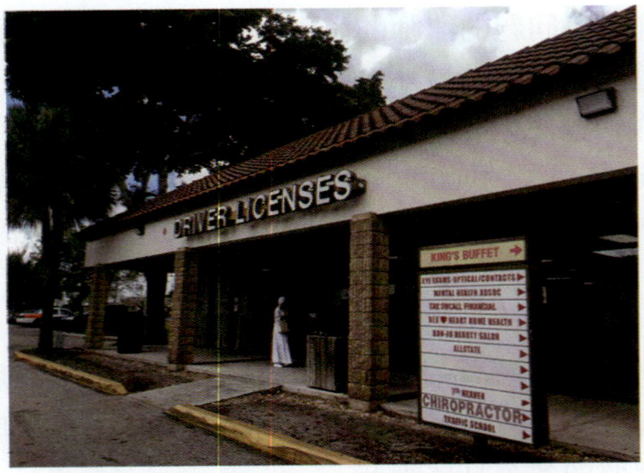

图8-12　图示其中一个DMV Office

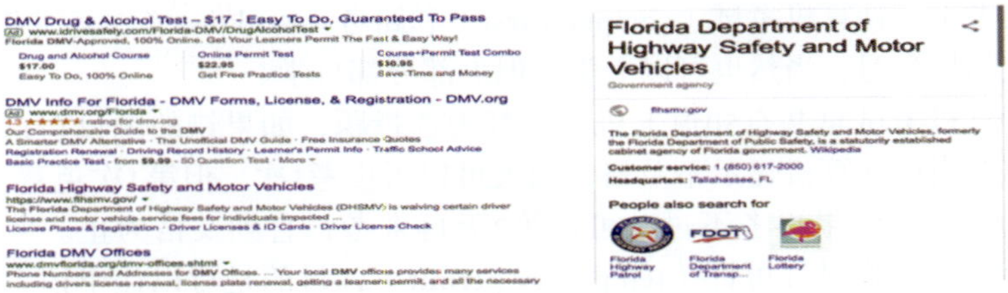

图8-13　谷歌搜索结果截图

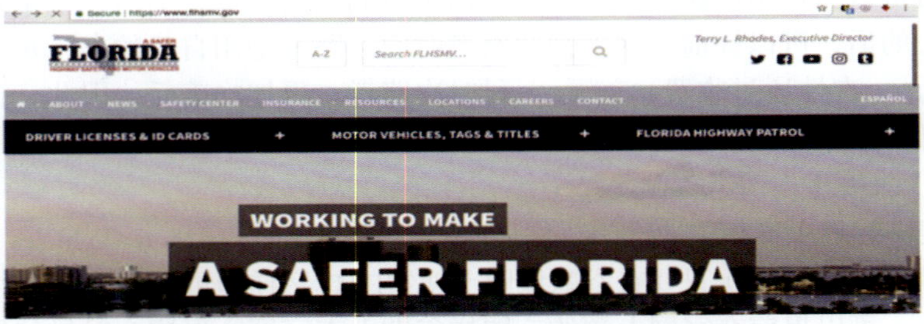

图8-14　佛罗里达DMV官网主页样图

入以下界面填写相关信息，选择考试内容和时间，按照预约时间至DMV office考试即可。

3）考试要带的材料（均须原件）

◆ 身份证件（ID），带照片的，护照即可；I-94表，J-1/2必须带DS-2019表。

◆ 社会安全证明：社会安全卡。

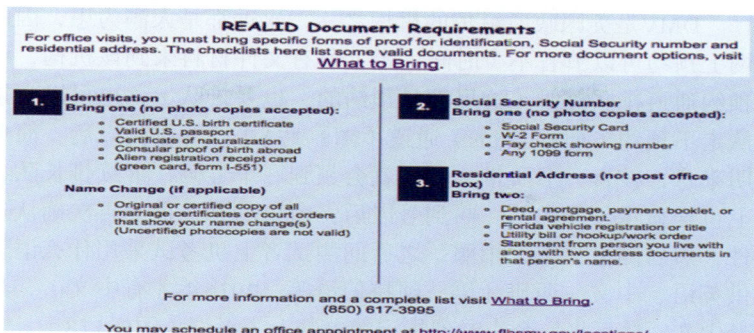

图8-15　佛罗里达申请驾照所需文件要求

◆ 住址证明：两份，一般一个选银行账单，另一个选电费账单即可。
◆ 路试相关文件：保单、车辆注册证、车辆Title。（图8-15）
4）考试流程
◆ 酒精课测试（国内有驾照此步省略）。

　　酒精课考试就是让你在网上学习四个小时的课程，了解酒精和毒品（麻醉剂）等对生理造成的影响，让你充分了解醉驾或者吸食毒品给开车带来的巨大危险。题目可以反复做，直到做对为止，时间自动控制为4小时。

　　酒精课测试不是在DMV Office进行的，随便在家里上网搜索drug & alcohol course即可，我是在这个号称价格最低的网站测试的：https://www.lowestpricetrafficschool.com/（图8-16），不加急，不需要文件邮寄的话花费19美元左右。

　　通过后会有一个通知或额外付费通过PDF文件发送至邮箱。（样张见附录中的附录32）。
◆ 上机考试。

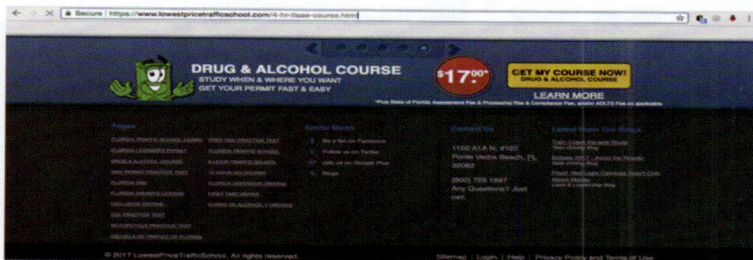

图8-16　酒精测试代理网站

DMV是美国政府最忙的机构之一，永远都是人满为患，因此提前网上预约可以节省不少时间。带上所有文件材料来到该机构，可以走预约通道排队等候（这里都是预约的，也要排队），也可以直接去排队走不预约（即Walk-ins）通道（图8-17A）。等排到以后，简单地说明来意，核查一下所带文件，就会领到一个号码，继续排长队，屏幕上也会显示领取的号。叫到号以后，窗口的办公员会再次确认这些文件，然后测量视力、拍照，之后问测试者上机考试采用什么语言（提供英语、中文、西班牙语、阿拉伯语等，2016年才有中文），当然选择中文，接下来一个小时到指定的电脑上去考试（图8-17B），考试的时候当场知道你已经错了几道题，如果已经错了11道及以上，意味着不及格，可以申请再做一次。考试合格以后，再到办公员这里，会问你需不需要临时许可证（样张见附录中的附录33），如果短期内来路考，完全没有必要，这样的话会给一张通过的纸条（图8-17C）。

◆ 路考。

路考相较于中国的路考简直就是小菜一碟，相当简单，但是如果不熟悉美国交规的话，要想一次性通过可能也比较费劲，曾有留学生连考七次不通过的历史，不是说明其有多难考，而是要看驾驶员有没有完全融入美国开车的精神和文化。

路考之前，首先要将考试用车停在指定的考试车位上（如图8-18），考官拿到带有你名字的单子和平板电脑到车位旁叫名字，然后上车前先检查前后方向灯、示宽灯、刹车灯、喇叭等部件，考官坐到副驾驶位置上，开始介绍自己，然后整个考试按指示进行。如果不懂英文，或者没有把握可以预先指定翻译（我曾为我的爱人在车上做翻译）。初来美国的访问学者即使英文可以，对车的专业术语可能也不是特别熟悉，建议也请一个当地的华人朋友做翻译，一来缓解紧张，二来紧急的时候还可以巧妙提点，但在翻译之前，翻译者要签署不作弊的承

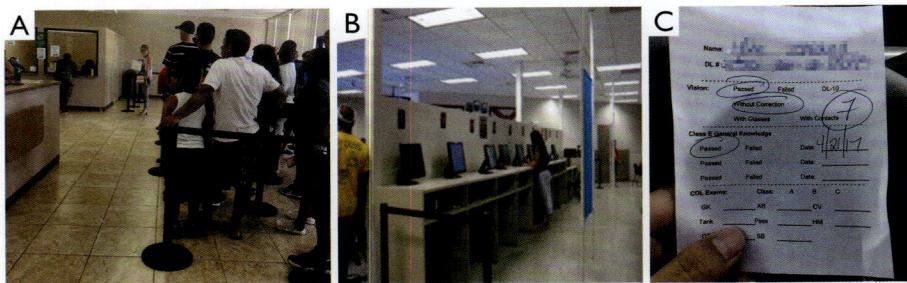

图8-17 驾照考试相关图
（A）Walk-in排队；（B）上机考试；（C）上机考试通过后证明。

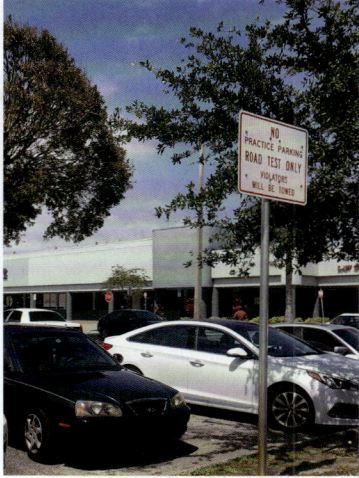

图8-18　驾照考试专用停车位

诺书，然后翻译的时候只能快速一次性回答短句，虽然考官听不懂，但他们能分辨出你是在翻译还是在帮助考试者，考官不讲话的时候不能讲话，如果多次违反，考试会失败。

关于路考的各个考点和注意事项，我在此逐条解释（原文见附录中的附录34）。

- Approach of Crossing：靠近横道线，这时身体要向两侧挪动并观望，为通过或转弯做准备。
- Backing：直行倒车50英尺，注意倒车前首先观察后视镜，两侧摇摆身体看窗户外后方，不能只看反光镜、身体不动。考试标准姿势如图8-19所示。
- Follow at a safe distance：跟车保持安全车距，遵循4秒原则。
- Observe Right-of-Way：对路权精神的理解，礼让行人，紧急情况下靠边停车，而且不到马路中间影响他人行走。
- Obey Stop Signs：遵守停止路牌，Stop前面合适的距离完全停下，动用身体向两边张望（要让考官看到这个动作，因此光动眼睛不行），并默数1001、1002、1003（三秒钟），如果转弯先打方向灯，然后稍加速通过。
- Obey Traffice Signals：遵守信号标志及信号灯，不要开到对方车道（直接失败）或者在不能掉头的地方掉头。
- Passing：超车，从左侧超车，但左侧如果是转弯车道，不允许超车。
- Shift Gears：正确手动调整后视镜。

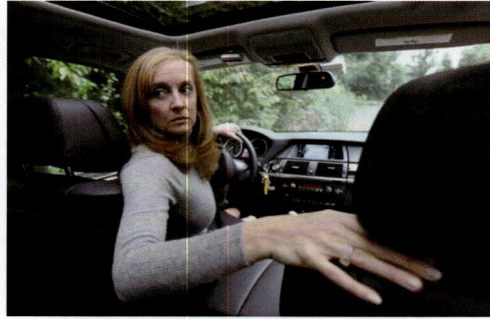

图8-19　驾照考试倒车标准姿势

- Straigh-In Parking：直行停进指定车位，指定车位有四个杆子，不能碰到，停完以后，直行倒车，然后驶离车位。
- Stop/Start on a Grade：坡道停车或起步，很多考场没有这个坡道，到时候这一点回答他们的问题即可，即坡道旁有路肩，停在下坡时方向盘右打，停上坡时方向盘左打。如果没有路肩，停上坡时方向盘右打（见示意图8-20）。
- Stop Quickly：以20英里/小时的速度前进然后急停。
- Signal and Turn：遵照指示在距离很短的路口进行转弯，运用肢体语言和方向灯。
- Stay in Proper Lane：保持在右边车道，除非是单行道上。
- Three Point Turn：这条是考试的重点，也直接关系到考试的结果，如示意图8-20，考试前要勤加练习，这条考核掉头、倒车、转弯等多个标准动作。

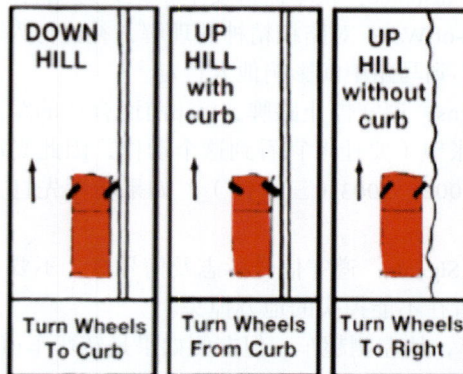

图8-20　坡道停车示意图

◆ Use Proper Posture：保持双手握方向盘，不要把肘部伸到窗外。

另外，路考地点就在DMV旁边，考前到实地多练习，包括三点掉头、开车入库、倒车等，一般给予足够的重视，在关键点上记牢，国内有驾驶经验的都会一次性通过，最后等待半小时后，缴费48美元，就可以拿到新鲜出炉的驾照（ID）（图8-21）了。

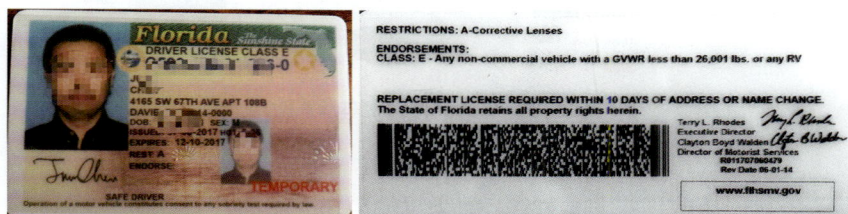

图8-21　笔者驾照样图正反面

3　租车

租车在美国是一个非常普遍的现象，无论是对于美国本地人还是外国人来讲，都是极为便利的一件事。对于我们短期访问的学者来讲，也是必须要去做的事情，否则会严重影响生活质量。

3.1　租车渠道

（1）直接从机场去租车

这个方式可能是我们很大一部分学者初来美国时的做法，简单快捷，下了飞机就能租车，确实对于起初几天的生活帮助非常大。另外如果在美国其他城市旅游或者开会学习的时候，时间短，要往返机场，这也不失为一种很好的选择。优点明显，但缺点也是很显然的，那就是价格特别贵，甚至于租一辆车的钱在外面可以租两辆，保险费用也是很贵，拿紧凑型SUV来讲，特别对于三无人员，一天保险费可高达35美元，极其不划算。该方法仅适用于怕麻烦、不差钱的专家们。

（2）从网上订车机场实地取车

这是比较可取的方法，结合了第一种方法的优点，又能在网上得到实际的实惠。常用的租车网站有kayak.com（图8-22）、priceline.com等，这些网站不仅包含有各种不同价位的车型的价格，而且每个车型不同租车公司的价格都有比较，以及根据设定位置的距离、租车公司的地址定取车的地方，如果将取车点和换车点设置在机场，则与第一种方法没什么区别，而保险可以提

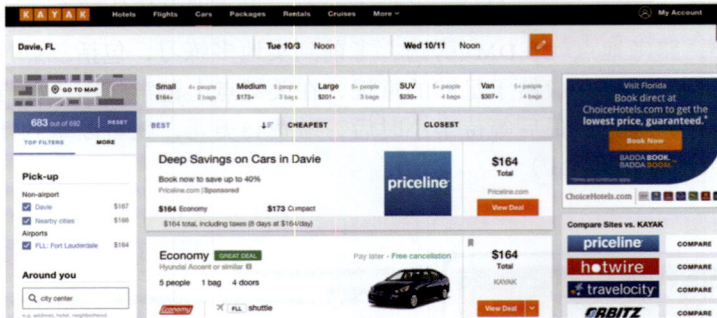

图8-22 Kayak网站租车示意图

前购买，比门店购买要大大节省，每天可低至10美元及以下。

（3）直接去租车公司租车

通过第二种方法，可以找到当地的租车公司，也可谷歌地图搜索租车公司的名字，直接上门去挑选合适的车辆。口碑比较好的租车公司有Hertz、Dollar、Avis，价格相对便宜的有Enterprise、Sixt等。

3.2　租车手续

在网上看中所选车型以后，可以直接选择提车点，然后会得到一个预定号码。带着这封含有预定号码的邮件、驾照（如果是中国驾照，一定要带翻译件）、护照（如果没有美国驾照的话）以及个人名下信用卡（借记卡不行，别人的信用卡也不行）到指定地点，完成手续租车就行。拿到钥匙提车时，最好外观、内饰以及各电子按钮都试一下，确保没有问题后方可开出，否则后面出现问题容易扯皮。

关于租车的保险问题，不建议临时在租车公司购买，正如前面所述，价格非常昂贵，建议在网上租车确定车型的时候一起购买。另外，很多信用卡如American Express、Citibank等都包含租车的部分险种，买车险之前需搞清楚其政策。

4　保养修车

关于车辆保养的问题，没什么特殊的，只要找到居住地周围的修车店即可，保养一般就是换个机油加车辆常规检测，套餐价最低仅20美元，即可解决问题。但要是牵涉到修车，价格就不是这么美好了。大家都知道，美国的人工价格是奇贵无比的。我的车转向灯拨杆不小心折断了，在易趣上买一个新的24美元，带着配件到经常换机油保养的这家修车店，一问单换这个拨杆人工收费150美元，一怒之下，我照着Youtube的视频找到工具自己半小时搞定。因此我们可以看到美国人自己修车、装修房子、刷油漆之类的现象非常普遍，所以很多自己DIY，久而久之，就练就了一项各种都能修的本领，我长期生活在美国的朋友，电子专业出身，现在修水管、修屋顶都不在话下。

5　其他出行方式

车是必不可少的，但要是养两辆车，成本也是挺高的，偶尔也有没有车的时候，或者到外地开会，这时候就要用到公交系统或者的士之类的了。在佛州，也许是大农村状态，平素不知道的士长什么样，只有机场才会有少量的的士在跑着，平时大街上也很少能看到。这种打车服务一般已经被强大的Uber（优步）和后起之秀Lyft（国内和滴滴合作）承包了，因此注册绑定一个Uber账号和Lyft账号，是非常必需的。

另外，佛州的公共交通系统也是极其不发达的，只有迈阿密市区有地铁，其他地方一般公交要15~30分钟一辆，而且感觉距离社区较远，要想乘个公交，走路15分钟都到不了公交车站，大迈阿密的太阳下面走路15分钟足以把人"烤熟"了，因此乘公交的多半是穷人和黑人，还有部分乘公交极其方便的人。如前所述，如果我们学者拖家带口来到佛州，只有一辆车而且被开去上班了，另一半需要出门的话如果能有便利公交车可乘还是可行的。这里要着重介绍一款比较智能的乘公交车的App，即Transit。如图8-23所示，打开App后，最大的特点是能显示周围方圆几公里内的公交车站有哪些路的车辆，什么时候到离家最近的站点，走路到公交车站几分钟，目前车辆在什么位置，这样就能对时间有个预判，不至于早早到公交车站顶着烈日再去等候下一班车。

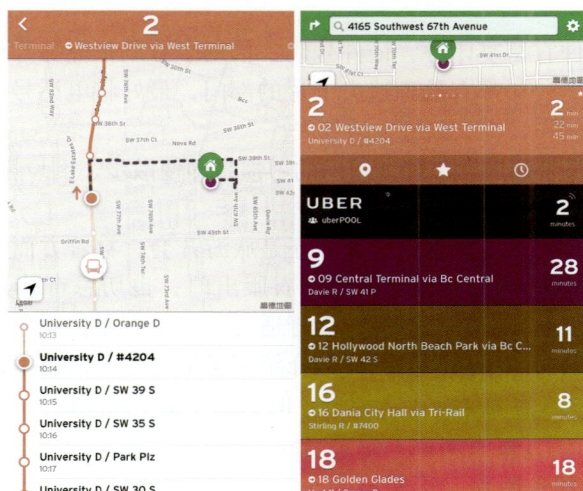

图8-23　Transit 使用示意图

第6节 安全

　　"安全"是一个永恒的话题，出门在外、安全第一，这一点需要反复强调。在美国生活，不比国内，一切环境、人文习俗、交通法规、天气变化都不熟悉，可能会处处碰壁，处处掉陷阱，加上如果安全意识这根弦没绷紧，极容易出现安全问题，而且这些安全问题往往都比较严重，诸如我们优秀的北大学子章莹颖被绑架和谋杀，甚是让人扼腕痛惜。因此，安全意识如同达摩之剑时刻悬在上方，不可松懈，体现在生活的各个方面，我根据《留学生守则》以及自己的经验介绍几点注意事项及应对措施。

1 居家安全

（1）在家
- ◆ 勿随便开门。若为陌生人或自称修理工等，即便有约在先，都应通过猫眼观察，并要求来者出示ID，确认无误后方可开门。
- ◆ 若遇推销员，可婉拒。
- ◆ 勿因来者为女性而减少戒心。
- ◆ 若有外人至屋内修理东西，最好有朋友陪伴，或告知邻居、房东。
- ◆ 外出、夜间就寝前，应检视电器开关、所有门窗是否上锁。
- ◆ 遇可疑人物、车子或情况，应通知警方，切勿好奇介入。
- ◆ 若遗失钥匙，应尽快通知亦有该副钥匙的人，并视情况请房东重新配换新锁。
- ◆ 重要证件宜留复印件，证件号码、信用卡号码都应另外记录下来。一般信用卡公司都有处理遗失卡片的部门，最好将电话号码抄写下来，若不慎遗失，应立刻打电话挂失。
- ◆ 养成随身带钥匙、出门即锁门的习惯，即使散步、倒垃圾也不例外。

（2）外出
　　每当外出时，无论是逛街购物，还是旅游开会，穿着方面切忌另类，或者穿带有种族、残疾人等歧视图画的衣服出门，也切忌奇装异服或雍容华贵。国外生活很简单，一切从简，以舒适为主，没有攀比现象，不需要争面子，而且外不漏财，不向陌生人详细介绍家里情况，不邀请陌生人到家附近等。尽量不去黑人聚集区，不去酒吧、俱乐部等犯罪高发区。

2　行车安全

（1）在 Downtown（市中心、城区）乘地铁

- 出门前即预先记好路线及转车地点。
- 于非尖峰时间搭乘时，可于"非尖峰时间候车区（off hour waiting area）"等候。
- 候车时切勿太靠近边缘，曾有多次乘客被心理不正常者推落月台的不幸事件，所以要注意。
- 勿乘坐空车厢，中段车厢通常有随车警察最安全。非尖峰时间搭车，找有列车长的车厢乘坐。
- 车厢出入口旁的位置较易被歹徒下手抢劫。
- 尽量不要太早或太晚搭乘地铁。如不得已，可考虑搭出租车，并记下出租车车号。
- 在车厢内应避免与他人眼光接触，以免被认为怀有恶意（如歧视等）而惹祸上身。

（2）乘坐公交车

- 于照明充足的地方等车为宜。若该公车站灯光不足或无其他乘客，应尽量靠近商家或灯光充足的地方候车。
- 上车后，发觉可疑人物，应通知司机。
- 若车内乘客稀少，以坐离司机较近位置为宜。
- 若遇车内有人骚扰，立即告知司机、报警或下车。

（3）自行驾车

每日上下班自驾就要牵涉到行车安全，除了我们要熟练掌握美国的交通法规以外，如前所述要了解交规的精神，自觉遵守，主动礼让，不开斗气车，尽量不用喇叭，尽量不闪灯，文明行车，万一不慎妨碍了其他车辆通行，主动打招呼。如遇路怒症，避而远之，避免与他人四目相对，因为我们保不准对方车辆里面的人神经紧张激动，掏出一把枪，后果不堪设想。因此万事当忍，只要不牵涉到原则问题，尽量不去计较。

- 开车时务必随时系上安全带。这是安全措施，也是法律规定（Buckle your seat belt）。
- 开车前，注意看是否有人隐藏车内。一上车，要养成马上锁车门的习惯。
- 停车前先观察周遭环境，勿把车子停在幽暗、人迹稀少的地方。
- 如果在路上遇到汽车轮胎泄气，把车开到人多的地方再停留，换备胎。
- 如果发觉有人跟踪，将车子开到警察局、消防队或加油站。
- 物品无论贵重与否，一律勿置于车内，以免引起歹徒觊觎而破车窗行窃。
- 勿理会陌生人召唤下车，勿接受陌生人搭便车，且车上须准备防御

武器。

- 加油最好至熟悉、安全的加油站，尽量避免晚上加油。
- 高速行驶时须注意维持方向盘的稳定，若遇爆胎，须先镇定、稳住方向盘，再慢慢轻踩刹车；切忌立刻紧踩刹车及猛打方向盘，以免导致车辆翻覆。
- 每次计划旅行之前，应彻底检查汽车全部机件及轮胎刹车片，汽油也要充足，且事先研究清楚目的地的方向情况及行车路线。
- 在雪地上驾驶，须更加小心，其技巧与方法和一般情况不同。
- 切记下列情况绝不开车：喝酒、心神不宁、疲倦精神不济、情绪沮丧、过度激动或无驾照。
- 长期外出，必备之随车救急用品（如在佛州基本上用不到）：GPS（美国中西部很多地方、国家公园内都没有手机信号）、补胎剂、应急及救急之零钱、备用汽油、长手把螺丝起子以便更换备胎、备用汽车钥匙、充电线、手电筒、胎压计、干粮、急救箱、雪地驾驶备用品（水、防寒手套、警示标志、毛毯、雪地用盐等）。

3 行路安全

（1）日间行走时
- 走路要有自信。即使迷路，亦应力求镇静，勿将慌张不安写在脸上。
- 以带少许现金为佳，以备遇到不法之徒主动要钱的。
- 证件则要放在内里口袋等较不易引人注意的地方。现金最好分开放。
- 穿马路要当心，提前按穿马路按钮，不能边看手机边走路。
（2）夜间行走时
- 最好结伴同行，避免一个人走夜路，打Uber也比走路安全。
- 走路时要走在人行道中间，朝与汽车相反方向走。若有人驾车搭讪，可朝与其驾车相反方向迅速离开。
- 提防陌生人问路，并与他们保持距离，遇陌生人搭讪，可伪装听不懂当地语言，从容走开，但要以不惹恼对方为原则。
（3）在夜间回到住所
- 应在到达住所之前备妥钥匙，于最短时间内进屋，并随时注意是否有人跟踪或藏匿在住处附近死角。
- 若有可疑现象，切勿进屋，通知警方。

4 逛街购物安全

- 随时注意周围是否有可疑人士跟踪或注意你。

- 钱财勿露白。男士应将小钞及大钞分开放在两个口袋里。
- 信用卡在使用完后要记得收回，切勿同时携带所有信用卡出门。
- 提防扒手，尤其在电梯里、旋转门间。
- 与街头小贩交易时要小心，并提防在街上主动为你服务的人。
- 手提箱、皮包不离身。

5　火灾

（1）预防之道
- 勿堆积易燃物品。勿堵住逃生出口，窗户亦应保持容易开关的程度。
- 要事先了解住所附近的逃生路线、楼梯、出口等，并确定没有被堆放的物品阻挡。
- 检查家中电器用品的电线有无裸露、断裂等现象。
- 正确使用家中电器以及灶台等。
- 厨房应备有灭火器，并了解使用方法。

（2）遇到火警时
- 触动警报以便惊醒所有住户，并立刻报警。
- 由最近的逃生出口快速离开。
- 万一出口被火或烟堵住，留在房内并把门关紧。确定走廊的门关紧后才可打开房内窗户，让新鲜空气流通，并待在靠窗的地方等待救援。

6　自然灾害

　　佛州是个美丽的地方，但可恶的是每年飓风都要来探一次亲，貌似近几年一年比一年等级高、破坏威力大。2016年，我曾遭遇飓风擦肩而过，在这里列举几个应急措施：
- 提前购买充足的干粮、牛奶、水等，以防止飓风过后停水停电。
- 提前购买其他急救用品，包括手电、药物、绳索、救生圈、救生衣等（不用了可以退还商店）。
- 用木板加固门窗、确保玻璃无缺损。
- 将汽车移至离电线杆、大树等较远的地方，并且尽量选择高地停车，以防被砸被水淹。
- 时刻关注新闻报道，适时作出决定是否逃离。

7　应对枪手处置

　　众所周知，美国枪击案发生率越来越高，每次枪击死伤越来越多，虽然大部分美国普通老百姓是友好的，枪支管理也是严格的，但不法分子非法持枪也是容易的，所以难保不会碰到持枪抢劫或者被报复的情况发生，面对活动枪手（active shooter）要正确处理，这是美国安全必修课。

面对活动枪手时，你有三个选项：逃跑（run），隐藏（hide）或搏斗（fight）（见图8-24）。可以根据具体发生的情况选择每个选项。你需要为每种最有可能出现的情况制定一个能实现最大可能逃生的计划。

如果你面对一个积极的射手，第一和最佳选择就是跑！跑是每次遇到枪手时最好的选择。如果你提前计划并保持警惕，这很可能会让你幸存并能帮助到别人逃生。

无论你身在何处，永远要弄清最近出口的位置。我们在看到枪手的第一反应就是跑。要尽可能远离枪手，这通常意味着要离开建筑物。所以每当你进入一个建筑物时，你应该做的第一件事就是寻找出口标志，并在心里记住。你还需要考虑到看不见的出口，比方说，大多数杂货店在"仅限员工"部分的后面有一个出口。如果你靠近商店的后面，听到前面有枪声，你可以直接从后门出去。

逃跑应该永远是你的第一线选择。一旦你听到枪声，立即使用你的先入为主的逃生计划离开场地，尽可能远离射手。理想的情况下，你能够在无须跨越射手路径的情况下逃脱。

请记住，在面对活动射手情况下，大多数人不想离开，因为：

◆ 他们害怕；
◆ 他们已经让偏见蒙蔽了；
◆ 他们认为隐藏应该是他们的第一个选择。

但你需要逃跑，不管别人决定做什么，尽可能地说服他们和你一起跑，但如果他们不听从，不强求，尽快离开建筑物或危险区域。一旦走出危险区

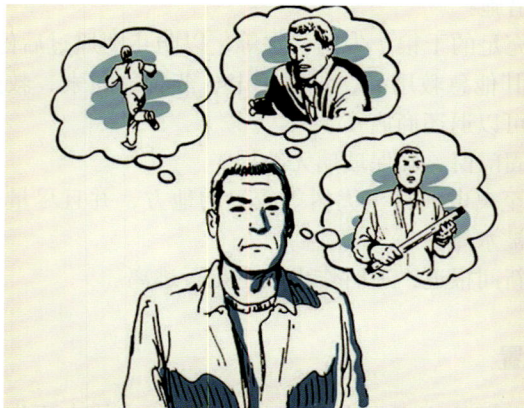

图8-24　面对活动枪手处置三选项

域，需防止其他人（执法除外）进入该区域。不要试图带着财物。你可以更换笔记本电脑，但你不能更换你的生命。

当你逃跑时，保持双手可见。执法部门需要确认你是否给其他人造成威胁。这可能会违背人道，但是在你逃跑时不要试图移动或协助伤员，这会让你容易受到攻击，将一名伤员变成两名，即使是执法人员到达现场，他们也不会首先帮助伤员，而是阻止枪手射击。因此你的首要任务是确保自身安全。

如果你在一个开放的区域，你和射手之间有距离，你可以以锯齿形的方式前行。即使对于经验丰富的射手来说，射击一个移动的目标也是困难的，许多大众射手几乎没有射击经验。所以尽可能地移动，并且寻找可以阻挡子弹的掩体（水泥柱，自动贩卖机等）。一旦安全了，请致电911，无论别人有没有打过。

第7节 孩子入学

很多出去访问的学者都有妻儿老小，每一部分都不能忽视，工作很重要，但工作的最终目的也是为了生活、为了家庭，这也是我得出来的访学半年以上的同事可以带爱人和孩子一同赴美的经验，不光是能排解在美的孤单问题，更重要的是对他们自己也是一个人生挑战和精彩的篇章。特别是孩子，在这异乡的国度，能得到极大的锻炼，是一笔宝贵的财富。

当然带了孩子出国，不是说完全不分心的，出国前要未雨绸缪，对国外的教育体制要有所了解，出国后要能迅速解决孩子的入学教育问题，这也是大事，需要尽力去办好。我从美国基础教育、入学程序、英语教育等多个方面简述这1年来孩子的学习生涯和美国教育的优缺点。

1 美国基础教育

（1）系统简介

美国基础教育统称"K-12"，是指从学前班（幼儿园）到12年级的教育。从阶段上划分，美国的K-12教育可以分为学前班（Kindergarten）、小学（Elementary School）、初中（Middle School）、高中（High School）四个阶段，每个阶段的时间跨度各州之间略有不同。就佛州来讲，学前班一年，小学从一年级到五年级、初中从六年级到八年级、高中从九年级到十二年级。

（2）教育收费问题

美国的公立基础教育是完全免费的，也就是说如果从幼儿园到高中全在公立学校上学，是不用交一分钱学费的，而且全美公立学校早餐免费，中饭2美元每人每天。贫困家庭可以申请中饭免费，而且学校提倡家长去申请免费午餐的机会，这样学校可以得到更多的补助。我作为访学人员，在美国是没有工资的，因此也属于"贫困"之列，被学校鼓励申请并成功获得免费午餐资格，也算蹭了一下美国的小福利，但是这种福利不能恶意去获取，不能像很多中国老人一样拿着国内的退休金到美国蹭养老福利，这一点完全不可取。

当然这并不是说，在美国上学可以一分钱不花，这也不现实。首先5岁之前为pre-K（学前教育），要想上学，只能上私立看护机构（Day Care，日托），收费昂贵，每月700美元左右，5岁以后免费入幼儿园，周一到周五上学，早上8:00~下午14:30。如果家长工作忙，无法14:30以后自行照顾小孩，可以申请After Care（放学后照护），即下午14:30~18:00，学校集中由另外的老师帮忙照看、完成作业等，这一段是收费的，每月160美元左右。这样一来，我们可以看到，对我们学者来讲有极大的裨益，我们在外学习只要保证能在下午18:00前接孩子就可以了，因此这是能保证既不影响学习又不影响孩子入学的很好的条件（了解这一点，你在国内就可以提前决定要不要带孩子出国了）。

（3）教育理念问题

很多人对美国教育都有误区，认为崇尚快乐教育，主要是玩，从小玩到大，我认为这些观点其实都是错误的。美国崇尚个人英雄主义，教育也崇尚精英教育，只不过除了精英教育以外，普通老百姓的教育资源也是丰富而且足够的，并没有顾此失彼，有能力、有经济实力的可以去私立学校，可以在上学之外培养孩子的各种兴趣爱好和特长，这些都需要花费大量的时间和金钱，而且相比国内的各种补习班来讲，有过之而无不及。而且正因为崇尚个人主义，每个孩子从小被教育成"You Are The Best"，因此每个孩子的个人潜力和个性都得到了极大的发展和挖掘，也使得其创新能力有很好的培养，这也是当今美国能傲立群雄的重要基础原因之一。如图8-25布劳沃德公立学校网站所示"我们的视角——教育今天的学生在明天的世界走向成功；我们的任务——布劳沃德县公立学校致力于教育所有的学生发挥他们最大的潜力"。可见，他们的培养目标是具体地发挥个人潜力，而不是大而空的"做对社会有用的人"。

有的时候，虽然看着孩子在学校由于语言、性格等各方面的障碍，表现得不尽如人意，但从老师口中讲出的依然是"The Best""Very Impressive""Very Smart"等词语，被抬高得连孩子自己都快不相信自己竟然有这么出色。越是学习方面有障碍，会被学校和老师关照得越多，给越多的机会去锻炼，因为他们认为"一个都不能落下——No Child Can Be Left Behind"。这句话不是说说而已的，通过一件事就能体现出来，我的两个孩子在整个学校是唯一的亚洲

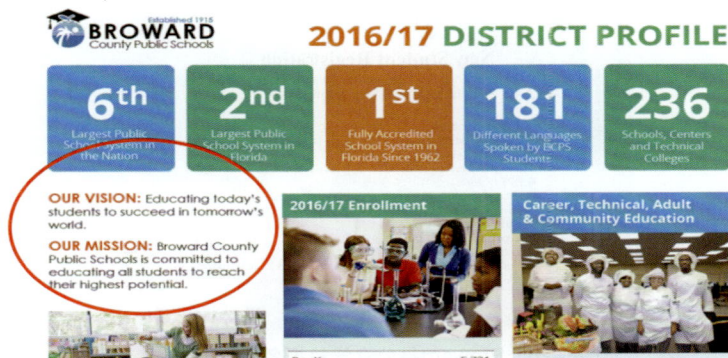

图8-25　Broward县公立学校官网

孩子，因此针对英语较弱的问题，他们特别开设ESOL班（English for Speakers of Other Language）帮助他们进行英语的改善和培训，以期达到"proficiency（精通）"的要求，为一年级做准备，在这种状况下，你可以看到孩子在英语方面的飞速进步，每次评估的成绩都是直线而上的。我想，美国教育系统的完善和魅力正是美国有越来越多的小留学生的原因之一。

当然，优点很明显，缺点也是有的，他们从小被灌输个人主义，集体主义和团队精神相对薄弱；还有众所周知，美国的数学教育与国内相比还是有差距的，无论是同一年龄层次的学生的数学水准还是成年人在日常算术中的表现，都可以看到其数学水平令人担忧，经常发现收费员也会算错账，找错钱。

2　入学报名

美国是移民国家，由于其具有强大的综合国力和经济实力，因此教育和医疗的福利可以惠及广大的外国人，包括非法移民的孩子，凡是生活在该区域内的学龄儿童，都有被教育的权利，与美国公民享受同等教育福利。但持商务旅游B签证的短期访问学者的孩子，法律上是不允许在美国入学的，持J-2的则可以合法上学，但有时候这一块学校管控不是很严格，从报名条件，我们可以看到，他们并不看孩子的移民和签证状态，但上升到法律高度是不允许的，就像非法移民一样，存在但不合法。

（1）报名条件

如图8-26显示了公立学校新学生或其他县转学过来的报名条件，主要有：

◆ 孩子的出生证原件。
◆ 体检报告。
◆ 完整的疫苗记录（Form680）。
◆ 两份住址证明（可以是水电、电话账单或租房合同等）。

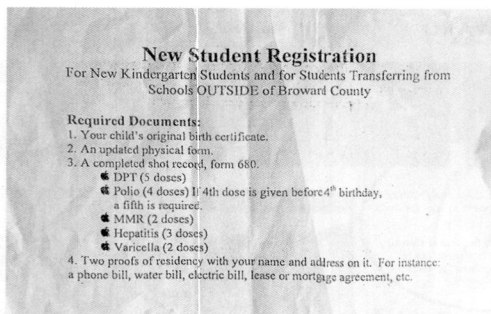

图8-26　Broward县公立学校报名所需材料

（2）学区之分

美国学校也有学区之分，每个学校负责相应片区的招生工作，因为各个公立学校的教育水平和政策相差不大，虽然也有A、B、C级学校之分，但这是动态的，有多方面因素可影响，不代表C级学校在教学水平上差多少。因此，学区房的概念在美国不是特别的强烈，要想让孩子上哪个公立学校，只需要在相应的学区租个房子就可以了，有两份地址证明包括各类账单（可以让房东打电话给水电公司加名字）。这一点，相比于中国的家长为了学区房耗尽心血，在美国的父母幸福多了。

（3）体检、疫苗

报名表上提及的体检表格，是需要入学前去完成的。一般在学校办公室前台会有一张指定体检的诊所的联系方式和地址电话，直接驱车去诊所（图8-27）体检即可，体检项目主要包括听力、视力、血压等，收费30美元左右，1小时左右即能完成。完成以后会有张体检报告，交给学校即可。

疫苗也是要到佛罗里达卫生部门指定的健康中心（图8-28）去注射的。带的材料包括护照、国内的疫苗证、出生医学证明等。流程是先领号，然后叫到号以后，跟里面的护士简单交谈一下，他们会很有耐心地将孩子的国内的疫苗记录本（疫苗记录本无须翻译，各个疫苗的缩写大部分是国际通用的）逐条录入到孩子的健康档案里面，根据要求发现还有百白破，美国要注射5次剂量，因此补了一针，就这样最后拿到了疫苗记录（样张见附录中的附录35）。

最后拿着以上的各种证明文件来到学校的前台登记，就成功申请入学了。

3　英语教学

在美国上学，不得不提他们的英语本土母语教育。作为孩子家长，通过每天孩子布置的作业，我们惊讶地发现一周的学习任务就是五个单词（如图8-29），通过涂彩虹色、造句、剪纸等各种方式来记住这些词。此外，我

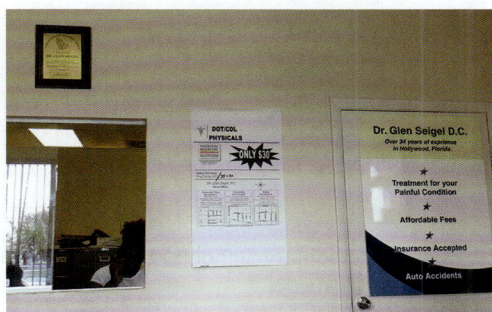

图8-27　Davie地区公立学校体检指定诊所

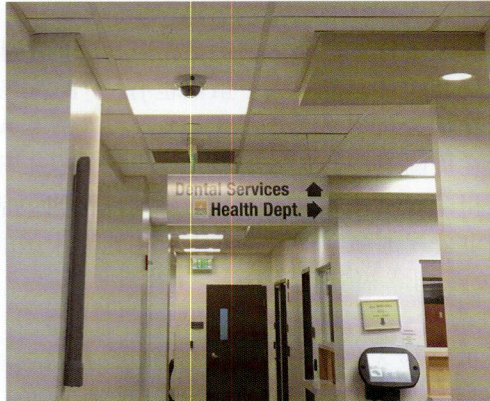

图8–28　Broward县卫生防疫部门

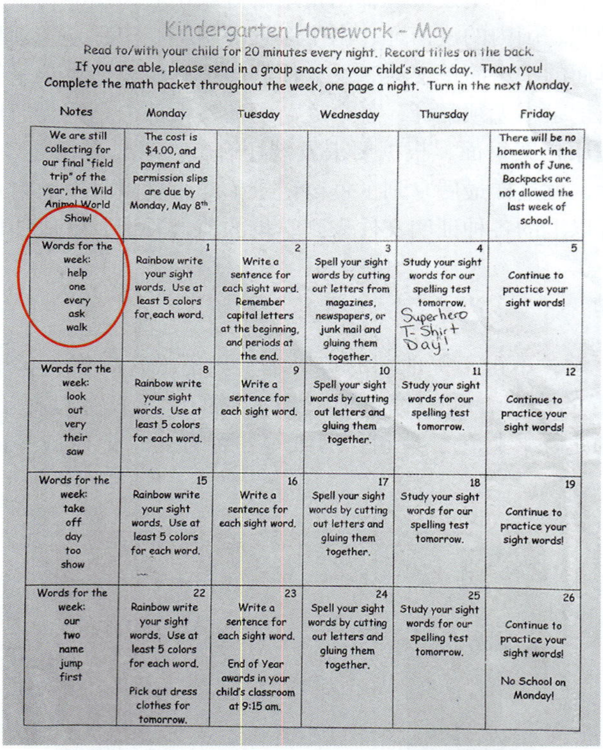

Kindergarten Homework - May

Read to/with your child for 20 minutes every night. Record titles on the back.
If you are able, please send in a group snack on your child's snack day. Thank you!
Complete the math packet throughout the week, one page a night. Turn in the next Monday.

Notes	Monday	Tuesday	Wednesday	Thursday	Friday
We are still collecting for our final "field trip" of the year, the Wild Animal World Show!	The cost is $4.00, and payment and permission slips are due by Monday, May 8th.				There will be no homework in the month of June. Backpacks are not allowed the last week of school.
Words for the week: help one every ask walk	1 Rainbow write your sight words. Use at least 5 colors for each word.	2 Write a sentence for each sight word. Remember capital letters at the beginning, and periods at the end.	3 Spell your sight words by cutting out letters from magazines, newspapers, or junk mail and gluing them together.	4 Study your sight words for our spelling test tomorrow. Superhero T-Shirt Day!	5 Continue to practice your sight words!
Words for the week: look out very their saw	8 Rainbow write your sight words. Use at least 5 colors for each word.	9 Write a sentence for each sight word.	10 Spell your sight words by cutting out letters and gluing them together.	11 Study your sight words for our spelling test tomorrow.	12 Continue to practice your sight words!
Words for the week: take off day too show	15 Rainbow write your sight words. Use at least 5 colors for each word.	16 Write a sentence for each sight word.	17 Spell your sight words by cutting out letters and gluing them together.	18 Study your sight words for our spelling test tomorrow.	19 Continue to practice your sight words!
Words for the week: our two name jump first	22 Rainbow write your sight words. Use at least 5 colors for each word. Pick out dress clothes for tomorrow.	23 Write a sentence for each sight word. End of Year awards in your child's classroom at 9:15 am.	24 Spell your sight words by cutting out letters and gluing them together.	25 Study your sight words for our spelling test tomorrow.	26 Continue to practice your sight words! No School on Monday!

图8–29　Davie Elementary School幼儿园一周家庭作业目录样张

们还发现这些词并不是什么苹果、梨子、狮子、老虎之类的，而是"this，that，what，have"之类的副词，而不是实词，更让人震惊的是，经过一个学期这么多词的积累，孩子拿起一本英语读物就能八九不离十地读出来，不由得佩服这种英语教学方法的优势所在。而不像我们国内一开始就让孩子死记硬背大量实词和知识点，大量问候语句而且反复重复，认为这就具备英语的本领了。

　　美国的英语教学不仅在于此，实词、科学等知识点的教育是通过实体模型、动画、画画等各种形式去加深印象的，不是死记硬背，而口语听力则是通过日常对话而完成的。此外，整个教育体系都非常推崇阅读，从小孩子抓起，学校幼儿园就已经设置图书馆，教室里面也有大量的儿童读物，让孩子吸收了不少知识，而且也养成了阅读的习惯，建议每天家长和孩子一起阅读。在我们的成人社会里，有心的学生和学者也会发现在飞机上拿一本书看的美国人要多于看手机的人。俗话说，读书使人进步，读书从娃娃抓起，美国能不强大吗？

第8节　配偶工作

解决完孩子的上学问题，接下来就要安排爱人的工作了。当然，有人说，好不容易到美国一次，就应该好好休息、相夫教子。关于这一点，仁者见仁，不工作的好处是可以全身心照顾家庭，学者也能全身心学习。但身处美国，我们拿着微薄的资金赞助，要想撑起整个家庭，加上日常开支，还是有一定的经济压力的。另外，如果不工作的话，爱人可能就很少能接触社会，来美国一次，如果不能接触到风土人情，也是非常可惜的，综合所有因素，跟爱人商量认为还是可以去做一点工作的。按照美国法律规定，持J-2签证的访问学者家属在有限的条件下可以工作，但工作的目的不是只能用来购物消费、旅游，不是为了补贴家用补贴J-1签证持有者的生活，但是到底有没有，天晓得。

1　EAD卡的申请

EAD全称Employment Authorization Document，中国人把它叫做工卡，但要想在美国合法工作，必须要有SSN，而对于J-2签证来说，没有EAD就不能申请SSN，就无法正式工作，如果去非法打工是危险而不值得的。

先在美国居民和移民服务局USCIS官网下载一个i-756表格（样张见附录中的附录36），官网网址：http://www.uscis.gov/i-765，在表格前面有如何填写的详细说明（样张见附录中的附录37），第16栏要写c5，除了表格以外，要准备如下材料：

- ◆ DS-2019表的复印件（J-1+J-2）。
- ◆ I-94表的复印件（J-1+J-2）。
- ◆ 护照复印件（J-1+J-2）。
- ◆ 签证复印件（J-1+J-2）。
- ◆ 两张照片，可以是护照上的那种照片，白底，背面写上名字和I-94号码。
- ◆ 380美元的申请费，我是用支票付的，付给USCIS（US Citizenship and Immigration Services）（2017年的定价是495美元）。
- ◆ 一封信：告诉移民官，你的收入不需要补贴家用，而是满足自己的文化生活需要（样张见附录中的附录38）。

因为牵涉到工作问题，而且至少45天后才有审批结果，因此建议USPS Express（美国邮政快递特快邮件），有保障，20美元左右。然后有一天发现钱已经被扣走了，就是开始受理了，接着会收到两封信，一封信是提示申请已经收到了，上面有受理单号（样张见附录中的附录39），第二封信介于

45~75天之间，是包含工卡的一封信。（据说Trump任总统以后，EAD申请和审核更严，时间更长，所以如果要想早日工作，赴美后要抓紧时间办理，EAD更新也要至少提早三个月办理。）

2　学习

（1）业余学习

遍布整个佛罗里达布劳沃德县的社区学校，教育相当全面丰富，可以适应各个人群不同的想法和爱好，在生活之余可以学一门技术、语言，爱人过来照顾生活之余，可以参加各种学习班，有英语、插花艺术、医学编码、瑜伽、高尔夫，价格便宜，一周1次课，多了跟社会接触的机会，还能学习知识，是一个除工作以外不错的选择。另外，孩子在学习之余也可参加各个兴趣班，比方游泳、网球、棒球等。详情见网址：http://www.browardcommunityschools.com/（图8-30）。

（2）专业学习

如果爱人也是医务人员，加上有一定的英语水平的话，在赴美适应一段时间后，可以单独申请在CCF做相关专业的访问学者访问项目（Observership），让这一阶段时间的学习和生活达到最大化利用，是再好不过的事情。

3　工作

（1）找什么样的工作

这个问题可以说直接跟爱人的英语水平和既往工作性质相关，可能我们

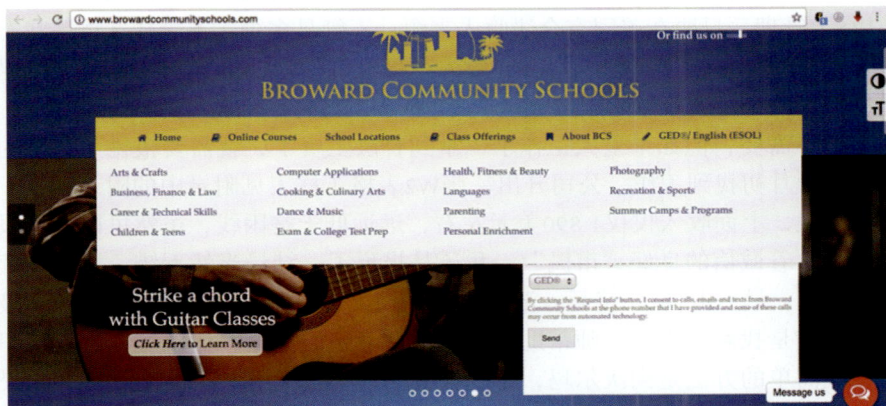

图8-30　Broward县社区学校官网

医务人员的另一半也是医务人员的比例很大，如果是这种情况的话，因为没有考证，在这里的医院临床基本上无用武之地，即使护理工、家庭护工也是需要上岗证的。一个比较好的选择是到大学或医院实验室谋求一个职位，但这点无疑要求很高，而且前提是英语水平较高，第二就是具有实验室的技能和比较强大的背景了，其实如果具备这两个条件倒是可以起初一起申请做研究员了。

如果英语能力较差，剩下可选的工作范围就已经不多了，基本上就会进入华人在美国打工的大潮里面，大部分是服务员、厨师、美甲师等岗位了。

（2）如何找工作

在美国找工作有几个渠道，一是在网上找，比如CAREER BUILDER http://www.careerbuilder.com/，这是知名度最高的求职网站，媲美中国的智联招聘，大多数代理商都喜欢在这里通过查看你发布的简历筛选候选人。可以先开通一个账号，好好填写你的个人信息，并发布精心打造的简历。另外Cragslist也不能忘记，里面除了租房买车以外，也提供了大量的工作信息。

另外一个渠道就是到各大中国餐馆和超市门口看招聘广告，拿到免费的中国报纸，上面含有大量的招聘信息，寻找适合自己的即可。

（3）工作相关问题

1）工资问题：佛州的最低工资是每小时8.25美元，因此凡是找到的工作低于这个工资水准而没有其他补贴的话都是不正规的，你有权主张你的工资权利。正规公司或单位都是以支票、转账方式来结算的，一般每周或每半月结算工资，而且包括养老金、交税等。当然如果是餐厅服务员的话，大量的收入是小费，可以是现金收入，生意较好的餐饮店铺服务员的月收入可以达到4 000美元（恐怕很多国内医生要汗颜了）。

2）报税问题：美国的交税政策非常的严格，所有税收由美国国内税务局（IRS）管理，只要在美国有合法收入来源，不管是多少，不管什么移民状态都建议报税。事实上家庭人口多、收入少更应该报税，会得到一笔可观的退税。每年的12月到次年的4月是报税季。那么，我们访问学者需不需要报税，回答说不需要，但如果爱人工作了，拿到合法工资了，就需要报税了，我的爱人在12月初找到工作，公司开出一张W2表格（样表见附录中的附录40），用来报税，上面收入仅仅1 890美元左右，远远低于贫困线，虽然可以不用报税，但本着诚信的良好"市民"，我还是报税了。结局当然不错，报税手续费50美元，最后退税170美元。至于如何报税，非常复杂，这里不加展开，最好的方式是找到华人会计师帮助报税，给付一定的佣金，如果实在没有认识的，最简单的方法是到沃尔玛，每到报税季，那边会有专门的柜台协助居民办理报税事宜，佣金一般100美元左右（图8-31）。

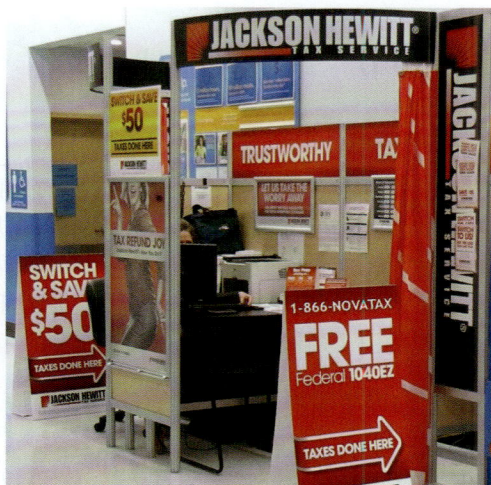

图8-31　临时设置在沃尔玛的报税咨询公司

第9节　购物及省钱窍门

　　说完入学，解决了工作，有了零花钱，也该到购物"潇洒"的时候了。可别小看购物，美国购物的模式和中国虽然差不多，但如果掌握了在美国购物的一些小技巧，不仅能省钱，还能省不少事、不少时间；掌握得好，还能赚一笔钱，赚的钱可以够得上来回机票了，也是比较可观的，因此我将在本节内把如何在佛州购物，如何节省费用及赚钱一一道来，并将资源和读者共享。

1　消费税问题

　　美国除了俄勒冈、阿拉斯加、德拉维、蒙塔娜、新罕布什尔、部分新泽西等少数几个州是免税以外，其他的州都要交州税，即常规情况下不管是买东西、饭店就餐、外出旅游等一切消费都有不同程度的消费税。佛州普遍的消费税是6%，迈阿密地区达到7.5%。5个免税州虽然州政府不对任何商品征税，但州内的地方政府(市政府)会征收购物消费税。比如阿拉斯加的地方税最高可达7%，新罕布什尔的地方税最高3%等。美国大多数州对农产品（如蔬菜、水果、蛋类、牛奶、谷物）免税。处方药只有伊利诺伊州征税。

　　为促进消费，美国有些州每年会在特定的日期实行免税政策，佛州也会有类似活动，在返校季（back to school）某些特殊的日子，比如2017年8月4日到6日，佛罗里达州的免税项目及单件商品消费金额上限包括：衣物及鞋60美元，学习用品15美元，电脑与特定配件750美元。

2　购物途径

2.1　实体店购物

　　实体店购物的优势是显而易见的，所见即所得，特别是衣服鞋帽、包包、手表等种类，尤其是品牌货或者奢侈品，对于尺寸、质地、款式的把握是网购所不能匹敌的，因此建议以上种类，特别是价格高的以实体店购物为佳，即使在美国网上买到的假货概率低，但还是避免不了看不到摸不着，以致最后买到的商品不合适的尴尬。

　　常见实体店简介如下。

　　（1）各大超市

- 沃尔玛：家喻户晓的全球第一大超级零售商，离社区最近、种类最齐全、价格最公道，是我们留学生在国外光顾最多的超市，几乎所有的日常生活用品，以及部分运动用品、户外产品，大部分食品均能在这里买到。其他用品诸如非处方药，花草、农用器具等也能买到。沃尔玛除了购物以外还有一个巨大的优势就是日常生活方面的其他很多问题都能在这里一站式解决，比如：理发（常规15美元/人）、配钥匙（自助配匙机）、配眼镜甚至车保养换机油等均可通过沃尔玛服务中心（service center）来解决（图8-32）。另外，沃尔玛金钱中心（money center）也是我们解决金钱问题的一个重要渠道，包括ATM取钱、转账、汇款、购买礼卡、支票等，后续会着重介绍。当然，沃尔玛的缺点是这是一个纯美式的超市，亚洲特色的调料（诸如老干妈）、部分亚洲蔬菜以及很多零食（方便面、麻花、花生、瓜子之类）等可能买不到。

◆ Costco：全球第二大闻名的零售商，仅次于沃尔玛，整个Costco系统实行会员制，只有会员才可以消费购物，没有会员卡给再多钱他们也不卖，会员费每年60美元。Costco（图8-33）之所以敢"冒天下之大不韪"收取会员费后消费，主要依赖于其超低廉的价格、极佳的品质以及对会员远超60美元的售后服务。Costco堪称一家神奇的超市。1983年，20多岁的沃尔玛已经是世界第一大零售企业了，彼时第一家Costco门店才刚刚开业。2015年，Costco是全球排名第二的零售商，目前，Costco在全球7个国家设有超过700家的分店，已拥有7 200万名会员。Costco之所以出名，是因为当所有的老板都在追求毛利不断增长

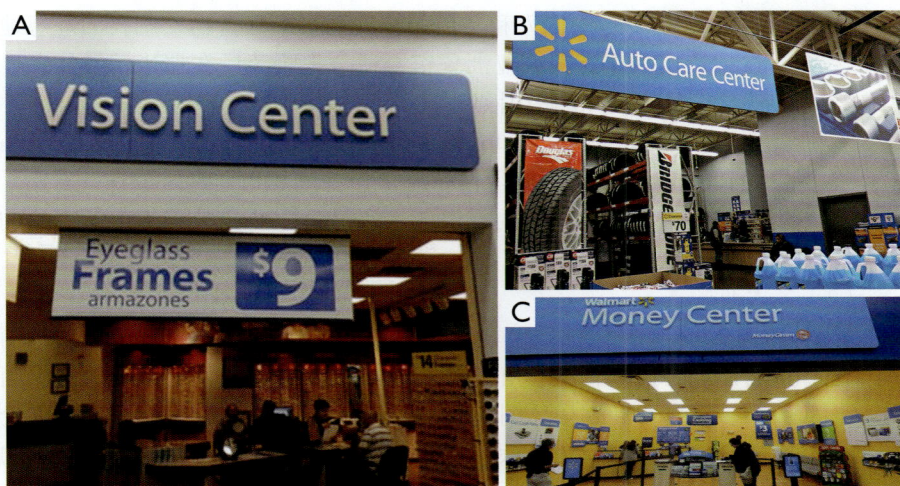

图8-32　沃尔玛各中心
（A）视力中心；（B）汽车养护中心；（C）金钱中心。

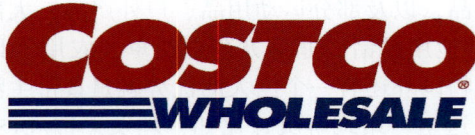

图8-33　Costco（好市多）Logo

时，只有他家整天在想，如何可以少赚一点，今年毛利10%，明年能不能9.5%，后年9%就更好。当所有老板拼命削减成本的时候，Costco顾客试吃不计成本，唯一的要求是，再多给一点，再大块一点，因此其某些商品极端的便宜，甚至达国内价格的1/10。另外，令人震惊的是他们不计成本、不计时间接受顾客无条件退货，甚至有人在吃完一盒食品后拿着空盒子过去说不好吃照样能退费。当然他们也有缺点，由于太火爆，排队时间长，而且很多食品如牛肉等都是大包装，如果单身一人生活去购买食品很多吃不下。此外，Costco还有其他业务范围非常广泛，比如：Costco有加油站，会员加油超便宜。Costco还卖车，去年卖出46.5万输汽车，如今已经是全美第二大汽车经销商。Costco还涉及旅游服务、在线图片服务、电子商务等。我建议欲购买大块肉制品、大袋零食、保健品等的人，Costco是比较好的选择，当然，如果在美国待的时间较短，则没有必要去办理，或者借用朋友的卡也可以。

◆ 中国超市：CCF附近的中国超市主要是Foodtown和Newyork Mart（前文已介绍），主要是中国人和其他亚洲人购买中国食物、调料的理想地方，在超市周围也有少许亚洲餐馆，适合去买菜后在那边稍微休息，改善伙食，品尝变味的中国菜。

◆ 其他超市：比如Target、Pubix等也是比较常见的日常生活用品及食品零售商，Sedanos是以西班牙食品风格为主的超市。Homedepot主要是出售与家装、维修等相关的零售商。Bestbuy主要是电脑等电子产品的集散地。

（2）各大商场

◆ Sawgrass Mills（图8-34）：全美最大的出口以及品牌零售中心，占地面积极为广阔，此购物中心由很多条室内和室外街区构成，超过350家商店，30多家餐饮和娱乐休闲场所，并设有酒店和IMAX电影院等，无论是在迈阿密地区生活的居民还是赴迈阿密旅游的游客，它都是必到的购物点和集散地，距离迈阿密机场30分钟、劳德代尔堡机场15分钟车程。Sawgrass Mills包含大量品牌及奢侈名品，共有四个大的出入口，其中名品街位于第二出口，包含Prada、Gucci、Buberry等奢侈包包品

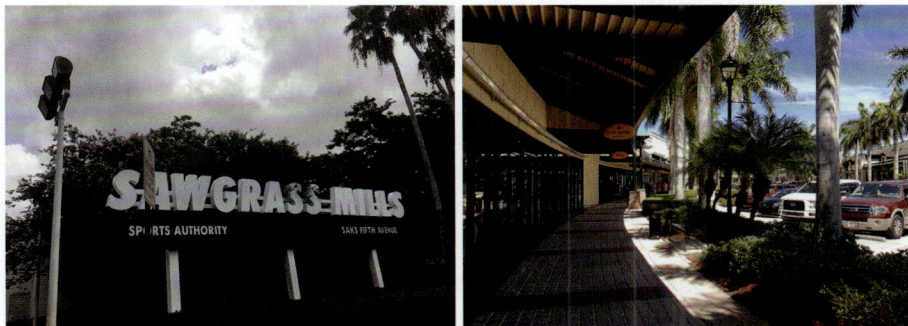

图8–34　Sawgrass Mills外景一瞥

牌，还有Coach、Michael Kors、Tory Burch等轻奢品牌。其他商品无论是休闲衣裤还是运动装备，无论是名贵手表还是珠宝挂饰，无论美妆产品还是电子产品，无论是保健品还是游戏品，总能找到适合你的款式、适合你的品牌以及难以抗拒的价格。因此，对于在劳德代尔堡地区生活和学习的我们来讲，Sawgrass Mills是一大福利，甚至CCF有直通Sawgrass Mills的固定班车23路车，医院的广告也顺便植入到了广大的旅客心中。我建议，除了日常的食物、生活用品以外，购物都只要周末去Sawgrass一处即可，不过要有跑断腿的准备。

◆ 其他百货商城：Aventura、Macy's（梅西百货）、Dolphin等，位于近迈阿密Downtown区域，品牌设置较Sawgrass高档，但价格也不菲，在打折季价格也能接受，有LV、Rolex等高端奢侈品牌，但都没有特别的折扣，可以作为Sawgrass的一个补充。

2.2　网购

逛商场毕竟是一项体力活，而且需要耗费大量的时间，一不小心还会买了很多后面可能用不上穿不上的衣物，因此网购可以弥补这些缺陷，在家点点手机，过几天就能送货上门，方便快捷。因此，网购已经成为全球人民主要的购物渠道之一，而且可以不分区域、不分民族、不分货币地到全世界去买东西。美国网购做得最好的还是亚马逊（Amazon）和Ebay两家综合平台。

（1）Amazon：国内俗称"美亚"，其购物方法与"淘宝"类似，种类全，商品基本能满足不同人的各种需求，与国内的淘宝相比，主要有以下几个特点。

◆ Amazon是用美元、信用卡结算。

◆ 如果是Amazon Prime会员，有些商品价格便宜，而且送货速度较快，基本2天就到，大件、进口物件根据实际距离计算，如果不是会员，两周左右到货非常常见，甚至要一个月以上。

◆ Amazon售后服务非常到位，退换货很方便，只要有投诉或不满，损失可以直接向Amazon要求补偿信用币（credits）或者优惠券。

◆ Amazon对电子产品如手机、电脑等会直接标记新（new）、二手（used）、翻新货（refurbished），并提供质保，很少会以假乱真、以旧充新。

◆ Amazon基本买不到假货，这一点对于想买奢侈品的人来讲，特别重要。美国制假、贩假成本非常高，只有极少数不法商家以次充好，我没有碰到。

◆ Amazon Prime会员除了48小时快递服务以外，还有很多增值服务，包括Amazon Video、Music、Book等（可以看原版电影、电视、音乐，是练习正统英语的很好的素材），还定期开放很多会员才能享有的低折扣，虽然一年会费99美元，但对于有网购瘾的人来说，从Amazon获得的额外价值会远远超过这个数额。

◆ Amazon还出售各种小规格礼卡，在美国可以作为节日送人之用。另外，在购买时，可以加少量费用，要求将商品包装成礼品样式发送到指定地点。

（2）Ebay：名易趣，老牌网购平台，与淘宝平分秋色，早期进入中国市场后被淘宝打败，退出中国内地市场。平台上的货品和Amazon相差不大，可能种类更齐全，价格更加便宜点，但假货率可能要高于Amazon，适合在Amazon上找不到合适货源的时候，到此平台碰碰运气，另外Ebay也有大量的二手货可卖。我在此结合不同网友的体验，介绍这两个平台的不同点：

◆ Amazon自营商品的服务是最好的，没有之一，而且100%是正品，这个是Ebay和其他的电商不能比的，只要你觉得有假，找他们也是100%退款的。不管你出了任何问题，只要是自营商品，你都可以联系客服给你完美解决还给予额外补偿。比如我房东有一次买一个价值200美元的包被朋友开玩笑藏起来了，并不知情，就找客服说没收到，客服直接又发一货，过一段时间那位朋友拿出来了，电话找客服，客服说东西直接送了，就是这么豪！

◆ Amazon自营的商品价格也比较便宜，大家可以细心去看，一般自营的都比第三方的便宜些，特别是如果你加入了Prime会员的话，就更便宜了，所以，现在Amazon越做越大。而Ebay就不行了，Ebay是和淘宝类似的商家开店，乱糟糟的，所以最后反而被旗下的子公司Paypal给收购了。

◆ Amazon Prime保证全美境内任何一个角落2天内到货并且免运费。美国的物流与中国相比相差太远（这一点可以自豪下），一般的类似fedex还有ups远一点都要5个工作日，而Amazon这一点类似京东一样在全美几十个仓库，下单后Amazon统一从最近的仓库派送。而Ebay全部都是卖家发货，无法保证发货及时，也没办法保证2天送到，用户体验差距很大。

◆ Amazon每个商品都有评价，而刷评价相对于淘宝是很少的，大部分比较可信，美国人偏偏又乐于助人，评价都是非常详细的，从优点到缺点，洋洋洒洒几千字的都有，有时候还附带照片或者视频，并且对于评价，其他买家还可以投票，票数高的会占据评价的首页，非常客观可信，基本产品好不好，看评价和星数就知道了。而Ebay没有设产品评价，搜索排名高的产品都是相对销售量高的，但是你却很难知道这个产品具体好不好，也许只是因为价钱低所以销量高，产品质量难以得到保证。

◆ Amazon的退换货非常方便，无理由退货并且包邮费！Ebay退货则要跟卖家沟通，时常还要为了退货的邮费争来争去。

3　省钱窍门

3.1　选择好的购物时机

逢年过节都是刺激消费的好时机，商家自然不会放过这个赚钱的好机会，因此就购物时机来讲，美国的劳动节（每年9月的第1个星期一）、感恩节&黑色星期五（每年11月第4个星期四&星期五）、圣诞节（每年12月25日）都是一年中绝佳的购物时机，特别是黑色星期五，堪比中国的双11，不过其开始的年份更早，更深入人心。很多商家在黑色星期五那天凌晨零点就开门营业，想购物的话还需要排队，因为那天的折扣力度非常大，比如一双80美元的耐克鞋可能20美元就能买到，140美元能买10件GAP的衣服，很多品牌2折、3折的力度也很常见，加上在美国购物，基本不用担心会买到假货。所以，如果正好在这段时间内访学的同志，绝不能错过这个机会，这一天会买到手软。

还有些购物时机，比如免税日，比如亚马逊的每日Deal，有些超市如Pubix每周会有广告推送，对一些食品及生活用品买一送一，对于有需要购买这些商品的居民来说，都是绝佳的时机。

3.2　购物省钱技巧

（1）关于网购：我隆重推出和介绍一个适合中国人在美国购物的省钱平台——"北美省钱快报"，该快报本身不卖商品，而是将各种品牌最新的折扣信息汇聚一起，提供广告、链接和优惠券（coupon）。优惠券使用是美国购物的一个文化，很少讨价还价，但只要你有有效的优惠券，无论之前什么价格，在最终结账的基础上使用有效的优惠券都能获得额外相应的折扣。这些优惠券从哪里找，可以去谷歌或者Groupon.com里面搜索，但相对很多都已经过期或失效，费时费力，而北美省钱快报则将众多优惠券集于网站内，有效期明确，链接有效，而且有华人使用评价以及中文介绍。因此，我的习惯是无论去网购还是实体店购物，购物前都在省钱快报上查一查有没有相应的折扣。举例，如果想要买GNC保健品，首先搜索GNC，会得到如图8-35A，点击第一项，得到图8-35B，会看到优惠码，点击立刻购买进入GNC官网选

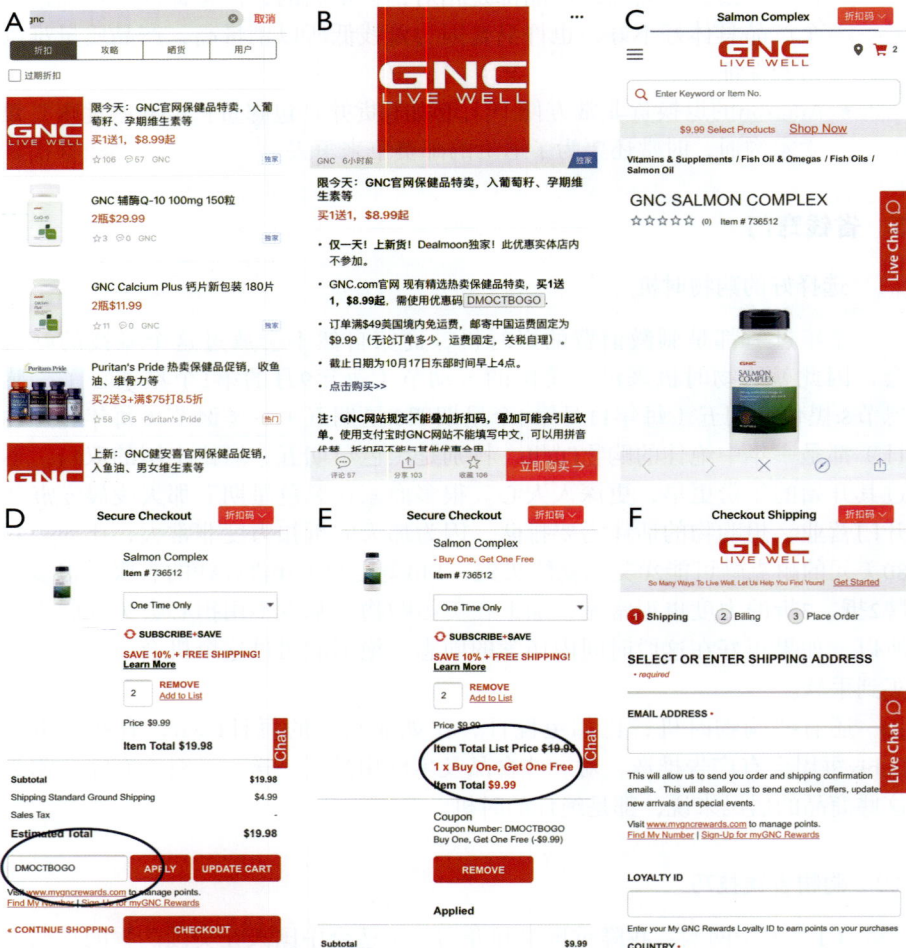

图8-35　应用北美省钱快报购物详细流程图

择此款三文鱼复合鱼油（图8-35C），我们看到优惠是买一送一，试验购买2瓶后，进入结账页面，如图8-35D复制粘贴优惠码后，原价19.98美元，变成图8-35E的9.99美元，最后点击结账（checkout）填写付款、账户信息地址等过程（如图8-35F）后成功购买。

（2）关于实体店购物：如想要到实体店购物，比如Sawgrass Mills Mall，建议去各大商场之前，到自己常用的品牌官网，用一个专门的邮箱注册一个账号，目的是用来接收广告信息，很多广告信息含有最新的关于该品牌的折扣代码（promotion code）。每次在实体店购物时，都可以提前找出这些邮件，应用该代码，会有额外的折扣。购物结账时，往往很多商家也会让留Email地址用来发送广告信息，下次即可使用。另外，如果特别钟情和青睐于某品牌，也可在店面办理联名信用卡（需要SSN号码），每次均会有额外的会员福利，这也是省钱的一招。

（3）返现网的使用：在美国购物不能不知道返现网的存在和使用，国内也有类似网站，但国内返现率非常低，返现范围较窄，也非常麻烦，通过返现网买到的商品质量很多经不住检验。而美国诚信系统的建立完善和制假售假比例较低，使得网购，尤其在官网上购物买到的假货概率非常低，返现网的存在增加了网购的流量。有些人怕麻烦觉得返现网返现率低，不愿意尝试，直接在Amazon或者官网上买算了，但是如果细心研究你会发现，如果坚持通过这样一个渠道网购，一年来赚的钱是可观的，可以说赚到中美来回机票完全不费力。而且现在某些返现网直接嵌入网页浏览器，只要发现你登录商家网站，如果在返现网的目录里面，会主动跳出来问你是不是要激活返现按钮（前提是你在账户里面设置允许加入该控件），接下来按照正常购物程序即可。例如图8-36，登录苹果官网后，右上角跳出这个框提示可以激活2%的返现。当你在购买时，网站会记录你的网络路径及Cookie，过一段时间，返现的钱会主动打到网站的个人账户，一般按照季度可以定期收到返现网寄

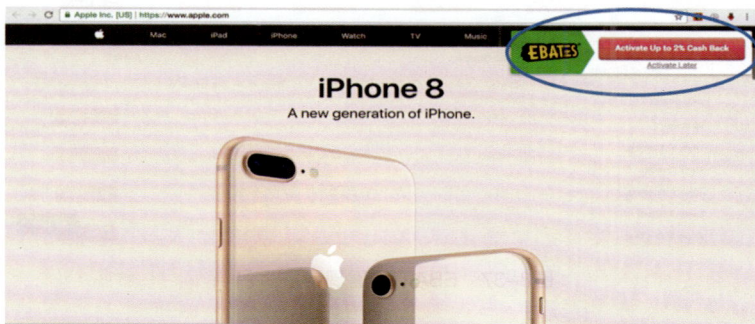

图8-36　浏览器控件直接激活返现

过来的支票或者Paypal转账。在此，我着重介绍一实测有效的返现网EBATES（https://www.rakuten.com/）的操作流程。当然还有很多其他的网站包括Topcashback等，我曾尝试过，但很多购物通道它们不能识别，并没有得到返现，提取现金也非常烦琐，所以我认为还是EBATES返现力度大，简单方便，而且关键是真实有效，可以根据链接推荐给朋友（如果没有推荐链接的读者，可以使用我的链接https://www.rakuten.com/r/YANZHA95?eeid=28187），通过链接注册账户并成功在上面购物的话，会一次性奖励10美元，上不封顶，有的时候推荐2人可得50美元，而且可喜的是我最近发现，网站有中文版，回国后照样可以利用这个网站进行海淘赚返现。

如图8-37所示，EBATES囊括了大部分常见的商场和品牌，如梅西百货、Kohl's、JcPenney等，涵盖了几乎日常生活购物的所有方面，包括衣物、美妆、电子、家装、食物、书籍等，甚至旅游、机票（像维珍航空）等都可以在该网站返现。

点击"我的账户"（图8-38）后，即可对账户进行详细检查和设置，包括返现总量、交易明细，返现入账途径（支持寄纸质支票和Paypal账户两种）等。

（4）Discover业务（一家专门做信用卡的公司）的使用：其作用类似返现网，如果在返现网上找不到要买的商家，或者发现返现率不高，可以尝试此途径，有的时候会有意想不到的收获。比如买苹果产品，Discover的返现率达5%，加上年底时Discover信用卡还有一次性双倍返现（double refund）（见下一节具体介绍），总共返现率达10%，相当于买所有的苹果产品都打九折，因此，在美国买苹果产品的途径首选Discover信用卡。

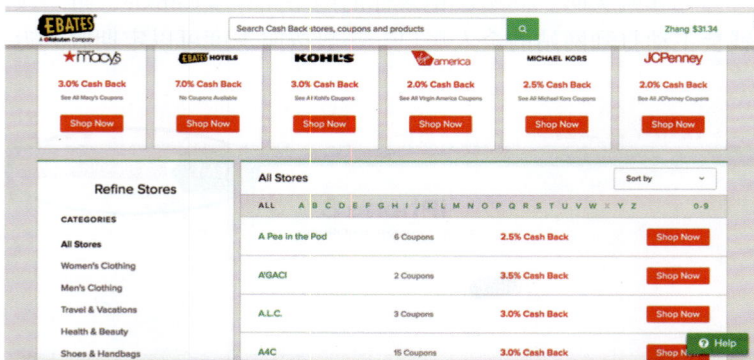

图8-37　EBATES返现网主页目录

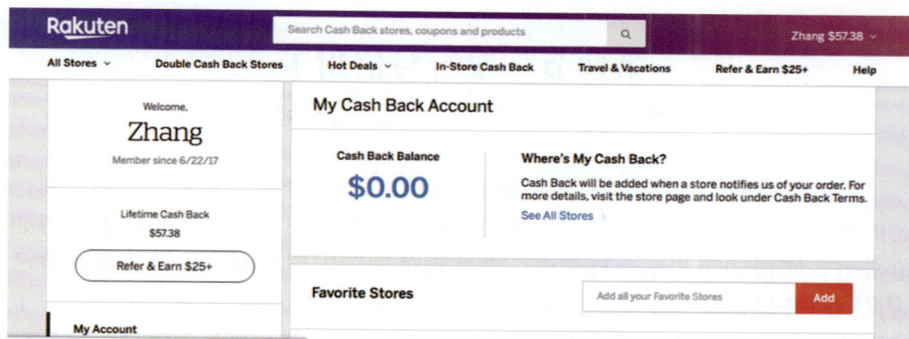

图8-38　EBATES个人账户页管理图示

第10节　银行与信用卡

赴美时只能带1万以内的美元现金，而根据以上介绍"买买买"的节奏，这些钱对于在美国生活一年的人来说是杯水车薪。那么要想在美国生活得如鱼得水，懂得如何和银行打交道，熟练地使用美国银行服务，并管理好自己的日常财务显得尤为重要，也是美国生活的必修课之一。另外，美国是一个信用体系的国家，美国有三大征信公司负责收集每个人的个人信息，包括在日常生活中所体现出的信用记录，并对此作出评价，给出信用评分（credit score）供相关系统参考。因此，在美生活，除了重视财务管理，还需特别重视信用的管理。

1　美国银行相关常识

纵观全美，常见的网点银行包括Bank of America(BOA，美国银行)、Chase（大通银行）、Citi（花旗银行），WellsFargo（富国银行）等，其中BOA在佛州最为常见，网点众多，对外国人银行卡申请的管理和审核也最为宽松，拿本护照，带上一定的现金即可开户，是旅行者和学生申请美国第一张借记卡（Debit Card）的完美首选，这里均以BOA为例详细介绍。

（1）借记卡的申请

申请借记卡比较简单，只需要带上护照和DS-2019表，短期访学人员带上邀请函即可，至最近的网点排队（时间很短）领号后，会有工作人员帮助你根据个人需求建立账户，这里不得不赞叹他们的服务态度，他们会事无巨细地根据每个人不同的情况介绍账户的详情（对自己的英语听力水平是一大考验），简单来说借记卡分为Check Account（CA）（支票账户）和Saving Account（SA）（存款账户），这两个账户都是用来存取款的，不同点是：

- ◆ CA享有银行卡的一切功能，包括ATM机上存储款、信用卡还款、刷卡消费等，而SA仅能在ATM机、银行网点上存储款，不能用来消费，相当于国内的存折。
- ◆ CA可以申请含有个人姓名等信息的支票，SA则不能。
- ◆ CA账户的最低维系资金是1 500美元，也就是说账户低于1 500美元，哪怕1秒钟，下个月就要收取手续费12美元，除非CA账户作为工资卡而且每个月定期由公司向里面打工资至少600美元以上才不收费。而SA账户最低维系资金只要300美元。至于为什么要维系该账户，而不是回国后取消掉，个人觉得便于以后返美工作生活以及海淘时使用，后续信用卡一节会提及。

因此，每个人可以根据情况申请相应的账户，但需要提醒的是如果选择SA，一次性存款很多的话，比如说赴美以后一下子将带来的10 000元都存进去，有可能会自动升级为CA，也可以少量多次存，问题不大。

（2）借记卡的使用

借记卡的使用对于在美工作生活的人来说并不陌生，和中国没有太大的区别，主要用来存取款，但美国一个很大的特点是，可以说95%以上的消费都是信用卡完成的，而且很多情况下只收信用卡不收借记卡，比方说租车、租房等，因为当牵涉到其他费用如停车费、罚单、保险或纠纷等问题的时候，便于继续从个人账户扣款，因此他们都选择信用卡。我的借记卡在美国主要用于存取款和信用卡使用后还款之用。

关于取款这点，比较有趣的是为了适应美国这个车轮上的社会，各大银行网点都有不用下车即可取款的ATM机（见图8-39），这也是他们肥胖率居高不下的原因之一，可想而知，连取款买汉堡都懒得下车，更别提让他们运动减肥了。另外，ATM机上有中文界面，可以切换语言。

（3）支票的使用

支票在国内并不流行，似乎是公司企业才会使用，很多普通老百姓估计支票长什么样都不清楚，但在美国是一种常见的付款、消费方式。对于我们留学人员来讲，如果我们已经拥有信用卡和借记卡的话，可能会碰到接受支票的情况，但用支票付款的机会并不多。因此，在申请美国银行（BOA）账户的时候，会附带赠送三张样张支票（这个也能用，有效的），这三张就够了。如果不够可以花12美元，购买一整本支票簿，该支票含有账户的姓名、地址，看上去比较大气（如图8-40），但就像我一样，一整年也用不到几张，妥妥的带回国了。

（4）美元间转账问题

我们入美后，少不了和朋友、商户间美元转账的问题。关于转账，同银行之内是没有手续费的，异行之间有的时候转账费奇高，慎用，可以借助第

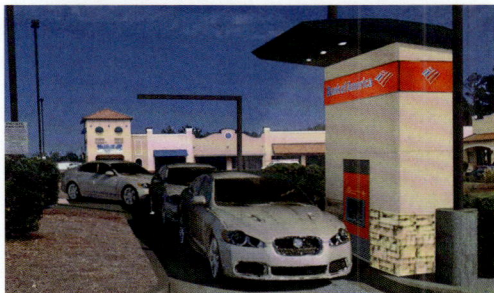

图8-39　BOA不用下车的取款机

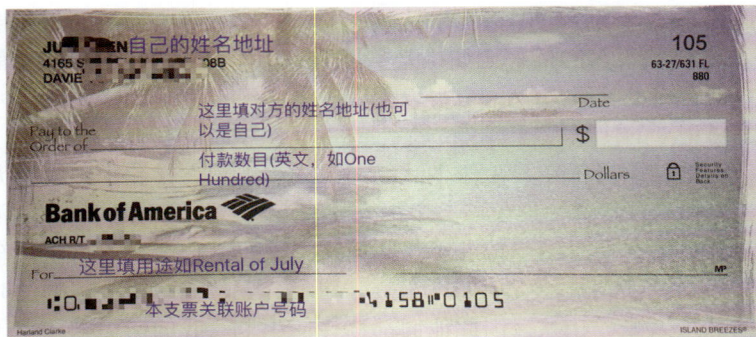

图8-40　BOA支票样张

三方Paypal转账。转账可以在App或者网上操作，但在BOA（图8-41）转账至对方账户时，要填写对方账户关联的手机号码或者邮箱地址，所以即使知道别人账号、没有关联电话或邮箱，也无法自助在App上完成转账，除非到银行网点去。

（5）各类账户号码的名词解释

1）Debit card number（借记卡卡号）

图8-41中间的4117 7440 0000 0000就是debit card number（借记卡号）。如果进行网购如亚马逊（Amazon），要填写银行卡号码，输入的就是这串号码，信用卡也是一样。

2）Account number（账户号码）

Account number才是你真正的账户号码（图8-42），平时也很少用，除了转账的时候需要。特别是从国内汇钱过来的时候，需要account number。

3）Routing number（路由号码）

Routing number的主要用途是确保钱划账到该路由号码对应的那家银行。

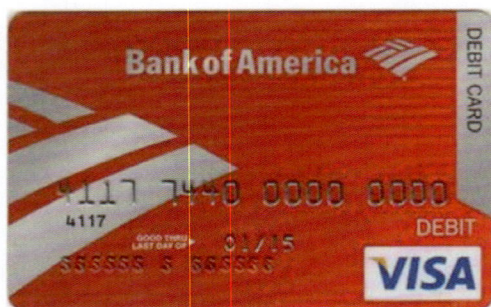

图8-41　BOA借记卡正面样张

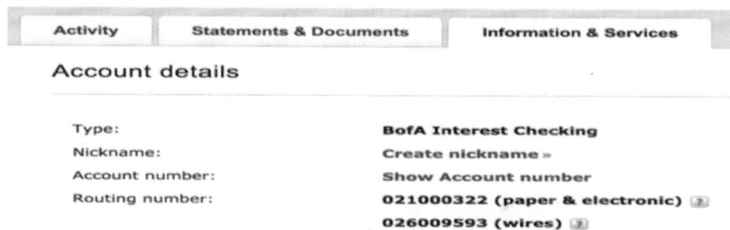

Activity	Statements & Documents	Information & Services

Account details

Type:	BofA Interest Checking
Nickname:	Create nickname »
Account number:	Show Account number
Routing number:	021000322 (paper & electronic)
	026009593 (wires)

图8-42　BOA账户号码明细

因为account number在不同的银行可能会有重复。开户的分行（branch）不同，routing number也不同。其中routing number分两种，其纸质&电子（paper & electronic）号码在订购支票、设置直接存款或者向其他财务机构付款的时候使用，无线转账（Wires）号码则适用于所有的电汇转入。

4）Swift Code（SWIFT号码）

Swift Code是国际通用代码，每个银行都有一个，通常我们国内向美国账户汇款的时候需要写这个代码。Swift Code由8位数组成：AAAA BB CC的格式，有时候后面还有3位DDD：AAAA是银行名，通常是缩写。例如BOFA是Bank of America的缩写；BB是国家代码，例如US或者CN；CC是地方代码，通常是银行总部。如果看国内银行，通常是BJ北京。可选的DDD通常代表分行或者支行的地址，国内用得比较多，美国用得比较少。关于BOA，如果电汇汇入账户的是美元或者不清楚时，Swift Code是BOFAUS3N，而如果知道是非美元外汇，Swift Code则是BOFAUS6S。其他常见银行Swift Code如下：

- 美国大通银行Chase：CHASUS33。
- 美国富国银行Wells Fargo：WFBIUS6S。
- 美国PNC Bank：PNCCUS33。
- 美国花旗Citi：CITIUS33。
- 美国汇丰HSBC：MRMDUS33。

2　人民币和美元兑换问题

在美生活时间短的话，美元现金可能也足够了，实在不行，刷国内信用卡也问题不大，多花点手续费，也不影响。但长期生活，美元肯定不够，如何将人民币兑换美元呢？我在这里提供几个途径和方法供选择。

（1）从国内银行汇款至美元账户

这是一个比较传统的方法，但需要国内亲属操作，并且需要一定的时间并付出一定的手续费才能到账。

中国往美国汇款比较方便的是用电汇，各大银行均可，收费大致是固定费用150元人民币左右，外加汇款金额的1‰左右（最少150元），一般2天左右可到达美国账户。有网友分享了经验，由于建行和BOA有合作，建行汇款至BOA账户如果2 000美元以下国内免手续费（大额汇款可能收费），BOA收取15美元。也有人汇2万美元，填了10张单子，每张2 000美元，避免了手续费。美元国际交易都是要通过美国纽约交易的，所以会产生一个中间银行费用，这是不能避免的。

另外，小额汇款可以考虑速汇金西联（Western Union），适合2 000美元以下的汇款，可在中国邮政或者农行办理此业务，填写汇款单，缴付一定手续费后，只需15分钟收款人就可在全球任何一家西联汇款代理网点领取该笔汇款，另付手续费约15~25美元。

（2）从支付宝汇款至美元账户

这个比较简单方便，只要国内借记卡账户与支付宝相连，即可在国外自行操作，每笔手续费50元，每日能汇款最多2笔，每笔不超过3万元人民币。但美国当地银行还是要收取10~20美元不等的手续费。具体操作流程如图8-43所示。需要注意的是购汇前，需阅读购汇通知书，明确并诚实填写购汇目的，正确填写美国银行9位Routing number，Account number，Swift Code（自动生成）。

（3）应用Money Order（美国用的一种可以现金购买的定额支票）转账汇款——我最为推崇的换汇终极大法

之所以我给予该方法最高评价，是因为该方法非常方便，而且换汇手续费极其低廉，关键还不占用个人1年5万美元的换汇额度，简直可誉为换汇的神来之笔，且听详细道来。

我曾在本书第3章第7节"赴美生活准备"一文中提及要带国内主要存款的借记卡（不是信用卡），现在大有用武之地。换Money Order的流程就是：

- 带上护照或美国ID以及国内借记卡到附近的沃尔玛甚至中国超市的金钱中心（Money Center）。

- 告知店员欲购买Money Order，每张Money Order最大面额1 000美元，其他面额自定，手续费0.7美元，您没有看错，每次交易也就是说每张1 000美元Money Order仅需手续费0.7美元，就是这么给力，如果您购买3 000美元，即刷卡3 002.1美元。

- 掏出你的ID和借记卡证明你是合法持卡人，帅气地在机器上Swipe your card（刷卡），店员根据当前汇率换算得出款项，输入密码，随后打印机打出Money Order真身并填写信息如图8-44（相当于自己汇支票给自己）。

- 离开沃尔玛，来到熟悉的BOA的ATM机器上，插入您的BOA Debit Card

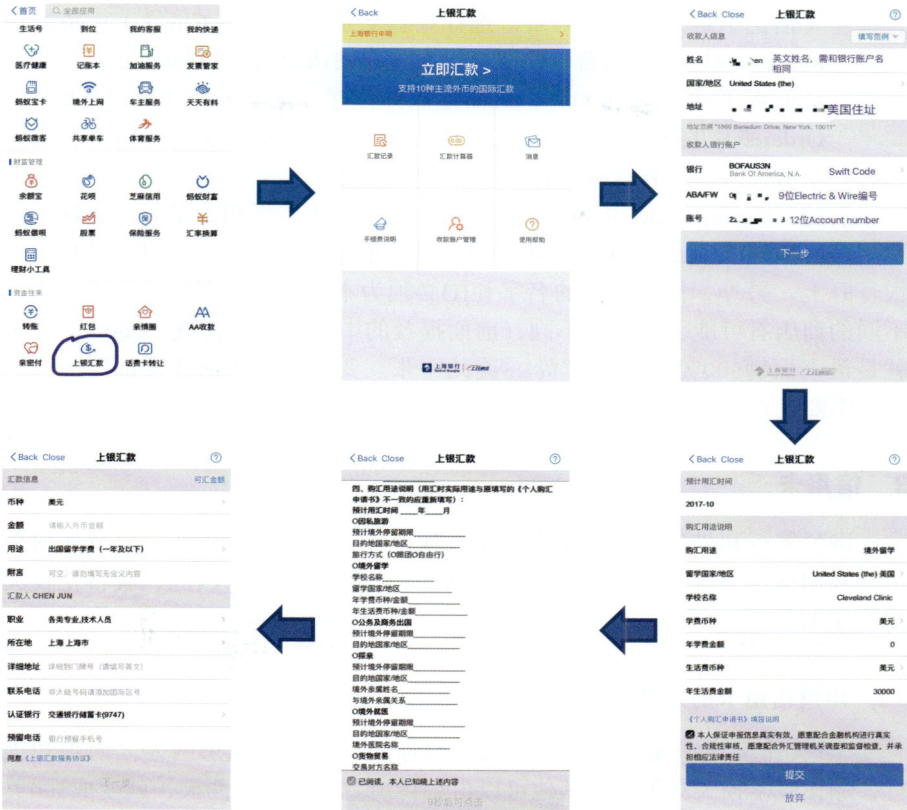

图8-43　支付宝换汇具体流程图

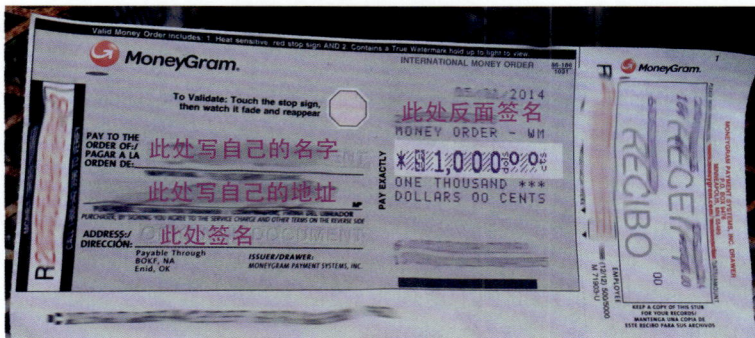

图8-44　Money Order填写样张

（借记卡），输入密码后，选择存款支票（Deposit Check），将上述Money Order插入机器，机器会再次让你确认是否是1 000美元，点击确认或者手动输入1 000后，机器读取并存储，接下来可选择含有Money Order照片的收据单打印，就这样完成了从人民币到美元的过渡。很简单有没有，很省钱有没有？

当然，Money Order也不是放之四海而皆准，不能滥用，最好一次性不要购买超过3 000美元，否则会被认真的店员甚至经理盘问很久，也容易被美国银行盯上。另外，借记卡上的名字和ID必须为本人，否则有可能会被拒绝，不同的商店有可能手续费会不同，前面提及的中国超市美食城（Food town）就是最大面额500美元，手续费1.5美元一张。要记住，任何计谋都要适可而止，不要把它用死了，来日方长。

3　信用卡

讲罢银行和借记卡，接下来要重点谈谈美国的信用卡体系，以及如何在美国利用信用卡赚钱，这是在美国生活用钱的精华所在，因此，我将花较大的篇幅来介绍。

3.1　申请信用卡的好处

（1）比借记卡安全，比如有人盗刷你的借记卡，如果两天之内告知银行，那你最多损失50美元，其他可以由银行出。如果超过两天，就变成500美元，但是如果信用卡被盗刷，没有这两天的限制。只要是60天之内告知，持卡人的责任就只有50美元。信用卡公司和商家有约定，所以商家赔，商家怕亏本所以买了保险，最终还是保险公司赔。

（2）建立信用历史，积攒信用分数，信用分数越高，越容易租房、租车、买保险等，而且还可以得到不少的折扣。

（3）方便购物，美国绝大部分交易均可通过信用卡完成，而且部分信用卡可以提供购物保障，在一定期限内免费退货、更换、维修等，并且还可以延长保修期。

（4）获得开卡奖励及刷卡返现，有些信用卡开卡奖励很可观，无论是奖励点数还是现金，如果点数最大化最高可价值800美元左右。另外，大部分信用卡对所有消费提供1%的刷卡返现，对加油、用餐、买药等消费提供高达2%~5%的返现。

（5）可进行资金周转，这点跟国内信用卡的功能类似。

（6）部分信用卡可得到意外险、租车险等。

综上可见，申请信用卡，是美国生活的必备，无论短期还是长期，都建议在美国申请信用卡，建立信用。

3.2　美国信用卡的类别和特点

美国信用卡系统主要有五大体系，即Visa、Mastercard、Dinner's Club、Discover（图8-45）、American Express，其中前面两种我们都很熟悉，第三种用的人比较少，我也未曾接触，在此均不做介绍，我着重讲一下后两种。

（1）Discover信用卡

中文名为发现卡，是留学生在有了SSN号码后第一张也是必申请的一张卡，它的好处主要有：

- 点击推荐链接申请的话，开卡会有50美元奖励（推荐双方都有奖励，如果没有，可以使用我的链接：https://refer.discover.com/s/e3ntw），如果直接官网申请，则没有该奖励。
- 每季度提供不同消费类别的5%返现（比较实惠的是加油、饭馆、Amazon等）。
- 全场1%（1% for everything），即每笔消费返现1%。
- Discover Deals，前文提过，类似返现网，通过Discover Deals广告页点进去购物，会有不同程度的返现，有时候会有高额返现，5%~20%不等，很多品牌是各种返利网站里给的最高的，比如bestbuy和apple为5%，sears为10%，沃尔玛为5%等。
- 无年费。
- 可以网上跨行还款，无手续费（这一点几乎适合所有信用卡）。
- 唯一推荐回国使用的信用卡（主要是为了返现），且国内消费没有国外交易费率（Foreign Transaction Fee，FTF），人民币还款按照银联当日汇率（购汇）结算（国内刷卡时需告知服务员走银联通道刷卡），其他常见的Visa、Master 都有1%~3%不等的FTF，在美国之外的地方使

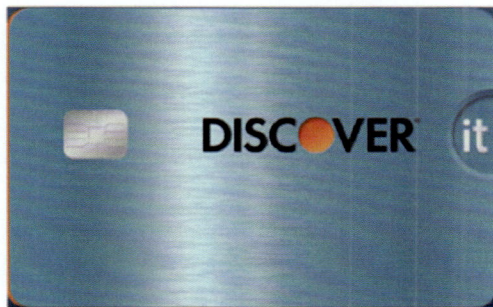

图8-45　Discover卡样张

用得不偿失。

* 有了discover（发现卡）攒下信用基础，以后再申请Visa、Matstercard就容易了。
* Double Reward：持卡一年后，首年所有的返现加倍返还，意思是假如前面你一年赚500美元返现，一年后会再给你500美元，再次感叹美国就是富有，不愧为发达国家!

由此可见，众多的好处，几乎没有缺点，使得Discover在留学生心目中成为神卡，也是我在美使用的主要信用卡之一。

（2）美国运通卡（American Express）；

另一大信用卡体系，包含旗下多种不同类别和功能的信用卡，我和大量留学生最为推荐美国运通金卡（American Express Premier Rewards Gold Card，PRG）（图8-46）。此卡的优点也是非常多，官网介绍有22点之多，主要有：

* 高达50 000开卡奖励，开卡3个月内消费满2 000美元可得50 000 Membership Rewards（MR）点数，该点数价值最大化相当于800美元，最小也有450美元。
* 在航空公司官网直接订机票获得3倍MR点数，吃饭、超市购物和加油获2倍MR，其他消费得1倍MR点数，在AmexTravel.com上消费可获得2倍MR点数。
* 每年（Calendar Year，日历年，1~12月算1年）可以报销100美元的航空相关花费，例如行李费（美国国内托运均需行李费）、升舱费、Airport Lounge门票等（不包括机票本身）。因为这一福利是按照日历年而不是按照持卡时长计算的，因此在收第2年的年费前，你实际上可以报销2次！但这项福利并不是自动生效的，需提前在AMEX官网指定一个航空公司，产生消费1个月后可查证寻求报销。
* 有没FTF。
* 提供租车损坏或被盗保险，但只保本车辆的租车人（同时为持卡人）

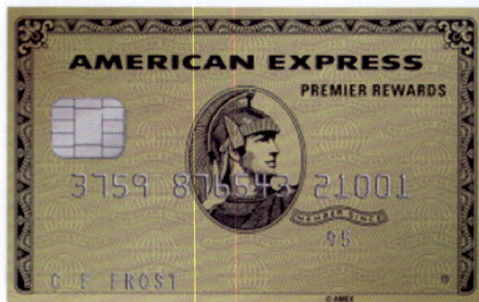

图8-46　AmEx PRG卡样张

和乘客，保额高达每人5 000美元，如发生死亡，持卡人家属可获赔20万美元，乘客获赔2万美元。

◆ 此卡也有与Discover Deal类似的AmEx Offer（即美国运通卡提供给用户的优惠），经常会有一些不错的商家折扣，比如有时候沃尔玛15返5美元，Amazon75返25美元等。

至于MR点数如何使用（除了MR，美国信用卡还有三大点数系统如Chase的UR、Citi的TYP以及酒店点数SPG），怎样使积分最大化发挥价值，当中有很多的学问和门道，建议浏览本节最后提供的网址。PRG的优点不一一细说，AmEx官网有很详细的介绍，这里再介绍该卡的几个缺点：

◆ 严格来说，这是一张签账卡（Charge Card）而不是信用卡。Charge Card是指，你没法只还minimum payment（最小还款额，通常为账单额的1/10），而是必须在每个due date（还款截止日）之前还清full balance（所有账单额）。注意Charge Card申请时也会有Hard Pull（信用卡强行调取信用记录，Hard Pull越多，信用分数会下降），跟信用卡一样。

◆ 此卡可以推荐朋友（Refer a friend）：推荐此卡给朋友并且申请成功的话，每成功一个朋友得25 000 MR，上限为55 000（11人）/calendar year（日历年）。但这张卡refer（推荐）出来的开卡奖励比最高的公开链接低，强烈建议不要去坑朋友。

◆ 注意该卡有年费195美元，首年免年费。

◆ 该卡不建议在信用记录6个月内申请，有可能会被拒，因此我推荐可以作为第2张或第3张信用卡。

总之，对于AmEx PRG如果只持有一年的话，你可以获得50 000 MR点数（800美元）和两次航空杂费报销（100美元×2），不需要付首年年费，综合计算，净收益可达1 000美元！因此这也是一张必申的卡。但是这张卡除了航空3x MR（3倍MR点数）之外，平日消费回报一般，很难赚回年费，综合来看并不值得长期持有。如果不想长期持有此卡，在关卡前又没有用掉所有的MR点数，可以申请无年费的AmEx Everyday（ED）来保留MR点数以便将来需要的时候兑换。

（3）BOA Visa卡

这里也需提及一下BOA的信用卡。BOA信用卡主流的有两种，一个是现金奖励（cash rewards）卡（图8-47），一个是旅游奖励（travel rewards）卡，顾名思义cash rewards卡是平日刷卡返现卡，其中加油返3%，餐馆超市返2%，其他消费返1%，travel rewards卡有开卡奖励200美元，开卡3个月内消费满1 000美元可得20 000点数，最大价值200美元，以后每笔返1.5倍点数。因此，平时如果使用不多，建议申请travel rewards卡，还没有FTF，回国后也可使用，如果经常使用，则申请cash rewards卡，可以作为一个很好的加油卡，但

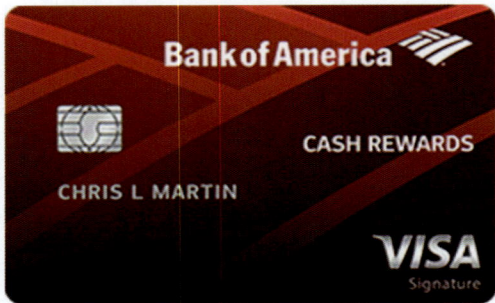

图8-47　BOA Cash Rewards卡

回国后不要使用。

　　BOA对于申请信用卡相当宽松，不用SSN号即可申请，因此对于短期访学人员来讲，是积累美国信用的最好选择，因为往往是第一张美国信用卡，且无年费，建议即使回国后也不要关卡，因为持卡时间对信用分数的维持也是至关重要的。另外，申请BOA信用卡时，我们外国人往往首先是security card（加密卡），它的额度是由我们预存额来决定的，比如说，我在信用卡里面预存现金1 500美元，信用卡批出来的额度就是1 500美元，然后在持卡近1年的时候，如果消费及还款信用记录良好，会自动转成non-security card（非加密卡），BOA会寄一张当时存款的支票给你（要注意查收），这张支票可以存到借记卡里面提现金使用，然后BOA的信用额度就自动变成双倍了，即3 000美元。

　　（3）其他信用卡

　　当然在留学生心目中，除了以上三大卡种以外，还有诸如Chase、Citi等银行的各种信用卡，以及与酒店、航空公司的联名卡，也是相当不错的，高手两三年可以申请八九张信用卡（这也非常烧脑），除了使用常用的卡以外，其余的躺在抽屉里照样可以赚钱，我尚未达到以上境界，但这里隆重介绍一个资源，即美国信用卡指南网站：https://www.uscreditcardguide.com/zh/。里面涵盖所有信用卡的相关内容以及知识，只要你用心去发掘、去学习，你能得到的将会超过你的想象。

3.3　信用卡的使用

　　（1）消费：这点好理解，每次使用直接刷卡即可，无需输入密码，直接签字。如果是网购，除了提供卡号外，还有背面的CVV2三位验证码（注意：AmEx PRG卡付款时要提供CVC/CID，是卡正面右侧的四位数字）。消费的时候，根据消费类别以及时间段，选择相应的信用卡，比如加油用BOA，买机票用AmEx，其余均用Discover（如亚马逊等），并且网络消费前比较Discover

Deals和返现网的返现比例后再决定从哪个通道划算。需要提醒的是，刷卡后可随时通过绑定的借记卡转账还款（不收费），尽量保持最后的账单在30%左右的信用额度，这样对信用分数的维持和增长最为有利，没有账单额或者超过50%的账单都会被视为风险因素之一。

（2）账单：如果只知道刷卡买单，不去了解一个月下来的账单及详情，搞不清楚账单某些具体条目的含义，显然不能对自己的花费有所掌控，更加不能对信用卡系统有更全面的了解，并且容易曲解或误解，导致不能及时正确的还款，否则为了一点蝇头小利而丧失信用度就得不偿失了。如图8-48所示，为Discover信用卡2017年4月10日至5月9日的账单概要，我们需要读懂账单的每个细节。另外，我们如能熟练掌握信用卡相关App的使用，弄清一些专业的名词可以不必看以上账单，App中包含了所有相关信息。信用卡常见名词术语解释见附录中的附录41，建议在有了信用卡以后，对照该附录或者谷歌it（谷歌搜索）了解相关含义。

（3）还款：收到账单后，我们需要做的是搞清最后还款日以及还款额是什么。在Due date（还款到期日）之前还清欠款。至于如何还款，直接通过App即可完成，首先得先将借记卡关联入信用卡的账户，如Discover卡，在主菜单栏里，点击"Payment"的下级子菜单"Bank Account"，如图8-49A所示，点击后得到图8-49B，我们可以看到，上面的BANK Of AMERICA是已

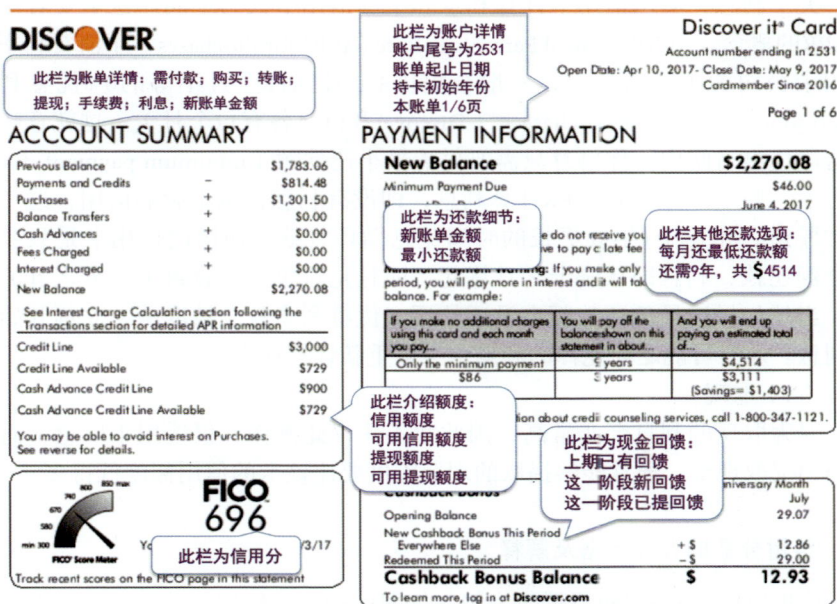

图8-48　Discover账单详解

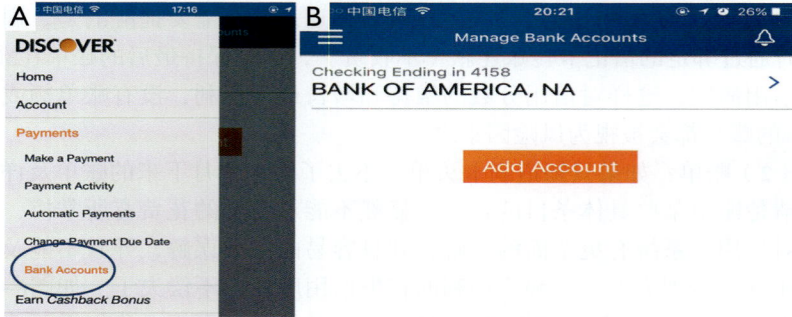

图8-49　Discover App部分下拉菜单

经关联好的借记卡账户，可以对现有账户进行修改。点击"Add Account"后可以添加其他账户。关联后再点击图8-49（A）的菜单栏里面的"Make a Payment"，接下来按流程输入要还款的金额即可。

需要注意的是，在申请还款后，信用卡不是当场到账，需要1~3个工作日，因此我们为了确保不逾期，建议至少在截止日期前三天还款。建议全额还款，一来可以避免利息，二来对信用来说是极好的。另外，AmEx PRG卡严格地讲是签账卡Charge Card，没有最小还款额一说，因此每次都要全额还款的，没有全额还款会影响信用分数，用该卡的同仁需要特别注意。

关于利息，美国信用卡计算利息和中国信用卡大为不同。这里要着重介绍APR的概念。APR即Annual Percentage Rate (APR) for Purchases，年消费利率。信用卡公司为了吸引客户，一般会提供3个月到18个月不等的0%优惠利率（Introductory APR for purchase）（Discover和BOA各有12个月）。这就意味着在这段优惠时间内，你每月只需要付清最小还款额（minimum payment due）就行了，剩余部分按0% APR计算利息，即没有利息，也不影响信用，这一点非常厚道，相当于1年或更长的时间免息循环贷款，而国内信用卡是只要没有全额还款，利息即从刷卡之日算起，而且是账单全额收每天万分之五的利息。当然如果连最低还款额也没还的话，优惠利率就会被取消，立刻开始计算利息。还有可能之前免掉的利息也会被重新计算在内。

（4）取现

因为取现的利息会非常高，因此我不建议此操作，仅适用于应急，而且在ATM提取现金，通常能够提取的现金额度要比该卡的信用额度低得多。

3.4　信用分数的计算依据及解释

这里以Discover的介绍页面为例（如图8-50），信用分数主要是以下五方面决定的。

How is my FICO® Credit Score calculated?

Your FICO® Credit Score considers five categories of credit data from your TransUnion credit report that may vary in importance for different credit profiles. The percentages below are based on the five categories for the general population.

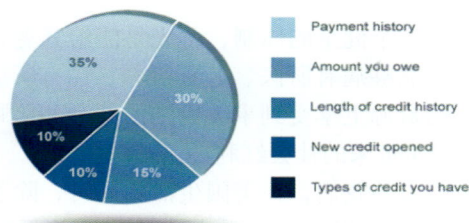

- Payment history
- Amount you owe
- Length of credit history
- New credit opened
- Types of credit you have

图8-50 Fico信用分数构成图

（1）Payment history：付款记录。容易理解，建议每个月全额还款，不要每个月只还minimum payment，否则会被银行认为有风险，虽然0% APR，但信用记录会受到一定的影响。

（2）Amount you owe：或者可以称为utilization，即账单额占总额度的百分比，最好控制在30%之内。太大说明欠款风险大，太小说明不常用，都可能会影响分数。

（3）Length of credit history：其中包含两个数据，一是总信用历史长度，即最早开的那张卡有多久；二是平均信用历史长度。因此，我建议最早开的那张信用卡（BOA）千万别关掉，否则对信用分数可能有很大影响。新手的前几张卡也很重要，最好申请无年费卡，一直保留。

（4）New credit opened：主要指新开账户数量和Hard Pull数量，Hard Pull的意思是查询信用报告的请求，每申请一张新的信用卡或者贷款都会留下一次Hard Pull，无论通过与否。Hard Pull的记录只会保存两年。Hard Pull数量多意味着你需要更多的钱（反正至少银行是这么认为的），会降低信用分数。因此没有太大好处的"鸡肋"卡不要申请，好卡也请有节制、循序渐进地申请，对于我们待1年的新手2~3张卡就已足够。

（5）Types of credit you owe：如果既有信用卡又有车贷又有房贷是最好的，不过也不至于为了信用分数而贷款，这个顺其自然就好了。

在本节介绍完毕之际，我要提醒的是，在国外要有意识地管理好财务，管理好消费习惯，管理好信用，珍惜信用犹如珍惜生命，千万别做"害群之马"——求学结束后，大肆采购而丢下一笔未清的账单。这不仅亵渎了信用之名实，可能以后还会害了自己（如银行到国内追讨，或日后自己重临美国必须面临昔日记录），同时也有可能阻碍日后来美留学者申请信用卡之路，诚信做人，方能持久！

第11节　其他公共资源

　　一个成熟的社会、一个健全的体制，不光是能给其老百姓提供富足的日常生活，不光是让他们能够病有所医、老有所养、住有所居，更重要的是能够让其人民能在公共的资源上享受到事无巨细的便利和照顾，充分享受到高度精神文明和物质文明所带来的社会红利。

　　作为来自发展中国家的我们，在美国生活的同时，除了日常生活，我们还需要用心去发现，用心去思考，看看中美社会的差距和不同究竟体现在哪些小的细节方面。在此，我并不是要崇洋媚外，不是要强调美国多么的美好。随着祖国的强大，我们需要经济自信、文化自信，虽然我们已经处于社会主义新时期，但这并不意味着我们已经是世界强国，我们还需要去认识到与世界强国之间的差距，我们需要进步的地方还有很多，这也是我们留学生出去学习的重任，但我们还有一部分没有走出去的人容易滋生骄傲自满、夜郎自大的心态，认为西方国家生活在"水深火热之中"，基于此，我在此单列一节着重描述美国的公共资源。

1　公共厕所

　　首先就写公共厕所，可能比较滑稽，难上大雅之堂。但上厕所是每天必不可少的，既然写公共资源，必然要从每天的生活开始着手。我们不难想到在国内大街小巷寻找厕所的踪影，并且如果遇到闹肚子没有准备手纸的话，会相当的煎熬和尴尬，因此如果闹肚子期间出门不带纸可能会一天都不放心。但在美国可能完全不需要担心这件事情，原因是美国每个厕所都配备相当数量的手纸。美国与中国及其他亚洲国家的厕所设置的不同点在于，美国全部是坐便器，没有蹲坑（这个除了有文化差异外，还跟西方人不会亚洲蹲有关）（如图8-51），厕所内配备全面、干净整洁，其整洁程度可与星级酒店内媲美，而且无论是免费无限量提供的手纸、垫在马桶圈上的一次性环形纸片，还是残疾人的扶手设计以及帮助婴儿换尿片的操作台，都足以体现其人性化的程度。

　　另外，同样让人觉得方便的是，很多公共场地，包括机场、学校、超市、商场、公园等都有免费的直饮机（见图8-52），因为美国的自来水达到了直接饮用的标准，打开水龙头就可以对着喝，这样出外时就用不着带矿泉水了。

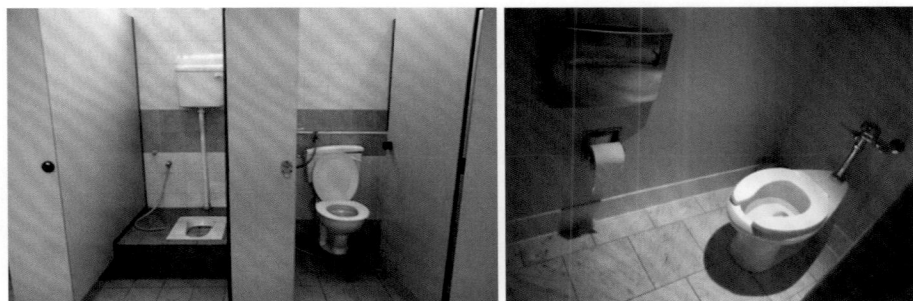

图8-51　中（左）美（右）厕所比较

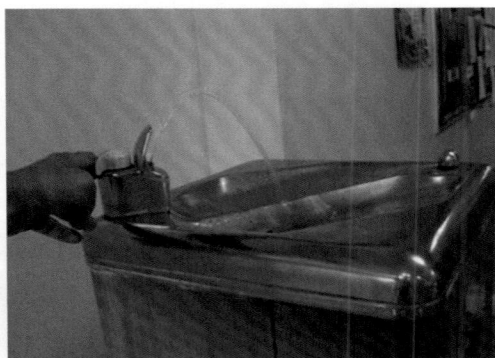

图8-52　美国公共场所直饮机

2　公园

（1）国家公园

遍布全美的国家公园，是在美生活学习以及旅游的外国人必去的景点，也是美国人节假日休闲的胜地。所谓国家公园，一般是原生态的，没有经过商业开发的野生园地，保留了本来的风貌、地质以及生态情况，因此，在国家公园里面既能看到诸多奇特的地貌，领略大自然的鬼斧神工，又能一睹鳄鱼、牦牛、羚羊等一众野生动物的多姿多彩。对于普通民众来讲，逛众多国家公园成本非常低廉，一年也就80美元的年费，此年费包含1辆车5个人的成本，且无次数限制。

（2）地区公园

除了国家公园外，美国的许多其他公园也都是免费的或者收费很少。园内不仅有大片的草地、山坡、球场，还有小孩玩的滑梯之类的设备，以及供朋友野餐烧烤的用具等。因为多数美国人喜欢遛狗，为了防止遍地狗屎污染

189

环境，公园里还备有免费的小塑料袋供狗应急时用（见图8-53）。CCF周边也有非常多的公园，诸如Vista Park、Flamingo Park等，日常每天每人的门票费是0.5美元，这1天内在Broward县域里面的任何公园均可无限次进入。

3 公路

美国的高速公路除了少数几个州（包括佛州）以外，几乎不收费。美国高速公路四通八达，总里程数世界第一。我回国前曾开车从佛州穿越中部直达西北部黄石公园，单程5 000公里，从没有交过"买路钱"，且很多公路双向之间不是像国内一样设置隔离带，而是大片的草地绿叶，如图8-54所示，这样能有效缓解视觉疲劳，而且增加绿化覆盖面积，降低对向车祸发生率。

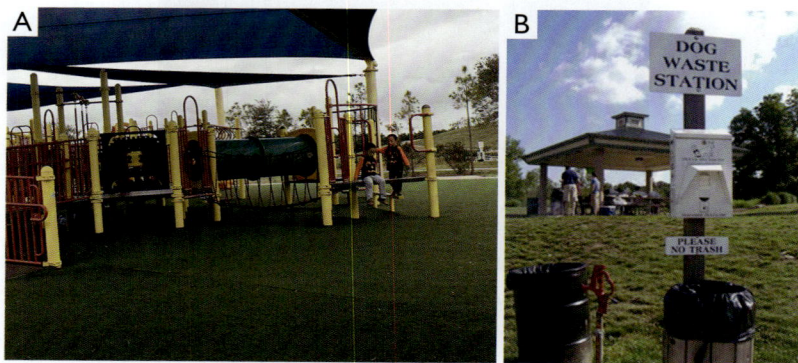

图8-53　美国地区公园
（A）公园一角儿童玩乐场所；（B）狗粪便处理站

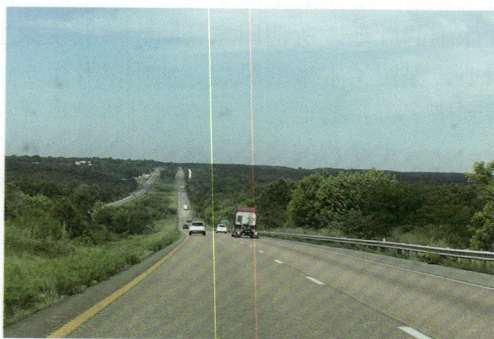

图8-54　美国高速公路一瞥

4　图书馆

　　美国的大部分图书馆免费向民众开放，无论是哪国人凭护照或ID均可在图书馆办理借书卡，无须任何押金，每次借书的数量可达50本之多，一个月内归还，如果没有看完，可以网上或者现场申请延期归还。另外，图书馆内还经常举办短期的电脑技能培训、税务知识培训、新书介绍会、家庭故事会、学龄前儿童学话班以及各种讲座等，当然这些也都是免费的。其中位于Nova Southeastern University（诺瓦东南大学）里面的图书馆（图8-55）是南佛州最大的公共图书馆，里面藏书众多，专业领域齐全，宽敞安静，还有大量电脑可以用来查阅文献，实为周末理想去处。

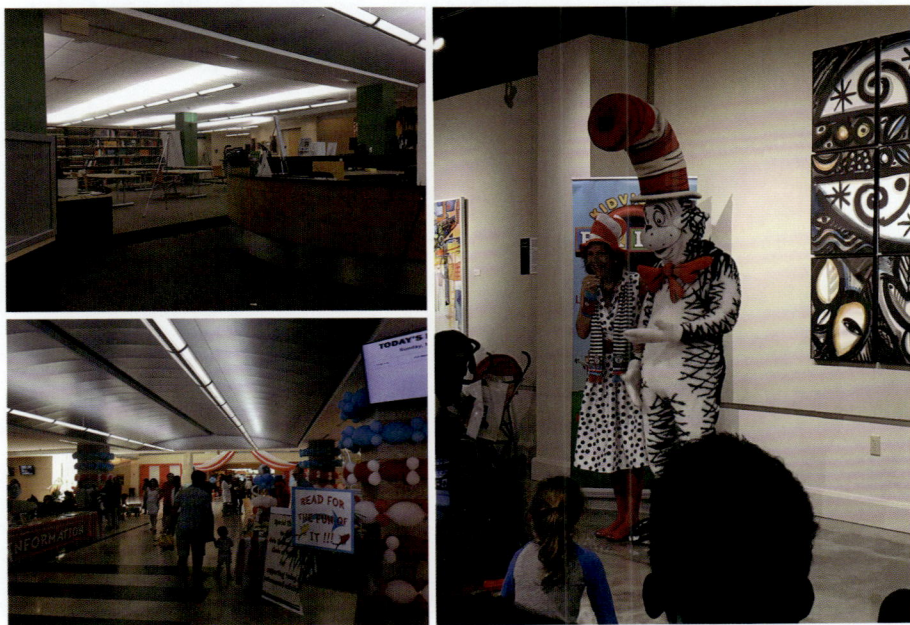

图8-55　Alvin Shelman图书馆组图

本章小结

 生活在美国的人们享有丰富的免费公共资源，我们也要充分利用这些宝贵的资源，实现海外学习和生活水准的最大化。但羊毛出在羊身上，其实美国用的也是纳税人上缴给政府的钱。美国的税赋比较高，不仅工资收入要纳税，买任何东西要缴税，连房屋、汽车、金银财宝之类的固定资产每年也要缴税。据说美国人把年收入的三分之一都交给了政府，政府只是受委托代表人民管理、使用这些钱而已。由于政府置于人民的监督之下，官员们不敢乱花纳税人的钱，把钱用在大家看得见、感觉得到的地方也就顺理成章了。

第12节　周末娱乐活动

美国的社会体制和生活方式使美国的医务工作者养成了平时工作中起早贪黑、勤奋刻苦、严谨求实的习惯，但一到周末他们会放下工作、陪伴家人、休闲徜徉。而中国医生平日加班加点、周末飞刀开会，经济水平、社会地位是跟上去了，但生活的品位和质量却大大下降，陪伴家人的时间也大大减少，最后身心俱疲、心力交瘁。既然来到美国，我想，我们也需要"入乡随俗"，周末无须再去考虑课题、考虑文章、考虑"细胞"等，而应充分放松自我，享受美国的社会福利，出去参加一些社会活动，这样不仅能领略到美国的大好河山，感受当地的风土人情，还会对我们英语口语的改善、工作效率的提高起到事半功倍的效果。

1　慵懒于海滩

佛州三面环海，海边对于生活在佛州的人来讲，再熟悉不过了，是天然的资源，从我所在地驱车10余分钟即可到达海滩（图8-56）。周末带上水和食物以及耳机、Kindle、泳衣、防晒霜等足可以慵懒地躺在沙滩上待一整天，偶尔还可以租个游艇、摩托艇肆意驰骋在海浪浪尖上。傍晚太阳落山了，则可以来到海岸边的充满南美风情的酒吧餐厅一条街，随便找一处，在外面的椅子坐下，吹着凉凉的海风，点一盅冰镇的啤酒，沉浸在欢快的乐曲中，尽情而放肆地扭动着身躯，我想这是一个最美、最放松的享受周末的休闲方式了，这何尝不是生活的一种方式呢，而且这种方式可以每月来1次，甚至每两

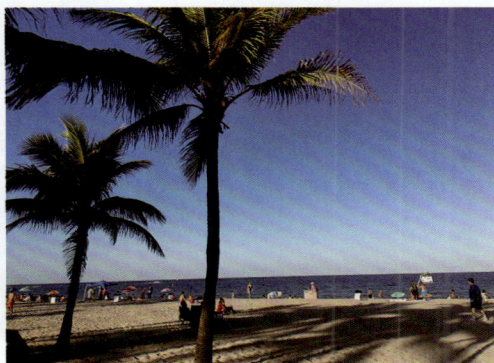

图8-56　Fort Laudedale Beach

193

周1次。

2 游弋于社区

光是一个人或一家人躺在沙滩上远远达不到了解美国风土人情的目的，我们还需要走进他们的社区，参加他们的社区活动，走进他们的集市，融入他们的日常生活中，才会对美国文化有更全面的了解，也为周末特别是孩子的活动增加一些乐趣。

县级政府部门会在周末很频繁地举办各种主题活动，包括消防、安全教育活动、卫生宣传活动等，还有一些二手集市、募捐活动等，都是非常好的形式，既可以增长见识，也更有利于全方位地了解社区的文化以及美国的全民教育（图8-57）。

另外，周末抽空参加教会组织的传递福音（bible talk）（图8-58）也是一个比较好的形式，不光可以"洗涤"自身的灵魂，更重要的是可以帮助我们了解圣经、理解圣经的精髓。要知道美国的处事方式和文化与圣经的精神有着密切的联系，可以说了解了圣经，对美国的文化就理解了大部分了。

3 强身于运动

要说美国最著名的运动就非篮球莫属了，好不容易来到美国，赛季内去看一场酣畅淋漓的NBA比赛，也是必备项目。在迈阿密，自然不能错过热火队的各项赛事，赛事日程在网上很容易获知。至于买票，介绍一个买票的App：Ticketmaster。在上面不光可以买到正票，而且可以买到二手票，有些票

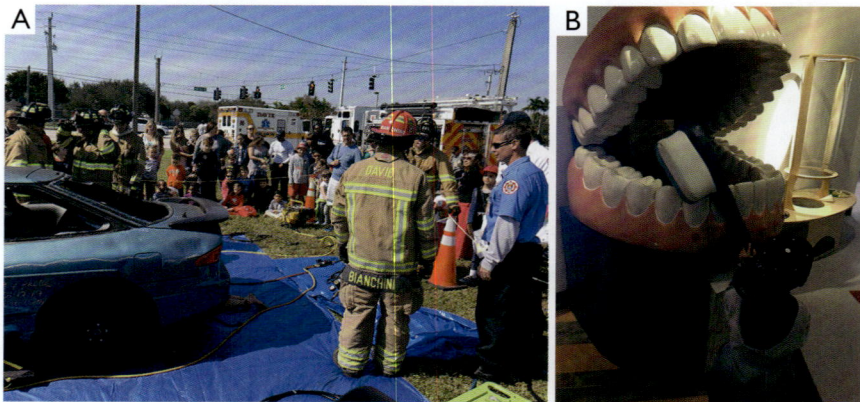

图8-57 主题教育活动
（A）消防教育；（B）健康教育

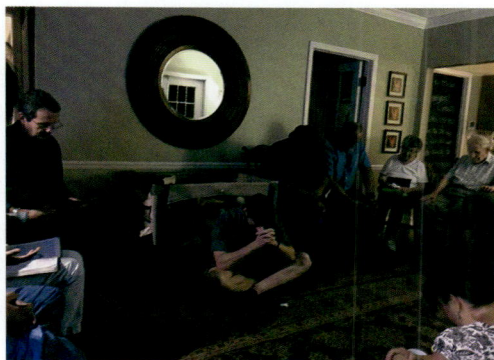

图8-58　Bible Talk

的价格便宜得惊人，一张票50美元就可以买到很好的位置，运气好的话几美元就可以买到。

　　来到佛州，另外一个运动项目不能不提，那就是高尔夫，高尔夫在美国属于平民的运动项目，加上佛州地大物博，到处可见高尔夫球场，相较于国内高尔夫球场动辄上千元一场的费用，佛州的要平民得多，一场的费用只要30美元左右，而且场地的设置也是更加丰富多彩，最好的球场要数特朗普球场，因此周末约上三五好友来一场高尔夫也是绝妙的选择（图8-59）。

　　当然，社区周围、学校、公园等地健身、开展球类运动的场所也非常多，万事问谷歌，即可找到答案，如果有感兴趣的运动但不会或不擅长，也可以随时参加社区学校组织的学习班，高尔夫班、网球班、游泳班等一应俱全，成人或儿童班都有，到这个网站就可以查看详情并报名http://www.browardcommunityschools.com/。

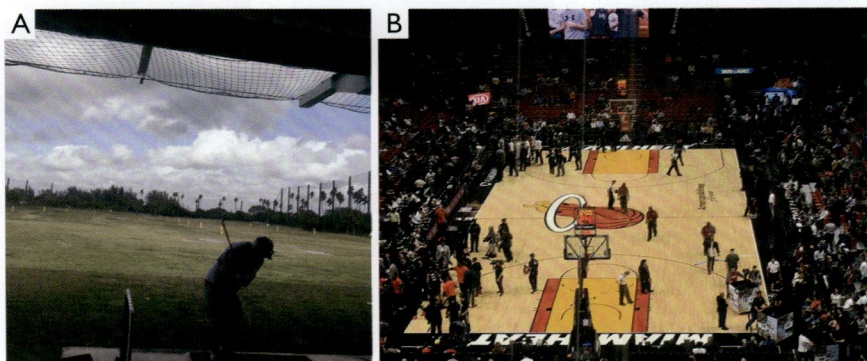

图8-59　（A）高尔夫球场；（B）NBA赛场

4 驰骋于远方

　　佛州本就是一大旅游胜地，得天独厚，全球多少人慕名专程来到此地，无论是要到迈阿密体味风光无限的海滩，还是要踏上豪华的邮轮徜徉一望无际的加勒比海，无论是要到美国最南端Keywest的"木桶"旁远眺古巴"禁地"，还是要到佛州最北边的奥古斯汀一睹当年西班牙人首次登陆美洲的遗迹，抑或是要到奥兰多迪士尼世界里尽情Happy、像孩童般放飞自我，总能在这种种游览路线中找到各自心中所爱。因此，生活在佛州的幸福指数是相当高的，只要有足够的精力、财力和时间，可以让你每个周末不重样，周周都过得很精彩。

　　当然来到美国，绝不能囿于一角，工作之余，给自己放一个长假，走出佛州，来到美国中西部、北部体验不一样的人文风情、历史遗址、原生地貌，也是对自己及家人待在美国这一年辛苦学习和生活的最大的犒劳。背上行囊，踏向远方，您的视野会更开阔，您的阅历会更丰富，您的学习会更高效，您的人生会更精彩（图8-60~图8-61）！

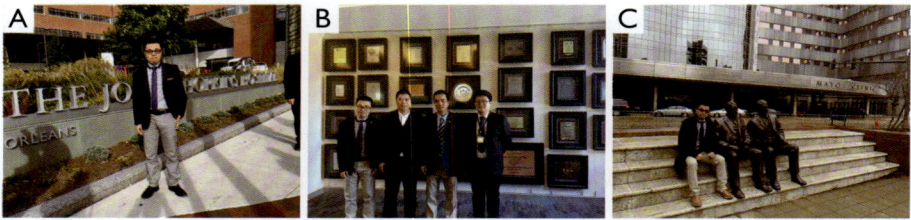

图8-60　游学留影
笔者先后至约翰霍普金斯（A）、MD Anderson（B）、梅奥诊所（C）瞻仰医学麦加

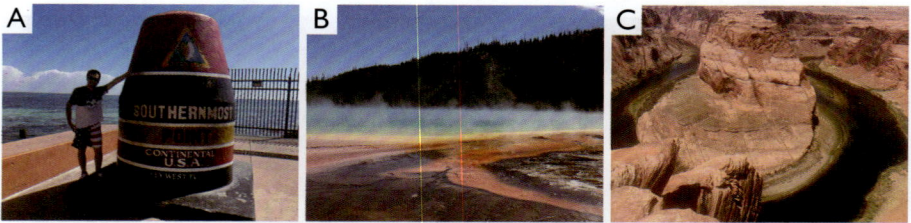

图8-61　观光留影
笔者也曾来到Keywest（A）、Yellowstone（B）、Horseshoe Band（C）一睹风景名胜

第9章　学成追梦中国

行文至此，是该进行思考和总结的时候了。总结的是这1年来在美国的学习所得，思考的是这1年美国之行能为今后的工作生活乃至人生方向带来什么指导和启示。在此，我们首先需要讨论一个敏感的问题，就是去留问题。我想，这应该是每一个长期待在美国学习的中国留学生不可避免需要思考的问题。往大了讲，也就是要思考传统的美国梦和习总书记提出的中国梦，哪一个才是我们真正应该追求的梦想。

第1节　不忘初心

在美国待得久了，我们或许会被他们优越的工作条件和社会福利所吸引，或许会被他们严谨勤奋的治学精神所感染，或许会因他们拥有的个人自由和思想自由的环境而满足，或许还会向往他们简单安逸的个人生活。我们也不得不承认美国这个社会的物质财富与精神财富已经达到了一种高度，这种高度是众多发展中国家乃至其他西方国家在短时间内所难以企及的。在美国，你或许会极大地实现自己的个人价值，你或许可以感觉到能真正地活出自己。

个人而言，我在美国的1年间，也确实能感觉到美国的"伟大"之处，它能将全球顶尖的精英汇聚在这片土地上，给他们创造最好的环境，提供最优厚的条件，让他们安心地为这个国家，乃至为整个人类去开拓、去奉献，这也是美国持续强大的原因所在。古语云：近朱者赤，近墨者黑。古语又云：站得高方能看得远。因此，是不是只有留在美国工作生活，才能实现更大的人生价值呢?

　　真诚地说,我也曾多次思考去留的问题,也曾彷徨过,迷茫过。尤其作为医务人员,看着国内一起起伤医事件,看着全国的医务人员都承受着巨大的压力,而生命和尊严却得不到基本的保障,看着一批又一批优秀的临床工作者弃医从文、弃医从商、弃临床从其他等,这似乎距离当初我们誓为患者谋福利的决心和愿景越来越远,我们正处于茫茫雾霾笼罩下的十字路口,我们止步不前,我们彷徨迷惘。眼看前方仍然是那条崎岖不堪的老路,而且这条路还不知哪里是尽头,我们是不是可以考虑选择另外一条新道,虽然这条新道也布满荆棘,但在新道的那头或许是一片"光明",而且这"光明"指日可待呢?

　　然而,此时此刻,我们更需要头脑清醒,不能忘记我们的根源,我们是华夏子弟、中华儿女,我们当初远行的目的是提升个人能力和水准,实现更大的个人和社会价值;我们当初远行的愿望是学习西方先进技术,归国为华夏做贡献;我们当初远行的期待是利用自己所学,归国为中国患者谋福利。

　　当然,我并不是说留学未归国就是不爱国,每个人爱国的方式不一样,每一个人也都有自己的追求和价值观,在国外也一样可以爱国,一样可以为患者谋健康,我们无权要求任何留学生回归祖国怀抱,我们也绝不能对任何人的选择进行道德绑架、爱国绑架,我们只需"不忘初心、砥砺前行"。

第2节 追梦中国

美国医生有优厚的条件以及卓越的、开放的科研氛围。执业医生除了有可观的收入，更重要的是能享受到崇高的社会地位以及相敬如宾的医患关系，医生能得到较大的物质和精神满足感，这也是近年来大批医学生对美国医生执照考试（USMLE）以及赴美学医之路趋之若鹜的原因所在。

这一切对于从医者来讲，固然具有很大的吸引力，但始终改变不了我们华夏子弟黄皮肤的本色，始终摆脱不了我们华人在异国他乡的认同感缺乏的困境。而当下，我国经济、军事乃至医疗实力在全世界异军突起，发展迅猛，全球在学中文，全球想要在我国的"一带一路"倡议下分杯羹，全球医疗市场重心转向中国，我们如果不能做新时代的弄潮儿，也绝不能在这个时代缺席，我们年轻一代医生更应秉承先辈遗志，师夷长技以制夷，在国外学好过硬的知识和技术，回国报效祖国。我们不光要医治病了的躯体，更应以一己之力逐步改变病了的医患关系，而不能只想着逃避。在社会主义新时代，我们要迎难而上，大胆追求医疗崛起的中国梦。

当然，口号容易喊，更需要我们脚踏实地做事，尤其是我们奋斗在一线的医务工作者，任重而道远。我曾思索这一点，我们应该清楚认识到国外与国内医疗现状的差距所在。这些差距主要表现在以下几点。

（1）国内对个人隐私及权益的保护措施还不够到位、不够严格

万事人为本，人的隐私尤其患者的隐私相当重要，保护患者的隐私和利益乃是我们医务工作者的职责所在，但目前国内，我们很容易在没有伦理的情况下获得大量患者的信息，而这些信息也很容易储存在未加密的公共电脑上让人共享，泄露的风险可想而知。部分已经开展的临床实验也存在对患者权益保护不够到位和严格的问题，入选患者的选择存在随意性、患者数据的收集不够严谨、出现不良事件后处理机制不够到位等情况。

（2）国内缺乏全面的病例及数据系统

美国的Epic病例系统做得相当全面而复杂，可以说囊括了患者一生的健康信息，而且各医院、医疗系统相通，患者无论在美国的哪个角落去看病，经过网上转诊，他的所有信息均可在新的医生那里显示，包括所有的住院以及门诊、随访记录。这一点，我国还有很长的一段路要走，目前我国患者的门诊病历自行保存，数据大量流失，门诊病历及检查各医院之间又不相通，为后期获取患者的真实临床数据特别是长期随访数据带来了极大的困难，阻碍了临床研究的发展。

（3）对临床研究重视不够

上至国家层面，下至普通的医务人员对临床的研究还不够重视。虽然目前全国越来越多的协会和机构呼吁本土临床研究的开展，但由于全员重视程度不够，加之没有相关的基础建设比如数据库以及规范的建立等，造成临床医务人员要从事规范且真实有效的临床研究显得尤为困难。而且到目前为止，没有设立国家级、省部级基金扶持临床研究让基层医生去申请，而是一味强调基础研究，导致对基础研究并不在行的大量临床医生为了晋升不得不挤破头去和基础医学工作者和研究员们争抢国家、省市自然科学基金，大量的课题距离临床实际的应用非常遥远，为课题而课题，造成了大量的浪费。久而久之，恶性循环导致临床医生不重视而且荒废了本应该拿手的临床研究，甚至很大一部分医务工作者并不知道如何进行临床研究，实在有悖医学本身的发展规律。

（4）外科医生重手术不重长期结果

我是一名结直肠外科医生，在这一点上有点发言权。我每每参加各类学术会议，感受深刻。在国外的会议中，所有医生都在讨论临床上每一个小小的决策和方案能给患者带来什么变化，包括近期和远期的；而放眼国内的会议，大牛们都在比拼谁手术更漂亮、层次清晰、无出血、骨骼化等，他们有些人甚至不知道自己手术的肿瘤患者的生存率和并发症发生率，不知道经过他们完美手术后的患者与别的经历过"不完美手术"的患者相比到底改善了什么，数据在哪里。诚然，手术对于疾病尤其是肿瘤疾病有着举足轻重的地位，但是我想这并不是我们的目标，我们的目标是使每一个患者都能处在正确的临床决策下，而不是到我们外科医生这里首选开刀，到肿瘤科那里首选放化疗，我们需要的是规范的综合的治疗，拿自己的数据说话，证明自己精美的手术给所有患者带来与众不同的获益，这样才能引领学术界，才能在国际领域拥有一席之地，从而参与世界范围内的疾病指南的制定和决策，体现中华民族的威力。

因此，我们需要认清这些差距，了解西方临床医学的精华，发挥我们的优势，建立中国自己的数据，选择适合于中国的治疗方案和标准，并学好英语，向世界宣传中国的医疗水平，实现弯道超车、追梦中国。

第3节　藕断丝连

做事也好，回报祖国也好，不是停留于口头上，而是需要我们脚踏实地地去做，需要我们勤勤恳恳地去诊治患者，去解决当前临床上所遇到的困难和问题。这些事情小到微观地观察每一个患者的临床效果，大到宏观地建立一个数据库、建立一个临床研究体系，都需要我们把国外学习的知识用在我们临床实践中，针对我们目前的短板进行补强，逐步赶超。

在平时工作中，我们难免会碰到各种各样实际的难题在国内无法解决，抑或是相关的研究缺乏指导意见，或者我们希望国内的研究和成果能够走向世界，这时候我们就需要借助外部的力量，如借助美国的资源来继续帮助我们，做到人走茶不凉，让出国这段经历继续在工作中发挥余热，并搭建一座中外合作交流的桥梁。关于这一点，我建议可以从以下几方面着手：

（1）出国后半段时间，可以申请一个国际多中心的课题，这样就有充足的理由和机会继续跟美方保持联系。

（2）关注美国导师的社交媒体账号，定期在社交媒体上互动。

（3）在美国传统节假日发短信、明信片向对方进行问候。

（4）定期就专业问题，跟美国导师进行专业的学术讨论。

（5）定期参加国际国内会议，争取能当面进行互动，并交流联络感情。

毕竟大洋彼岸，天各一方，随着时间的流逝，当初积累的关系和感情，渐渐地会消磨殆尽，我们需要抓住归国后的前几年，保持藕断丝连的联系，方能建立一个长期稳定的合作关系，这样才能实现医路西行最完美的结局。

致　谢

我终究是体制内的凡人，也难免落入俗套，但这致谢也是我的使命和心声。之所以能在回国3个月左右完成这部流水账式的著作，得益于多方的支持和帮助，可以说没有他们，就没有整本书的情怀释放和自己那一点点的呕心沥血。

首先，要感谢的是复旦大学附属上海市第五人民医院的院领导和普外科给我的这次宝贵的机会，让我能够张开追求梦想的翅膀，自在地翱翔于海外一年，能在世界顶尖的克利夫兰医学中心学习。

其次，要感谢克利夫兰医学中心佛罗里达院区结直肠外科主任、我的美国导师Steven D. Wexner教授以及研究导师Giovanna Dasilva教授和Arroyo Loretta，Lorna Lewis女士，是他们引领我走向美国医疗，教会我走向临床研究，勉励我走向国际，让我站在了巨人的肩膀上，踏入了人生新的里程碑，看得更高、走得更远。

再次，要感谢上海市东方医院胃肠肛肠外科傅传刚教授、广东省人民医院胃肠外科李勇教授、AME出版社社长兼创始人汪道远先生及其团队、美国华侨Andy Shi一家、石建先生一家，感谢他们对我这一年来美国生活和学习的关心和帮助，让我在异乡也能绽放人生的光彩。

最后，不能忘记来自年迈父母的关怀，儿行千里母担忧！当然也不能忘记陪我在美国一起度过400个日日夜夜的妻儿，正是有了他们的鼎力支持，才有今天的荣归故里，和未来的梦圆中国！

结语一句，与天下医生共勉：Every life deserves high quality care, deserves devoting whole lives of our doctors!（每个生命都值得拥有高水平的医疗，值得我们医者为之付诸一生！）

附　录

附件详情请读者扫描二维码阅读。

附录1 出国生活常见英语
附录2 笔者CV样式

附录3 笔者Biosketch样式
附录4 Recommendation——导师推荐信
附录5 Recommendation——学会领导推荐信
附录6 Recommendation——科室高级职称推荐信
附录7 佛罗里达训练执照填写说明
附录8 Training license confirmation申请并扣款成功确认页

附录9 Training license approved letter训练执照同意函
附录10 Funding letter
附录11 SEVIS确认页样张
附录12 DS-2019表样张
附录13 DS-160确认页样张
附录14 中信银行签证费收据（CGI）
附录15 Study Plan模板
附录16 2016年常见赴美航班机场行李重量规定总汇
附录17 克利夫兰医学中心临床研究流程图
附录18 Protocol template——回顾性研究
附录19 Protocol template——前瞻性研究
附录20 克利夫兰医学中心投稿前审核表
附录21 ASCRS基金封面样张

附录22 成功获ASCRS赞助的基金全文样张

附录23 申请SSN的SS-5表格及说明
附录24 申请SSN的确认信
附录25 车辆的Title（车辆产权证）
附录26 Carfax车辆报告样张
附录27 车辆注册证

附录28 佛州驾照考试中文手册

附录29 佛罗里达高速缴费单样张
附录30 超速罚单（法院传票）样张
附录31 违章律师行委托协议样张
附录32 酒精测试通过文件
附录33 佛州临时驾驶许可证明
附录34 驾照路考细节说明
附录35 疫苗记录
附录36 申请EAD工卡的i-765表格

附录37 i-765表格填写说明
附录38 打工收入应用说明
附录39 USCIS受理证明
附录40 报税用工资表格W2
附录41 信用卡常见名词解释

《医路西行——克利夫兰访学心路》电子书

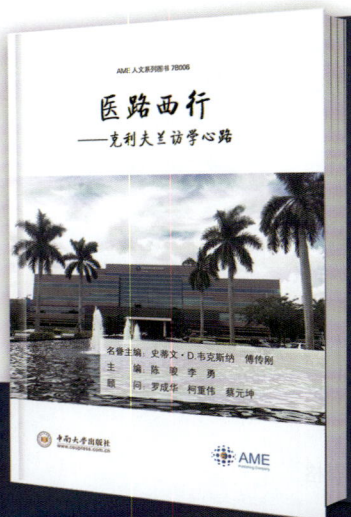

名誉主编：Steven D. Wexner 　傅传刚

主　　编：陈骏　李勇

美国克利夫兰医学中心留学指南，全景展现克利夫兰学习研究生活点滴！

扫一扫二维码

进入AME医学平台

在线选读您需要的图书章节

AME Medical Journals

Founded in 2009, AME has been rapidly entering into the international market by embracing the highest editorial standards and cutting-edge publishing technologies. Till now, AME has published more than 60 peer-reviewed journals (13 indexed in SCIE and 18 indexed in PubMed), predominantly in English (some are translated into Chinese), covering various fields of medicine including oncology, pulmonology, cardiothoracic disease, andrology, urology and so forth (updated on Jun. 2020).

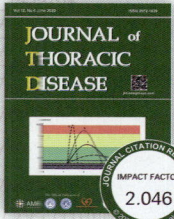 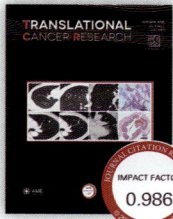 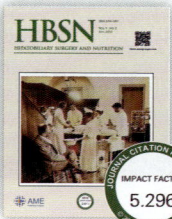 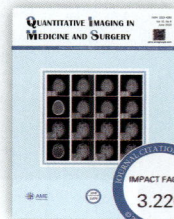 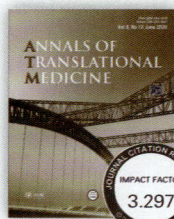

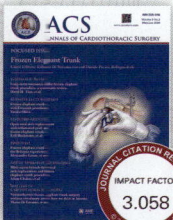 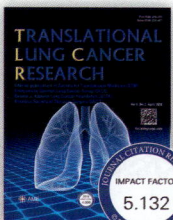 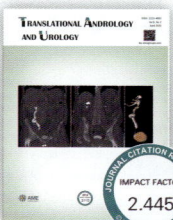 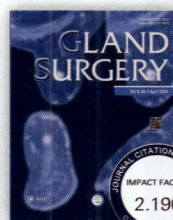 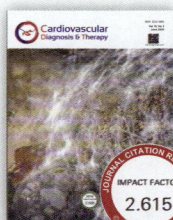

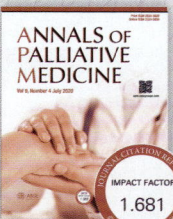 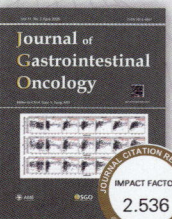 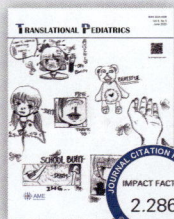

AME Publishing Company

Academic Made Easy, Excellent and Enthusiastic
欲穷千里目、快乐搞学术

AME 会员快币卡使用指南

快币能做什么

兑换AME电子图书

兑换AME专题文章

兑换AME纸质版图书和其他周边商品

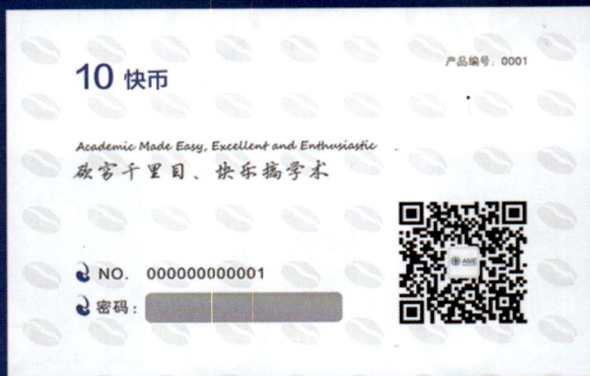

10 快币　　　　　　　　　　产品编号：0001

Academic Made Easy, Excellent and Enthusiastic

欲穷千里目、快乐搞学术

NO.　000000000001

密码：

扫描会员快币卡背面二维码进入"AME 科研时间"公众号

点击菜单栏中的"会员中心"，登录/注册 AME 会员

进入AME 微服务平台，点击页面中的"快币卡兑换"

输入会员卡号和密码，点击"立即兑换"，即可完成兑换

AME
Publishing Company